横浜薬科大学教授 金 成俊（キム ソンジュン）

【医療用漢方製剤・構成生薬解説】

第4版

基礎からの漢方薬

カラー写真◎生薬／方剤

薬事日報社

序

　本書は1997年から2000年の間、『薬事新報』No. 1962〜2108に連載した「病院薬剤師の基礎漢方」の記事をもとにして、2001年5月に初版本を刊行した。当時は医療における漢方薬の役割が認められてきた頃であり、日常診療において漢方薬の調剤や服薬指導を行う機会も増えていた。しかしながら、多くの薬剤師や医師は薬学教育や医学教育において漢方を学ぶ機会が少なく、漢方薬の調剤や服薬指導に関する適切な解説書が望まれていた。そこで、初版本は医療用漢方製剤を中心に、薬剤師や医師が漢方薬の調剤や服薬指導を行う上で、必要とされる内容を盛り込んだ。

　初版本発刊後20年近く経過し、薬学部や医学部ではカリキュラムに漢方に関する講義が取り入れられ、また漢方に関する専門書も数多く発刊されており、漢方薬の知識修得がさほど困難ではなくなってきている。さらに通常の医薬品として医療用漢方製剤の使用頻度も高まっており、医療における漢方薬の応用範囲も広がっている。

　このような漢方薬を取り巻く環境の中で、漢方薬の調剤や服薬指導に関する基礎的な知識は益々重要となってきている。また医療用漢方製剤が普及する一方で、日々の臨床で刻み生薬に触れる機会も少なくなってきている。さらに国民のセルフメディケーションを高める上でも、一般用漢方製剤の役割が見直されている。そこで今回の改訂版では、刻み生薬の写真を生薬の解説、方剤の解説の各項目に取り込み、漢方薬の基本剤形である刻み生薬の知識が修得できるように補足した。またネット情報などで最新の情報が入手できる副作用などの項目を一部削除し、漢方薬を取り扱う上で必要な情報として、歴史や一般用漢方製剤などの内容を補足した。

　本書が臨床で必要とする基礎的な漢方薬の知識を修得する上で役立つことを願う。

平成31年4月1日

金　成　俊　識

目 次

第1章 漢方医学の歴史と理論 *1*

1．中国医学の歴史 *1*
- 1-1　中国医学の成立 *1*
- 1-2　金元医学の台頭 *3*
- 1-3　明・清以降の医学 *4*

2．漢方医学の歴史 *5*
- 2-1　平安時代以前の医学 *5*
- 2-2　金元医学の導入 *5*
- 2-3　古方派の台頭 *5*
- 2-4　明治維新後の医療政策 *8*
- 2-5　漢方医学の復興 *9*

3．三大古典 *10*
- 3-1　『黄帝内経素問』 *10*
- 3-2　『傷寒論』と『金匱要略』（『傷寒雑病論』） *13*
- 3-3　『神農本草経』 *23*

4．漢方基礎理論 *26*
- 4-1　陰陽説 *26*
- 4-2　陰陽説の応用 *26*
- 4-3　五行説 *28*
- 4-4　五行説の応用 *30*
- 4-5　臓腑 *31*
- 4-6　虚実 *32*
- 4-7　気・血・水 *33*

5．漢方の診断 *34*
- 5-1　四診 *34*
- 5-2　証の概念 *37*

第2章 本草学と生薬学　39

1．生薬（本草）　39
- 1-1　歴代本草書　39
- 1-2　気味論　42
- 1-3　六陳八新　43
- 1-4　修治　43
- 1-5　生薬名（漢名）とラテン名・和名　43
- 1-6　科別による分類　48
- 1-7　生薬の部位別分類　48
- 1-8　生薬名の由来　48
- 1-9　五官による品質鑑定　53
- 1-10　漢方薬と民間薬の違い　56

2．方剤学　57
- 2-1　漢方薬の特徴　57
- 2-2　方剤の構成原則　58
- 2-3　方剤名の由来　58
- 2-4　方剤の分類方法　60

3．漢方製剤　69
- 3-1　漢方製剤の経緯　69
- 3-2　漢方製剤の種類　70
- 3-3　医療用漢方製剤の出典別分類　91
- 3-4　指標成分　92

第3章 漢方薬の調剤と服薬指導　97

1．調剤・服用方法　97
- 1-1　剤形の種類　97
- 1-2　処方箋の記載方法および約束事項　98
- 1-3　煎じ薬の調剤　103
- 1-4　エキス製剤の調剤　108
- 1-5　煎じ方と服用方法　112

2．漢方薬の服薬指導　115
- 2-1　処方目的の把握　115
- 2-2　外来患者の服薬指導　115
- 2-3　服薬指導の実際　118

3．医療用漢方製剤ワンポイント服薬指導例　121

4．服薬指導 Q&A（患者事例）　127
- 4-1　症状に関する問い合わせ　127
- 4-2　併用に関する問い合わせ　129
- 4-3　薬の内容に関する問い合わせ　129
- 4-4　煎じ方・服用方法などの問い合わせ　130
- 4-5　その他の問い合わせ　131

生薬の解説（カラー写真図）　135
方剤の解説（カラー写真図）　201
- ・医療用漢方製剤刻み生薬ワンポイント鑑別法　203

・主要参考文献　318
・索引　320

第1章　漢方医学の歴史と理論

　漢方医学はながい臨床経験によって培われた医学である。漢方医学を理解するために必要な歴史的背景を簡略に述べる。

1．中国医学の歴史

1-1　中国医学の成立

　西洋医学が導入される以前は、中国、日本における医学は全て伝統医学であった。日本の古代における医学は、他の文物同様中国から伝わっており、日本の漢方医学を理解するためには、まず中国における医学の歴史について理解しておく必要がある。

　中国において文献上最も古く医学の存在が認められた時代は、亀甲や獣骨に刻まれた甲骨文字の発見により、殷（いん）（BC1550～1050）の時代とされる。次の周（BC1051～771）時代に記された『周礼（しゅらい）』には、医療を行う者は、食医・疾医（しつい）・瘍医（よう）・獣医に区分されており、食医が最も高い位とされた。

　その後数世紀を経て、中国文化が開化した前漢・後漢（BC206～AD220）の時代に漢方医学の体系が整った。前漢時代の司馬遷による『史記（BC91頃）』の扁鵲（へんじゃく）倉公伝に、当時の名医として扁鵲（図1-1）の記載がみられる。漢の時代には「三大古典」と呼ばれる

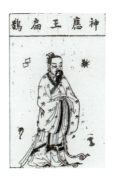

図1-1　扁鵲
（『歴代名医圖姓氏』より）

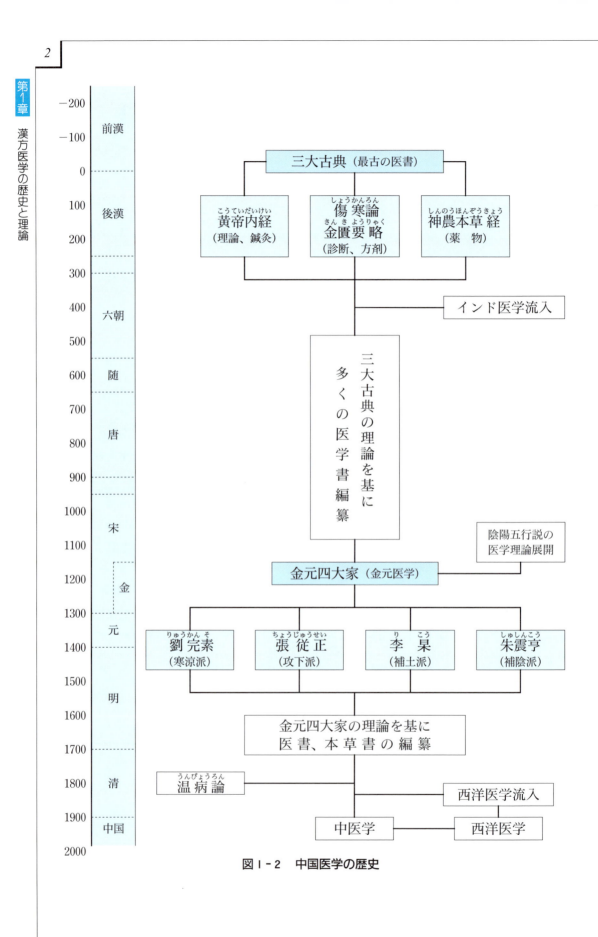

図I-2　中国医学の歴史

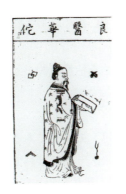

図 I-3　華佗
(『歴代名医圖姓氏』より)

『黄帝内経』、『傷寒論』・『金匱要略』、『神農本草経』の3書が著された（図1-2）。

　これらの3書は中国、韓国、日本などの伝統医学が盛んな国々において重要な医薬書として取り扱われており、今日の漢方医薬学の臨床においても基本書とされている。遙か2千年前に記載された内容が現在まで伝えられ、医療に応用されていることは驚くべきことである。すなわち、現在用いられている漢方薬の多くが2千年の臨床経験をクリアしたエリート薬物といえる。

　また後漢の名医として有名な華佗（図1-3）は『三国志』にも引用されており、麻酔薬の麻沸散を用いて外科切開手術を行ったとされている。

　漢時代以降の隋・唐・宋の時代は、仏教の伝来にともないインド医学の影響も窺えるが、基本的には三大古典の理論が継承されており、これらの理論を踏まえた医学書が数多く出版された。特に宋の時代は印刷技術の発展により、林億らの学者によって多くの古医書が復刻されており、彼らの恩恵によって三大古典を含む多数の漢方医書が現在まで伝えられている。

1-2　金元医学の台頭

　宋（960〜1279）の時代以降、医学書の普及により多くの医家が出現し、金（1115〜1234）・元（1271〜1368）の時代になると、陰陽五行説に基づいた医学理論が盛んに展開された。この当時の医学を金元医学と呼び、金元医学の中心的な存在であった4人の医家達は金元四大家とされる。彼らは病を治療するために各自異なった理論を主張した（図1-4）。

① 劉完素（別名：劉河間）
　寒涼派：火と熱が疾病の原因と考え、火と熱を鎮める瀉火による治療を用いた。
　　　　　　（方剤例：防風通聖散）
② 張従正（別名：張子和）
　攻下派：汗法（発汗）、吐法（催吐）、下法（瀉下）の汗吐下による3法を用い、特に瀉

下によって体内の病毒を追い出す治療を行った。

③李杲（別名：李東垣）
　補土派：気と脾胃を補い、体力増強を治療目的とした。
　　　　　（方剤例：補中益気湯）
④朱震亨（別名：朱丹渓）
　養陰派：病は常に「陽有余、陰不足」の状態であると考え、補陰を目的とした。
　特に李杲と朱震亨の医学理論は李朱医学と呼ばれており、後の日本医学にも大きな影響を及ぼした。

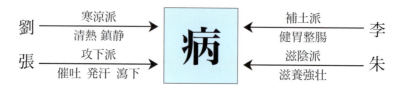

図Ⅰ-4　金元四大家の理論

1-3　明・清以降の医学

　明（1369－1644）・清（1644－1912）の時代は金元医学の理論を継承した医書が多く著された。特に明の時代には『神農本草経』以降の本草（薬物）書を集大成した『本草綱目（1578）』が李時珍によって編纂された。『本草綱目』は『神農本草経』とともに、漢方医学では最も重要な薬物書の一つとされている。

　清の時代になると、疫病（流行性熱性病）の流行により、温病論（傷寒理論に基づき、流行性熱性病の原因を外邪の体内侵入によるものとする理論）が展開された。医学理論の一流派としてその後の医学に影響を及ぼしている。

　清朝末期になると西洋医学の流入により中国の伝統医学は衰退期に入るが、その後中国政府の保護政策によって伝統医学は見直され、中国医学は西洋医学と伝統医学（中医学）の相互協力による新しい医学としての発展が期待されている。

聖人は未病を治す　　コラム１

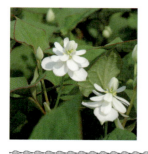

『黄帝内経素問』四気調神大論篇に「聖人不治已病治未病。」と記されている。聖人とは医療従事者に対する最高の呼称であり、聖人はすでに病気になってから治療するのではなく、まだ病気になっていないときに治療する。漢方医学では現在の予防医学のような考えが2千年前にはすでにできあがっていた。すなわち、未病医学（治未病）は漢方医学の得意とする分野でもある。

2．漢方医学の歴史

2-1　平安時代以前の医学

　400～500年頃、日本の医療は中国医学が朝鮮半島を経由して日本に導入されていた。446年頃に新羅から金波鎮漢紀武(金は姓、波鎮は官、漢紀は号、武が名)(金武)が、また458年頃には徳来が渡来し、医薬知識を伝播した。徳来は後に難波薬師の祖となった。562年には百済を経由して日本にやってきた呉国人の知聡が『内外典』、『薬書』、『明堂図（鍼灸関係の医書)』等の中国医書を携えて渡来した。このように新羅、百済、高句麗からの医薬師たちが当時の日本における医療の中心的な役割を担っていた（図1-5）。

　7世紀に入ると遣隋使、遣唐使の派遣により中国と直接交流が行われ、中国の薬剤や書籍が導入された。国内の医療制度も、701年に制定された大宝律令によって典薬寮と呼ばれる医療機関が定められた。

　753年には唐から鑑真が渡来しており、鑑真は仏教の伝播とともに医療の普及にも努めた。この当時用いられていた薬物が756年に建造された正倉院に保存されており、1200年以上経た今でもその原形を留めている。

　日本最古の医書は808年に記された『大同類聚方』とされているが、現存する最古の医書としては、984年に丹波康頼（図1-6）によって書かれた『医心方』（図1-7）である。『医心方』には百余種の中国書籍が引用されており、引用書籍中には中国ですでに紛失した医書を多く含むため、書誌学的にも貴重な医書とされる。

2-2　金元医学の導入

　室町時代（1392-1573）になると、中国に渡って医学を学ぶ者が出てきた。その代表的な人物として1498年に田代三喜（図1-8）は明（1368～1644）に留学し、12年間の医学修行を終えて帰国した。この当時田代三喜が明で学んだ医学は金元医学であり、日本の医療に金元医学が影響を及ぼすことになる。

　田代三喜に学んだ曲直瀬道三（図1-9）は、金元医学の李朱医学を中心に独自の見解により医学の発展に努め、日本医学の基礎を築きあげた人物として高く評価されている。

2-3　古方派の台頭

　江戸時代（1603-1867）中期になると、金元医学の影響を大きく受けている医学を否定する動きが見られた。臨床により実践的な医学が提唱され、名古屋玄医、後藤艮山、香川修庵などが『傷寒論』、『金匱要略』の考えを積極的に取り入れるべきであると主張した。彼らの影響を受け、万病一毒を主張した吉益東洞（図1-10）は金元医学を否定し、『傷寒論』、『金匱要略』に基づいた新しい医学体系の確立に努めた。東洞は両書に収載された方

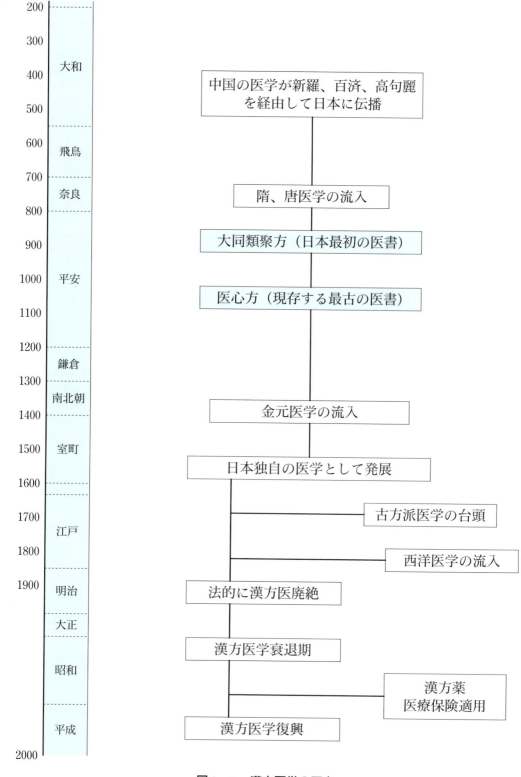

図Ⅰ-5　漢方医学の歴史

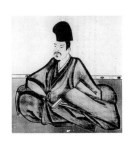

図 I-6　丹波康頼
（『医家先哲肖像集』より）

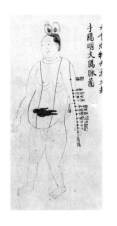

図 I-7　『医心方』巻二十二　婦人部
（『医心方：国宝半井家本医心方』より）

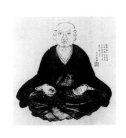

図 I-8　田代三喜
（『医家先哲肖像集』より）

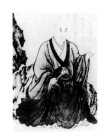

図 I-9　曲直瀬道三
（『医家先哲肖像集』より）

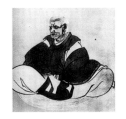

図 I-10　吉益東洞
（『医家先哲肖像集』より）

剤の薬効から、構成生薬の効能を定めた『薬徴』を著した。また息子の吉益南涯は現在の漢方理論においても重要な気血水理論を提唱した。

　これより以後、吉益東洞たちの医学理論は日本の漢方医学に大きな影響を与えており、今日においても日本漢方の基本理論となっている。『傷寒論』、『金匱要略』の理論が金元医学よりも古い時代に展開した医学であるため、彼らの流派を古方派と呼び、金元医学の理論を継承している流派は後世方派、この二流派の中間的な立場のものは折衷派として分類され、現在に及んでいる。

2-4 明治維新後の医療政策

江戸末期になると西洋医学の流入が始まり、明治時代(1868-1912)以後の医療政策は西洋医学に重点が置かれるようになった。1883年（明治16年）に医師免許規則が定められた。この規則によって新たに医師になるためには、西洋医学のみの教育が必要となり、漢方医学の教育は全く必要としなくなった。医師として漢方診療を行うためには、西洋医学を学んだ上で漢方医学を学ばなければならなかった。この制度により医学部では西洋医学のみの教育が行われ、新たに漢方を志すものはほとんどいなくなった。このように日本の医学は西洋医学中心となり、当時漢方界の巨匠であった浅田宗伯（図1-11）が没した後、漢方医学は衰退の一途を辿ることになる。

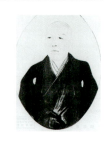

図1-11　浅田宗伯
（『医家先哲肖像集』より）

明治維新後の新政策によって西洋医学中心の時代が戦後まで続くが、漢方医学がまったく途絶えてしまったわけではない（表1-1）。

消えゆく漢方医学の火を絶やさなかった原動力となったのは、和田啓十郎によって著された『医界之鉄椎 (1910)』である。本書には西洋医学の不足な面を補う東洋医学の有用性が論じられており、当時の医学界に大きな反響を与えた。彼の主張に感銘を受けた湯本求真は『皇漢医学 (1927)』を著し、漢方医学復興の原動力となった。その後湯本求真を師事した大塚敬節らは協会を設立するなど、漢方復興運動を様々な形で行った。

一方薬学界では、長井長義が生薬麻黄よりエフェドリンの抽出に成功し、朝比奈泰彦は「複合成分が含まれる生薬には単一成分の西洋薬には見られない幅広い作用がある」ことを論じており、薬学関係者によって漢方薬の科学的解明が進められていた。このような西洋医学中心の医療政策の中で、国民の身近な医療機関である薬局では従来通り漢方薬も取り扱っており、国民の健康に薬局による漢方薬が大きく寄与していた。

表1-1　近代漢方略史

1868年：明治維新（西洋化、富国強兵、西洋医学政策）
1883年：「医師免許規則」公布
1895年：国会にて医師国家試験は西洋医学のみ採用決定、漢方医学衰退
1910年：和田啓十郎『医界之鉄椎』を著す
1934年：日本漢方医学会設立（『漢方と漢薬』発刊）
1938年：東亜医学協会設立（拓殖大学に「漢方医学講座」開講）
1950年：日本東洋医学会設立
1976年：医療用漢方エキス製剤43処方保険適用
1991年：日本東洋医学会が日本医学会加盟学会に認定される
2008年：「内科」「外科」などの診療科名との組み合わせで「漢方」の表示が認められる

2-5　漢方医学の復興

　戦後になっても、医学界においては漢方を認めるものは少数であったが、1950年に日本東洋医学会が発足し、1976年には医療用漢方エキス製剤が大幅に医療保険薬として認められた。このような背景によって、今日の医療現場では多くの医師や薬剤師が漢方薬を取り扱うようになった。

　漢方薬に関心を持つ医師や薬剤師の増加に伴い、漢方医学の考え方や漢方薬の使用方法に若干の違いが見られる。伝統的な日本漢方を継承している流派として古方派・後世方派・折衷派があり、それ以外に最近の中国漢方医学を取り入れた中医学のグループ、また西洋医学的な考えから漢方薬を用いている西洋医学のグループに大別できる。また治療に用いる漢方薬の剤形によって、主に湯液（煎じ薬）を用いている場合と主にエキス剤を用いている場合、あるいは両方を使い分けている場合に分類できる（図1-12）。

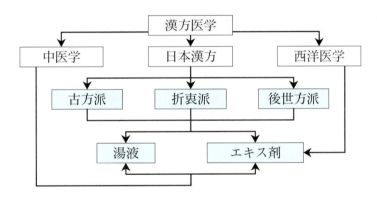

図1-12　日本漢方の流派

漢方一貫堂医学　　コラム2

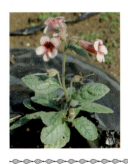

　昭和期に樹立された日本漢方の一流派として現在まで引き継がれている。その内容を矢数格著『漢方一貫堂医学』より引用すると、「森道伯先生が治療上の基準として、現代人の体質を3つの証に大きく分類し、その三大証分類によって従来の漢方医学の中に新たなる、異色ある一つの医学大系を樹立した」と記されている。

体質の三大証分類	
体　質	該当方剤
瘀血証体質	通導散
臓毒証体質	防風通聖散
解毒証体質 幼　少　期 青　年　期 青年期以降	柴胡清肝湯 荊芥連翹湯 竜胆瀉肝湯

3．三大古典

3-1 『黄帝内経素問』

『黄帝内経』は『素問（主に医学理論）』と『霊枢（主に鍼灸理論）』の2書から構成されている。『素問』には陰陽説や五行説など漢方医学の基礎理論が解説されており、その後に著された漢方医書の基本書とされている。本書は問答形式になっており、黄帝（図1-13）が医学に関する疑問を質問すると、それに対して臣下である岐伯達が詳しく解説を述べている。黄帝は実在した人物ではないが、本書はそれまでの医書をまとめたものとされている。

このような形式で基本医学理論が81章にわたって説明されている。それらの中から第一篇、第八篇、第十二篇の内容を紹介する。

① 上古天真論篇第一

黄帝内経の第一章では、古代においても現代においても変わりない人間の生から死までの成長過程について述べられている。

黄帝が「人間が年老いてくると、子供を生むことが出来なくなるわけは、子種を使い果たしたためであろうか。それとも年のせいだろうか。」と質問する。すると岐伯が女性と男性に区別して解説している。

身体の生長が女性は7歳毎に男性は8歳毎に変化する。女性は21歳で大人としての機能を整え、28歳で最も女性らしい体型となり、49歳で閉経になる。一方男性は16歳で生殖能力が備わり、32歳で最も男らしい身体となり、64歳で生殖能力がなくなる。すなわち女性は49歳、男性は64歳で自然における人間としての義務は終了し、あとは第二の人生を送ることになる（表1-2）。

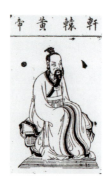

図1-13　黄帝
（『歴代名医圖姓氏』より）

表1-2　上古天真論

①女性の場合

年齢	成長の変化
7×1	腎気が活動を始め、永久歯が生えて髪の毛がフサフサする。
7×2	生殖能力が備わり、月経が始まり妊娠が可能となる。
7×3	腎気が体全体を巡らし、大人の体として全ての機能が整い、永久歯も生え揃う。
7×4	筋骨も引き締まり、体が女性として最も充実した状態になる。
7×5	顔にしわが出始め、髪の毛が少しずつ抜け始める。
7×6	体の機能が少しずつ衰えてくるので、顔にはしわが増え、白髪も目立つようになる。
7×7	月経も終わり生殖能力が衰えてくるので子供を生むことができなくなる。

②男性の場合

年齢	成長の変化
8×1	腎気の充実が始まり、髪の毛がフサフサして永久歯が生えてくる。
8×2	精気が満ちあふれ、生殖能力が備わり、全身が男らしくなってくる。
8×3	腎気が全身を均等に巡り、筋骨が逞しくなり、親知らずが生える。
8×4	筋骨が盛り上がって、肌肉もがっしりとして男として最盛期を迎える。
8×5	腎気が衰えてくるので、髪の毛が薄くなり、歯も悪くなる。
8×6	顔にしわができ、白髪が目立つようになる。
8×7	肝の機能が衰えてきて、筋肉の収縮が思うようにいかず、腎の機能も衰えて老化が始まる。
8×8	腎の機能が働かなくなり、歯も髪の毛も抜けて生殖能力もなくなる。

②霊蘭秘典論篇第八

　臓腑の漢方医学的な働きが本篇に記載されている。各臓器の働きを宮廷内の文官や武官の役割に例えて分かりやすく説明している（表1-3）。「心」は生命の根本であるため「君主」に例えられており、「肝」は身体を防御する役割なので「将軍」に例えられている。このように心や肝以外の臓器も役割が定まっており、身体における各臓器の働きが簡潔に解説されている。

　この当時の考えとして、臓器は物質的な機能だけでなく、現在では脳の機能とされる精神的な役割も各臓器が担っていると考えられた。そのため、一般に臓の文字を付加せずに、心、肺、肝などと表記する。これら12臓器が身体を健全に維持するために作用し、臓器単独の働きだけではなく、相互に調和を保つ必要性が本書で述べられている。

表 1-3　霊蘭秘典論

臓腑	役職	役割
①心	君主の官	人間の生命を運営する精神活動の根本
②肺	相傳の官	生命現象である脈の流れを規制する呼吸を営む器官。
③肝	将軍の官	外邪との戦いに命令を下す働きをする器官。
④胆	中正の官	正邪を見分け邪を追い出し決断を下す器官。
⑤膻中（心包）	臣使の官	心に変わって喜怒哀楽の精神感情を受け持つ器官。
⑥脾胃	倉廩の官	五臓を栄養とする五味を飲食物の中から消化吸収して分配する働きを持つ器官。
⑦小腸	受盛の官	栄養分を吸収する働きを持つ器官で、飲食物は小腸で変化する。
⑧大腸	伝道の官	体内に取り入れた飲食物が変化してできたカスを体外に排出する働きを持つ器官。
⑨腎	作強の官	力強さを作る所で、肝と協力して防衛の中心となる器官。
⑩三焦	決瀆の官	血気を作り出し、それを全身に通じる働きを持つ器官。
⑪膀胱	州都の官	体の下方で不要の体液を溜めて体外に排出する働きを持つ器官。

③異法方宜論篇第十二

　この章では、黄帝が「同じ病気でありながら、地域によって治療方法が異なるのはなぜか。」と質問すると、岐伯が「各地域で環境に適応した医術が発達したからであります。」と答えている（図1-14）。広い中国では東、西、南、北と中央の各地域で異なった治療方法が発達していた。地域によって治療方法が異なる理由として気候と飲食物の影響が考えられる。異なる自然環境によって各地域特有の疾病が発生し、それぞれの疾病に対する最も適した治療方法が生み出された（表1-4）。

・東方では、海に面した潮風の強い地域で、主食は生魚や塩分の多い食物のため、オデキなどの皮膚疾患がよく見られる。このような地域では皮膚の膿を排出する砭石による治療が発達した。
・西方では、乾燥草原地帯で、獣肉を主食としているため、内臓疾患が多く見られる。この地域は草木が多いので、薬物の煎じ薬によって内臓を改善する治療が発達した。
・北方では、寒風の吹く高原地帯で、乳製品を主食としているため、冷えによる疾患が多く見られる。この地域ではお灸によって身体を温める温熱治療が発達した。
・南方では、高温多湿で果実類を主食としている。湿気が多く水分を多く取るため、関節疾患が多く見られる。この地域では麻痺や痛みを除く鍼治療が発達した。

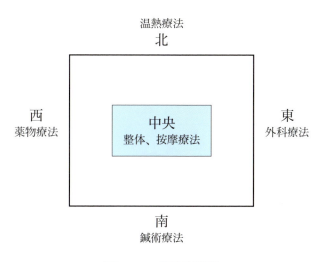

図1-14 異法方宜論

表1-4 異法方宜論

方位	気候	地域	食物	疾患	治療方法
東方	強風	海岸	生魚、塩	癰瘍（オデキ）などの皮膚病	砭石による皮膚の切開
西方	乾燥	草原	獣肉	邪気が侵入して起こる内臓疾患	薬物の煎じ薬による治療
北方	寒風	高原	乳製品	五臓六腑の冷えによる疾患	お灸などで体内を温める治療
南方	高温	湿地	果実	痙攣、痺れなどの関節疾患	鍼の刺激による治療
中央	温暖	平地	豊富な食物	運動不足などによる成人病	身体全体を整える治療

・中央とはその国の首都のことで、気候が温暖で食べ物も豊富で、管理職が多いため、ストレスや運動不足による生活習慣病のような疾患が多く見られる。このような地域では身体全体を整える導引按摩治療が発達した。

　その後相互に交流が盛んとなり、各地域で発達した治療法が統合され、医学としての治療体系が整えられた。現在の臨床においてもこれらの治療方法が伝統医学の治療手段として用いられている。

3-2　『傷寒論』と『金匱要略』（『傷寒雑病論』）

　本書は後漢末頃、中国河南省出身の張 仲景（図1-15）によって著された。仲景は医療に優れ、江南長沙の太守（地方長官）としての高い地位を得たとされる。

　「傷寒」の字義は「寒に傷つけられた」といった意味で、『傷寒論』には「寒邪」によって身体が傷つき発病した場合（急性発熱性疾患）の治療法則が述べられている。また『金匱要略』の字義は大切な物を収める箱に、雑病（慢性疾患や婦人科疾患など）に用いられ

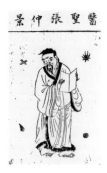

図 I-15　張仲景
（『歴代名医圖姓氏』より）

る方剤の要点を簡略に説明しているとした意味である。

　本書にはこのように急性疾患と慢性疾患の治療法則が記載されているため、両書を用いることにより、すべての疾患に対処できるように構成されている。まず『傷寒論』の内容について述べる。

①『傷寒論』

　『傷寒論』には「寒」の「外邪（がいじゃ）（疾病の原因と見なされる外的因子）」によって発病する発熱性疾患の変化が詳細に記されている。症状の状態や変化により、Step 1～6まで大きく6通りの病位（六病位（ろくびょうい）または六経病（りく（ろく）けいびょう））に分類されている（図1-16）。体外から寒邪が侵入する病位の順序により、Step 1、3、2と表記した。発病初期の太陽（たいよう）、陽明（ようめい）、少陽（しょうよう）の病期を陽病期と呼び、抗病反応が強い状態である。Step 1の太陽病とは、寒邪が体表部（表（ひょう））

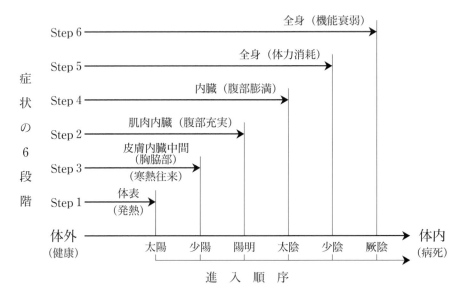

図 I-16　傷寒の病位

から体内への侵入を試みており、侵入を阻止するために抗病反応が強くなり、脈浮、発熱、悪寒、身体痛などの症状が発現する。Step 2の陽明病ではまだ比較的体力があるため、さらに身体の内部（裏）まで侵入した寒邪に対する抗病反応として、口渇、便秘などの症状が見られる。Step 3の少陽病では、やや抗病反応が小康状態となり、寒熱往来、口苦、胸脇苦満などの症状が見られる。

　Step 4、5、6までの病位を太陰、少陰、厥陰と呼び、抗病反応が低下した陰病期の状態である。この段階は体力の衰えが進み、症状としては、脈沈、食欲不振、倦怠、冷え、下痢などが見られる。

　このような六病位において、太陽病は寒邪が体表部に侵入した時点で現れる最初の抗病反応で、体表部は緊張感のある充実した状態で（無汗）、寒邪の侵入を阻止しようとする。その結果、頭痛や項背部の凝りがあり、体表部に熱が集まるため体内は冷え、悪寒を感じる（図1-17）。脈（橈骨動脈の拍動）は体表部の熱を示し、そっと触れただけで感じる浮脈である。体力はまだ比較的備わっており、この病期では寒邪を発汗によって体表外に追い出す目的で、麻黄湯などの方剤が用いられる（図1-17、表1-5）。

　陽明病は寒邪が身体の裏（内部）に侵入しようとする。寒邪を裏に侵入させないため、内臓が緊張して充実した状態になる。その結果便秘の症状が現れるため、排便によって寒邪を追い出す大承気湯などの方剤が用いられる。

　少陽病はやや時間経過し、寒邪との戦いがやや膠着した状態で、口苦、咽乾、目眩、胸脇苦満などの症状が見られる。このような症状では、発汗や瀉下目的の治療は禁じられており、この場合には和解剤（発汗や瀉下を目的とせず、抗病力を高める方剤）として小柴胡湯などの柴胡剤が用いられる。

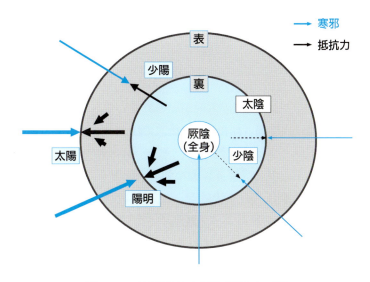

図1-17　寒邪の体内浸入経路（一例）

表Ⅰ-5　傷寒論の病位分類

	太陽病	陽明病	少陽病	太陰病	少陰病	厥陰病
病　位	体　表	表　裏	半表半裏	裏	裏	全　身
虚　実	表　実	表裏両実	虚実中間	裏　虚	裏　虚	表裏両虚
寒　熱	表熱悪寒	表裏両熱	寒熱往来	裏　寒	裏　寒	表裏両寒
症　状	脈浮 悪寒 頭項強痛	胃家実 便秘	口苦 咽乾 目眩 胸脇苦満	腹満痛 下　痢	脈微細 嗜眠 下痢	手足厥冷 嘔吐 下痢
処方例	桂枝湯 麻黄湯	小承気湯 大承気湯	小柴胡湯	桂枝加芍薬湯	麻黄附子細辛湯	四逆湯

　症状が長引くと身体は体力が衰え、寒邪が身体内部の裏に影響を与え、冷えた状態になる。裏の最初の Step が太陰病であり、腹部の緊張、冷えによって腹満、腹痛などの症状が現れる。このような場合には桂枝加芍薬湯などの方剤が用いられる。

　少陰病は太陰病の病状がさらに悪化した状態で、脈にも力がなくなり、体力もかなり衰え、冷え、下痢、嗜眠などの症状が見られる。このような場合には「麻黄附子細辛湯」などの方剤が用いられる。

　さらに病状が悪化すると厥陰病になる。厥陰病では脱水状態や全身機能の衰弱により、全身や手足の強い冷え（厥冷）が見られる。

　臨床においては、病態の変化も必ずしも一定ではない。『傷寒論』では種々の病態変化によって症状がどのように変化し、その際に用いるべき方剤について詳細且つ簡潔に解説されているため、大変実用性に富んだ医書である。そのため発熱性疾患だけでなく、類似の病態が見られる慢性疾患にも広く応用されている。このような理由により、『傷寒論』は実用性を重んじる日本漢方の基本書とされている。

②太陽病条文

　『傷寒論』の最初の条文では太陽病の大綱が記されている（図1-18、表1-6）。趙開美原本本文中の「陽浮者熱自発陰弱者汗自出」は後人の注入とされる場合もあり、表1-6では表記されていない。

　太陽病の最も基本となる症状は「脈浮、頭項強痛而悪寒」であり、この症状を太陽病の大綱としている。さらに大綱以外の症状によって、抗病反応が強い傷寒、抗病反応がやや弱い中風の病状を発汗の有無や脈によって区別する方法、次いで中風の具体的症状が述べられており、桂枝湯が第一選択薬とされている。

　次に桂枝湯の構成生薬、煎出方法、服用方法、服用後の養生法、注意事項などが詳細に記されており、さらに服薬指導の基本が詳しく示されている。

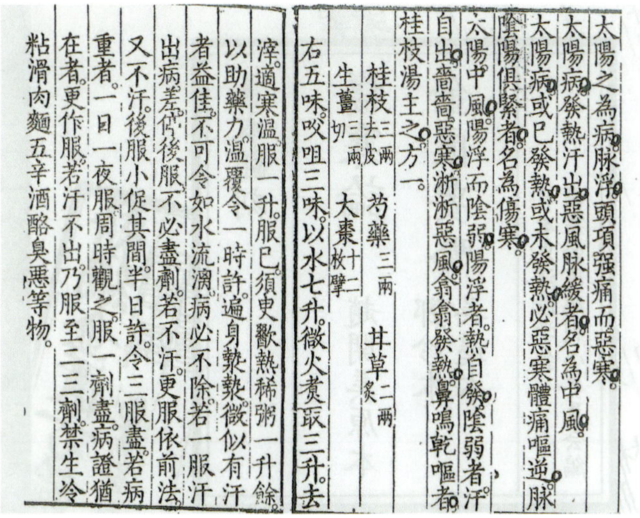

図 I-18　善本翻刻『傷寒論』明・趙開美原本

表 I-6　傷寒論太陽病条文

病態解説

①原文：太陽之為病、脈浮、頭項強痛而悪寒。
　読み：たいようのやまいたる、みゃくふ、ずこうきょうつうにしておかんす。
　訳文：太陽の病気というものは脈は少し触れただけで感じるような浮の脈で、頭から項（うなじ）にかけて強く張って痛み、悪寒がある。

②原文：太陽病、発熱汗出、悪風、脈緩者、名為中風。
　読み：たいようびょう、ほつねつあせいで、おふう、みゃくかんのものは、なづけてちゅうふうとなす。
　訳文：太陽病で発熱があって悪風（風に当たるとぞくぞくする）があり、緊張した脈でなく、緩やかな脈がある症状は「中風」と呼ばれている。

③原文：太陽病、或已発熱、或未発熱、必悪寒、体痛、嘔逆、脈陰陽俱緊者、名為傷寒
　読み：たいようびょう、あるいはすでにほつねつし、あるいはいまだほつねつせず、かならずおかんし、たいつう、おうぎゃく、みゃくいんようともにきんのものは、なづけてしょうかんという。
　訳文：太陽病で、発熱がすでにあったりあるいはまだ発熱がなくても、必ず悪寒があって、体が痛み、吐き気を催して、深い陰脈も浅い陽脈もすべて緊張しているような症状は「傷寒」と呼ばれている。

④原文：太陽中風、脈陽浮而陰弱、嗇々悪寒、淅々悪風、翕々発熱、鼻鳴、乾嘔者、桂枝湯主之
　読み：たいようのちゅうふう、みゃくようふにしていんじゃく、しょくしょくとしておかんし、せきせきとしておふうし、きゅうきゅうとしてほつねつし、びめい、かんおうのものは、けいしとうこれをつかさどる。

訳文：太陽病の中風の症状があり、浅い陽脈は浮いており、深い陰脈は弱く感じる。身体がちぢこまるほどの悪寒があり、水を注ぎかけられたような悪風があり、体表部に熱がたまったような発熱があり、鼻が詰まって鳴り、吐き気がある場合には桂枝湯が第一選択薬になる。

構成生薬

⑤原文：桂枝湯方一　桂枝三両去皮、芍薬三両、甘草二両炙、生姜三両切、大棗十二枚擘。

読み：けいしとうのほう、けいし三りょうかわをさる、しゃくやく三りょう、かんぞう二りょうあぶる、しょうきょう三りょうきる、たいそう十二まいつんざく。

訳文：桂枝湯の処方内容はコルク層を除いた桂皮3両、芍薬3両、炙った甘草2両、細く切った生のショウガ3両、抽出を良くするために引き裂いた大棗12個を含む。

煎出方法

⑥原文：右五味　咬咀三味、以水七升、微火煮、取三升、去滓、適寒温、服一升。

読み：みぎごみ、さんみをほしょし、みずななしょうをもって、びかにて、さんしょうをとり、かすをさり、かんおんをかなえ、いっしょうをふくす。

訳文：これら5種類の生薬のなかで、桂皮、芍薬、甘草の3種類は細かく刻む。5種類の生薬を7升の水の中に入れて、とろ火で3升に煮詰める。カスを濾した後、人肌程度の暖かさにして、1升を服用する。

服薬指導

⑦原文：服已須臾、啜熱稀粥一升餘、以助薬力、温覆令一時許。

読み：ふくしおわってすゆにして、ねつきじゃくいっしょうあまりをすすり、もってやくりょくをたすけ、おんぷくすることいっときばかりならしむ。

訳文：服用した後しばらくして、熱くて薄いお粥を1升ぐらいすすり、薬の効能を助けるようにする。身体を冷やさないように2時間ばかり布団の中で暖まる。

⑧原文：遍身漐々、微似有汗者、益佳。不可令如水流離。病必不除。

読み：へんしんちゅうちゅうとして、すこしくあせあるににるもの、ますますかなり。みずのりゅうりするごとくならしむべからず。やまいかならずのぞかず。

訳文：全身から汗がにじみ出るような感じがして、僅かに発汗がある場合は病が良くなっている。流れるような汗を出してはいけない。そのような場合にはかならず病が除かれていない。

⑨原文：若一服汗出病差、停後服。不必盡剤。

読み：もしいっぷくにしてあせいでやまいいゆれば、ごふくをとどむ。かならずしもざいをつくさず。

訳文：もしも1回服用して、汗が出て症状がとれれば、後は薬を飲まなくても良い。1日分の薬を必ず全て服用する必要はない。

⑩原文：若不汗、更服依前法。又不汗、後服小促其間、半日許、令三服盡。

読み：もしあせずんば、さらにふくすることぜんぽうによる。またあせずんば、ごふくすこしくそのあいだをうながし、はんにちばかりに、さんぷくをつくさしむ。

訳文：もしも発汗しなかったら、また最初の方法で服用する。それでも汗が出なかったら服用間隔を少し短くして、半日の間に1日分の薬を3回服用させる。

⑪原文：若病重者、一日一夜服、周時観之。服一剤盡、病證猶在者、更作服。若汗不出、乃服至二三剤。

> 読み：もしやまいおもきものは、いちにちいちやふくし、しゅうじこれをみる。いちざい
> をふくしつくして、びょうしょうなおあるものは、さらにつくりてふくす。もしあ
> せいでずんば、すなわちふくすことにさんざいにいたる。
> 訳文：もしも病が重い場合には昼夜にかけて薬を服用し、症状をよく観察する。1日分の
> 薬を服用した後、病の症状がまだ見られる場合にはもう1度煎じて服用する。それ
> でも汗が出なかったら2、3日分を続けて服用する。
> ⑫原文：禁生冷、粘滑、肉麵、五辛、酒酪、臭悪等物。
> 読み：せいれい、ねんかつ、にくめん、ごしん、しゅらく、しゅうおなどのものをきんず。
> 訳文：病気の間は冷たい生物、ネバネバした物、肉や麺類、辛い物、乳製品、腐った臭い
> のするものは食べないように気を付ける。

（大塚敬節著：『臨床応用　傷寒論解説』、創元社、1966、pp.134-145より引用、一部改変）

　『傷寒論』の素晴らしいところは、構成生薬には生薬名の記載だけではなく、薬効を増すための加工方法（「修治（しゅうじ（ち））」）が生薬ごとに指示されていることや、服用時の具体的な服薬指導が記載されている点である。

　桂枝湯の服薬指導を見てみると、
・薬を服用した後、飲食によって薬効を助けるために、熱くて薄い粥を食べる。
・暖かい布団の中で2時間ばかり安静にして、じっとり汗を出す。
・このとき室温を高くしたり、動き回ったりして、身体を冷やすほどの汗を出してはいけない。
・一服飲んで症状が改善すれば薬の過量投与にならないように服用を中止する。
・服用後症状の改善が見られない場合には症状をよく観察して、さらに服用を続ける。
・薬の服用中は治療の妨げになるような飲食物はとらない。
などが指示されている。

　このような内容は現在我々が行っている服薬指導と比較してみても、かなり充実した指導といえる。薬は飲むだけではなく服用後のフォローがいかに大切であるかを、すでに2千年前に記された『傷寒論』が指摘している。

③金匱要略

　『金匱要略』はすでに述べたように「傷寒」以外の疾病に対する治療法則と該当方剤の解説が述べられている。

　これら2書の方剤内容を比較してみると、『傷寒論』では主に急性疾患に用いる方剤、『金匱要略』では主に慢性疾患に用いる方剤である。また『金匱要略』には『傷寒論』の方剤が多く含まれている。ただし『金匱要略』における方剤の選択は、必ずしも『傷寒論』のように発熱性疾患の症状のみによるのではなく、慢性疾患の主症状が目標となる。

　例えば小柴胡湯の場合『傷寒論』では少陽病に用いる方剤であるが、『金匱要略』では嘔吐や吐き気があって下痢症状を伴う場合、あるいは黄疸や出産後にも用いる方剤として収

載されている。異なった疾患であっても漢方医学で言うところの「証：患者の主訴と漢方的な診断によって判断された疾患の全体的な症状」が合えば、その証に対しての特定方剤が応用できる。このことを証に随って治療を行うという意味で、「随証治療」と呼ぶ。

『金匱要略』では患者の症状によって用いる方剤が指示されている（表1-7）。

表中①番の黄疸病を見てみると、該当する方剤の基本的な使用目標として黄疸症状が備わっていることになる。さらに黄疸以外に他の症状を勘案して、便秘があれば茵蔯蒿湯、浮腫があれば茵蔯五苓散が選択される。また『金匱要略』には医療用漢方製剤の代表的な方剤である「当帰芍薬散」や「八味丸」のように、臨床における繁用方剤の多くが『金匱要略』を出典としている。

そこで『傷寒雑病論』を出典とする医療用漢方製剤を調べてみた（表1-8）。『傷寒論』33首、『金匱要略』47首となっており、『金匱要略』を出典とする方剤の方が多い。また両書に重複する方剤は21首である。

表1-7　金匱要略の症状による方剤分類

① 黄疸病　（おうだんのやまい）
　病態解説：肝、胆疾患などで黄疸が現れている症状を意味する。
　該当処方：茵蔯蒿湯　茵蔯五苓散

② 嘔吐噦下利病　（おうとえつげりのやまい）
　病態解説：吐いたり、しゃっくりがあったり、下痢などの胃腸症状を意味する。
　該当処方：呉茱萸湯　四逆湯　梔子豉湯　小柴胡湯　小承気湯
　　　　　　大黄甘草湯　桃花湯　白頭翁湯　半夏瀉心湯　茯苓沢瀉湯

③ 瘧病　（ぎゃくのやまい）
　病態解説：「瘧」は江戸時代には「オコリ」と呼ばれており、マラリア様の疾患を意味する。
　該当処方：柴胡桂枝乾姜湯　白虎加桂枝湯

④ 驚悸吐衄下血胸満瘀血病　（きょうきとじくげけつきょうまんおけつのやまい）
　病態解説：「驚悸」は動悸の激しい状態、「吐衄下血」は口、鼻、肛門などからの出血、「胸満」は胸が張ること、「瘀血」は毛細血管の鬱帯による痛み、麻痺などを意味する。
　該当処方：桂枝去芍薬加蜀漆竜骨牡蛎救逆湯　三黄瀉心湯

⑤ 胸痺心痛短気病　（きょうひしんつうたんきのやまい）
　病態解説：胸が塞がったような心臓の痛み、呼吸促迫状態のことで、心筋梗塞、狭心症を意味する。
　該当処方：栝楼薤白白酒湯　人参湯　茯苓杏仁甘草湯

⑥ 痙湿暍病　（けいしつえつのやまい）
　病態解説：「痙」は破傷風のような痙攣性の病、「湿」は浮腫の見られるリウマチ、関節炎、「暍」は日射病を意味する。
　該当処方：葛根湯　甘草附子湯　桂枝附子湯　大承気湯　防已黄耆湯　麻杏薏甘湯

⑦ 血痺虚労病　（けっぴきょろうのやまい）
　病態解説：「血痺」は麻痺のことで、「虚労」は体力消耗による慢性疲労を意味する。
　該当処方：黄耆桂枝五物湯　黄耆建中湯　桂枝加竜骨牡蛎湯　酸棗仁湯　炙甘草湯
　　　　　　小建中湯

⑧ 五臓風寒積聚病 （ごぞうふうかんしゃくじゅうのやまい）
　病態解説：風寒によって五臓の機能が衰え、その影響で身体がひきつったり、痛んだりする状態。
　該当処方：麻子仁丸　苓姜朮甘湯
⑨ 消渇小便利淋病 （しょうかちしょうべんりりんのやまい）
　病態解説：「消渇」は咽が渇いて水をたくさん飲むけれども、すぐにまた咽が渇く症状、「小便利」は尿がですぎること、「淋」はスッキリでない状態で糖尿病、膀胱炎、尿道炎、前立腺肥大などで見られる症状を意味する。
　該当処方：猪苓湯
⑩ 水気病 （すいきのやまい）
　病態解説：喘息、皮膚病、関節疾患などで患部に浮腫が見られるような症状を意味する。
　該当処方：越婢湯　甘草麻黄湯　桂姜棗草黄辛附湯　桂枝加黄耆湯　防已茯苓湯
　　　　　　麻杏甘石湯
⑪ 瘡癰腸癰浸淫病 （そうようちょうようしんいんのやまい）
　病態解説：「瘡癰」は化膿性疾患、「腸癰」はおもに腹部の化膿性疾患を意味するが、「浸淫」は意味不明。
　該当処方：大黄牡丹皮湯　排膿湯　薏苡附子敗醤散
⑫ 痰飲欬嗽病 （たんいんがいそうのやまい）
　病態解説：「痰飲」は体内の水分が滞って変調した状態に咳嗽が伴った症状を意味する。
　該当処方：五苓散　小青竜湯　小半夏加茯苓湯　大青竜湯　沢瀉湯　茯苓飲
　　　　　　木防已湯　苓甘姜味辛夏湯　苓甘姜味辛夏仁湯　苓桂五味甘草湯
　　　　　　苓桂朮甘湯
⑬ 中風歴節病 （ちゅうふうれきせつのやまい）
　病態解説：「中風」は脳疾患による半身不随のことで、「歴節」は痛みの強い関節疾患を意味する。
　該当処方：烏頭湯　越婢加朮湯　桂枝芍薬知母湯　続命湯　八味丸
⑭ 肺痿肺癰欬嗽上気病 （はいいはいようがいそうじょうきのやまい）
　病態解説：「肺痿肺癰」は肺結核や肺壊疽のことで、「欬嗽上気」は咳による気の逆上、気管支喘息や呼吸促迫を意味する。
　該当処方：甘草乾姜湯　桔梗湯　厚朴麻黄湯　麦門冬湯　射干麻黄湯
⑮ 百合狐惑陰陽毒病 （ひゃくごうこわくいんようどくのやまい）
　病態解説：「百合病」は精神病のような症状、「狐惑病」は情緒不安や不眠の状態、「陰陽毒」は顔色が青く身体や咽が痛む状態。
　該当処方：甘草瀉心湯　苦参湯　白虎加人参湯
⑯ 腹満寒疝宿食病 （ふくまんかんせんしゅくしょくのやまい）
　病態解説：「腹満」は腹部にガスが溜まって張った状態、「寒疝」は冷えて腹部が痛み、「宿食」は食べた物が胃にもたれるような状態。
　該当処方：烏頭桂枝湯　桂枝湯　厚朴七物湯　柴胡桂枝湯　大黄附子湯　大建中湯
　　　　　　大柴胡湯　附子粳米湯
⑰ 婦人雑病 （ふじんざつのやまい）
　病態解説：妊娠と産後以外の時に見られる婦人の病を意味する。
　該当処方：温経湯　甘麦大棗湯　抵当湯　半夏厚朴湯
⑱ 婦人産後病 （ふじんさんごのやまい）
　病態解説：出産後に見られる破傷風や腹痛、便秘などの症状を意味する。
　該当処方：下瘀血湯　三物黄芩湯　当帰建中湯　白頭翁加甘草阿膠湯

⑲ 婦人妊娠病 （ふじんにんしんのやまい）
　病態解説：妊娠時における種々の症状を意味する。
　該当処方：乾姜人参半夏丸　芎帰膠艾湯　桂枝茯苓丸　当帰芍薬散
⑳ 奔豚気病 （ほんとんきのやまい）
　病態解説：ヒステリー発作のようなもので、上に突き上げるような激しい動悸を主訴とした症状を意味する。
　該当処方：奔豚湯　苓桂甘棗湯

（大塚敬節主講：『金匱要略講話』、日本漢方医学研究所編、創元社、1979より引用、方剤は北里大学東洋医学総合研究所『漢方処方集』収載処方のみ記載）

表 I-8　『傷寒論』、『金匱要略』を出典とする医療用漢方製剤

傷寒論33首

茵蔯蒿湯(陽明病)	黄連湯(太陽病)	葛根湯(太陽病)
桔梗湯(少陰病)	桂枝湯(太陽病)	桂枝加芍薬湯(太陰病)
桂枝人参湯(太陽病)	呉茱萸湯(陽明病)	五苓散(太陽病)
柴胡加竜骨牡蛎湯(太陽病)	柴胡桂枝湯(太陽病)	柴胡桂枝乾姜湯(太陽病)
四逆散(少陰病)	炙甘草湯(太陽病)	芍薬甘草湯(太陽病)
小建中湯(太陽病)	小柴胡湯(太陽病)	小青竜湯(太陽病)
真武湯(太陽病)	大柴胡湯(太陽病)	大承気湯(陽明病)
調胃承気湯(太陽病)	猪苓湯(陽明病)	桃核承気湯(太陽病)
当帰四逆加呉茱萸生姜湯(厥陰病)		人参湯(霍乱病)
半夏瀉心湯(太陽病)	白虎加人参湯(太陽病)	麻黄湯(太陽病)
麻黄附子細辛湯(少陰病)	麻杏甘石湯(太陽病)	麻子仁丸(陽明病)
苓桂朮甘湯(太陽病)		

金匱要略47首

茵蔯蒿湯(黄疸病)	茵蔯五苓散(黄疸病)	温経湯(婦人雑病)
越婢加朮湯(中風歴節病)	黄耆建中湯(血痺虚労病)	葛根湯(痙湿暍病)
甘麦大棗湯(婦人雑病)	桔梗湯(肺痿肺癰欬嗽上気病)	芎帰膠艾湯(婦人妊娠病)
桂枝湯(腹満寒疝宿食病)	桂枝加黄耆湯(水気病)	桂枝加竜骨牡蛎湯(血痺虚労病)
桂枝芍薬知母湯(中風歴節病)		桂枝茯苓丸(婦人妊娠病)
呉茱萸湯(嘔吐噦下利病)	五苓散(痰飲欬嗽病)	柴胡桂枝湯(腹満寒疝宿食病)
柴胡桂枝乾姜湯(瘧病)	三黄瀉心湯(驚悸吐衄下血胸満瘀血病)	
酸棗仁湯(血痺虚労病)	三物黄芩湯(婦人産後病)	炙甘草湯(血痺虚労病)
小建中湯(血痺虚労病)	小柴胡湯(嘔吐噦下利病)	小青竜湯(痰飲欬嗽病)
小半夏加茯苓湯(痰飲欬嗽病)		大黄甘草湯(嘔吐噦下利病)
大黄牡丹皮湯(瘡癰腸癰浸淫病)		大建中湯(腹満寒疝宿食病)
大柴胡湯(腹満寒疝宿食病)	大承気湯(痙湿暍病)	猪苓湯(消渇小便利淋病)
当帰建中湯(婦人産後病)	当帰芍薬散(婦人妊娠病)	人参湯(胸痺心痛短気病)
麦門冬湯(肺痿肺癰欬嗽上気病)		八味丸(中風歴節病)
半夏厚朴湯(婦人雑病)	半夏瀉心湯(嘔吐噦下利病)	

<u>白虎加人参湯</u>（百合狐惑陰陽毒病）		茯苓飲（痰飲欬嗽病）
<u>防已黄耆湯</u>（痙湿暍病）	<u>麻杏甘石湯</u>（＝杏子湯, 水気病）	<u>麻杏薏甘湯</u>（痙湿暍病）
<u>麻子仁丸</u>（五臓風寒積聚病）	木防已湯（痰飲欬嗽病）	
苓甘姜味辛夏仁湯（痰飲欬嗽病）		苓姜朮甘湯（五臓風寒積聚病）
<u>苓桂朮甘湯</u>（痰飲欬嗽病）		

①下線は『傷寒論』と『金匱要略』重複方剤。
②『傷寒論』では方剤の出典となる病位が複数の場合、代表的な病位のみを示した。

3-3　『神農本草経』

　『神農本草経』の成立年代は定かではないが、それまで伝承的に用いられてきた薬物が初めて一つの薬物書としてまとめられたものである。神農も実在した人物ではなく、薬と農業の神様とされ、日本においても神社に祭られ、肖像画も多数見受けられる（図1-19）。

　本書の特徴は、薬物の分類方法が西洋の薬物書とは異なった形式が取られており、人体に及ぼす薬物の効能によって上品、中品、下品の3段階の位に分類されている点である。「品」とは能力・性質を意味し、このような分類を三品分類と呼ぶ。漢方医学は臨床重視の学問であるため、薬物書においても薬物の形態よりも臨床的な効能に重点が置かれている。さらに本書には、方剤の構成原則、相互作用、薬性・薬味、剤形などについて説明されている。これらの内容については第2章で解説する。

　『神農本草経』の原文を基に上品・中品・下品の分類基準を述べる。

①上品
○原文：上薬一百二十種為君。主養命。以応天。無毒。多服久服不傷人。欲軽身益気不老延年者。本上経。

読み：上薬は120種、君と為す。命を養うを主どり、以て天に応ず。無毒である。多く服し、久しく服するも、人を傷わず。身を軽くし、気を益し、老いず、年を延べん

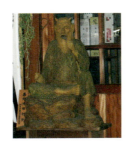 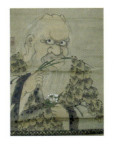

（神前松徳作1600頃）

図1-19　左：大阪道修町少彦名神社の神農像
　　　　　右：神農像掛け軸

と欲する者、上経に本づく。

訳文：上薬に該当する薬は120種類ある。薬の中では君主の位に該当する。生命を養う働きがあり、自然界に例えると万物の源である天に相当する。薬には毒性がないので、たくさん飲んでも、長期に服用しても身体の害にはならない。脂肪や贅肉がつかない軽やかな身体で、気を補い、いつまでも若々しく寿命を全うする場合には上経の薬を用いる。

解説：上薬は身体にとっては有益な働きがある。良質の健康食品やビタミン剤、あるいは飲食物のような薬といえる。上薬には人参、茯苓、甘草などが含まれている。

②中品

○原文：中薬一百二十種。為臣。主養性。以応人。無毒有毒。斟酌其宜。欲遏病補虚羸者。本中経。

読み：中薬は120種、臣と為す。性を養うを主どり、以て人に応ず。無毒・有毒其の宜しきを斟酌す。病を遏め、虚羸を補わんと欲する者、中経に本づく。

訳文：中薬は120種ある。薬の中では臣の位に該当する。中薬は日々の健康を保つ働きが有るので、自然界では人の働きに相当する。臣薬は毒性のない物もあるが、作用の強い毒性の物もあるので注意して用いる。病を癒し、虚弱な痩せた身体を補う場合には中経の薬を用いる。

解説：中薬は上薬よりも少し作用の強い薬である。症状に合わせて用い、服用後、病状が回復したときには服薬を中止する。中薬には葛根、麻黄、黄芩などが含まれている。

③下品

○原文：下薬一百二十五種。為佐使。主治病。以応地。多毒。不可久服。欲除寒熱邪気破積聚愈疾者。本下経。

読み：下薬は125種、佐使と為す。病を治するを主どり、以て地に応ず。毒多し。久しく服すべからず。寒熱・邪気を除き、積聚を破って、疾を愈やさんと欲する者、下経に本づく。

訳文：下薬は125種類ある。薬の中では佐使の位に該当する。下薬は治療目的として用い、自然界では地の働きに相当する。下薬は作用の強い薬が多いので、必要のない場合には服薬を中止して長期間服用しないようにする。悪寒、発熱などの原因になる外邪を除き、身体の痛みを取り除いて疾病を治す場合には下薬を用いる。

解説：下薬は比較的作用の強い治療目的の薬であるから、健康な時には服用しないで病気になった時だけ服用する。また症状が改善したら、ただちに服用を取りやめる。下薬には大黄、半夏、附子などが含まれている。

『神農本草経』には上品120、中品120、下品125、合計365種類の薬物が記載されている。これらの薬は今日の臨床においてどの程度使用されているのだろうか。『神農本草経』に収載されている医療用漢方製剤に用いられる生薬を抜粋した（表1-9）。日本で用いられている漢方薬は作用が緩やかな上品・中品の薬物が多く、下品はわずかしか用いられていない。下品中には大黄、附子のように比較的作用の強い薬物が含まれている。このような作用の強い下品の生薬をうまく使いこなすことも日本漢方の特徴である。

表1-9　医療用漢方製剤構成生薬の三品分類

上品							
阿膠	茵陳蒿	遠志	滑石	甘草	菊花	橘皮(橘柚)	枸杞子
桂皮(牡桂・菌桂)		牛膝	胡麻	柴胡	細辛	酸棗仁	山薬
地黄	蒺藜子	車前子	升麻	辛夷	蒼朮(朮)	大棗	澤瀉
天麻(赤箭)	天門冬	冬瓜子(白瓜子)	独活	杜仲	人参	麦門冬	
白朮(朮)	茯苓(伏苓)	芒硝(消石)	牡蛎	麻子仁	蔓荊子		
木香	益母草	薏苡仁	竜骨	竜胆	蓮肉		

中品								
黄耆	黄芩	黄柏(蘗木)	黄連	葛根	栝楼根	桔梗	枳実	
苦参	決明子	玄参	厚朴	呉茱萸	五味子	山梔子(枝子)	山茱萸	
紫根	芍薬	生姜(乾薑)	石膏	川芎	蟬退(蚱蟬)	桑白皮		
蘇葉	竹葉	知母	猪苓	当帰	土鼈甲	貝母	百合	白芷
防風	麻黄	木通	竜眼肉					

下品						
烏頭	杏仁(杏核)	山椒(蜀椒)	大黄	天南星(虎掌)	桃仁(桃核)	
半夏	附子	防已	牡丹皮	連翹		

（森立之『神農本草経』より）

タイミング　コラム3

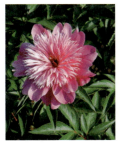

『傷寒論』には正確な「証」が把握できずに投薬した場合の誤治による症状の変化やその場合に使用する薬剤も詳細に解説されている。誤治とは今風にいえば副作用と考えられる。しかし、わずかな症状の違いや病状の変化によって「証」が大きく異なるため、「証」に適した薬剤を用いるタイミングが重要となる。そのタイミングは客観的なデータのみでは的確な判断が難しい。微妙に変化する「証」を正確に把握するタイミングは長い臨床経験を必要とする。「漢方医学」が「経験医学」と呼ばれる理由である。

4．漢方基礎理論

　漢方における基礎理論は、今から約2千年以上前に生み出された「陰陽説」および「五行説」が最も重要とされる。両理論は別個に誕生したが、合わさって医学理論として取り入れられたとされている。この理論を現代的な感覚で理解するにはやや難解な箇所も見受けられるが、漢方を学ぶ上で必要である。「陰陽説」および「五行説」を理解するためには、この理論が生まれた2千年前に遡り、当時の人々の思考で考えることが望ましい。

4-1　陰陽説

　自然界には相互に対立と統一の二面性を備え、平衡を保ち調和が維持されている「陰」と「陽」が存在する。すなわち、陰陽は互いに対立しながらも相互に協力することによって一つのまとまった形として機能している。つまり「陰」単独で存在することはなく、また「陽」単独で存在することはない。かならず「陰」と「陽」が共に存在しているのである。このような陰陽の考えは古代東洋思想の根底となっている。
　では実際に自然界では、陰陽がどのように分類されているのだろうか。太陽、昼、明るいもの、活動的なもの、男性、夏などは「陽」に該当する。月、夜、暗いもの、静的なもの、女性、冬などは「陰」に該当する（表1-10）。「陽」は活発で活動的な役割を担っており、「陰」は静かで落ちついた安らぎを与えるような役割を担っている。

表1-10　自然界における陰陽の分類

陽	太陽、昼、明、動的、＋、男（雄）、夏、表、左、上、背部、外、気、火・熱
陰	月、夜、暗、静的、－、女（雌）、冬、裏、右、下、腹部、内、血、水・寒

4-2　陰陽説の応用

　なぜ漢方医学に陰陽説が応用されたのであろうか。
　漢方では「人体は自然の縮図である」といった考え方があり、自然に順応する事が大切とされている。人体が自然に順応するためには、自然界の根本である陰陽説の原則に従って生命活動は維持されなければならない。このような理由によって、漢方では陰陽説が取り入れられたのであろう。
　ところで陰陽は人体においてどのような役割をしているのであろうか。人体における陰陽とは、自然界と同じく生命活動の最も根本的な働きを担っている機能である。すなわち「陰陽の調和」が保たれた状態が健康な状態であり、何らかの理由で「陰陽の調和」が破れると病的状態になると考えられている。

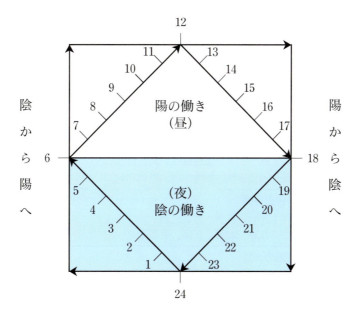

図 I-20　昼夜における陰陽の働き

　陰陽の働きをもう少し具体的に考えてみよう。極端ではあるが、昼夜における「陰陽」の働きを数字で表してみる（図1-20）。

　図中6時～18時までの中央線上の領域を昼、18時～6時までの中央線下の領域を夜とする。6時～18時までの中央線上は昼なので、昼間元気良く活動する働きは陽が主に担当しており、18時～6時までの中央線下は夜なので、夜間の健やかな睡眠の働きは陰が主に担当している。

　陽の働きが最も強くなる時間帯を昼間の12時とすると、12時を過ぎ夕方になるにつれて徐々に陽の活動は弱くなり、18時には陰の活動が始まる。陰の働きが最も強くなる時間帯を夜間の24時とすると、夜明けになるにつれて陰の活動は弱くなり、6時には陽の活動が始まる。このように陰と陽の機能が交互に絶え間なく活動し、相互に平衡が保たれることによって、日々の生命活動が健全に維持されている。

　また陰陽の概念は相対する様々な現象の分類方法として用いられている（表1-11）。

①生命を維持するため生体内には「陰陽」の機能が存在し、実際には「気血」がその役割を担っている。
②抗病反応が強い状態を「陽証」、抗病反応が弱い状態を「陰証」とする。
③脈診において、抗病反応が強いときの脈を「陽脈」、弱いときの脈を「陰脈」とする。
④『傷寒論』では、太陽病、陽明病、少陽病を「陽病期」、太陰病、少陰病、厥陰病を「陰病期」と分類される。
⑤臓腑においては臓を陰、腑を陽に区分する。

　漢方を理解する際には、陰陽の表現が何を意味するのかをよく把握することが大切である。

表 I-11　陰陽理論の応用

① 機能の分類
陽(気)：生体内機能の中で目に見えない物体の総称
　　　　　　(空気、神経、遺伝など)
陰(血)：生体内機能の中で目に見える物体の総称
　　　　　　(血液、リンパ液、体液など)

② 病状の分類
陽　証：熱性症状、急性症状、炎症症状
陰　証：寒性症状、慢性症状、消耗症状

③ 脈症の分類
陽　脈：浮脈、強脈、緊脈、数(サク)脈など
陰　脈：沈脈、弱脈、緩脈、遅脈など

④ 病態の分類
陽病期：太陽病、陽明病、少陽病
陰病期：太陰病、少陰病、厥陰病

⑤ 臓腑の分類
陰：肝、心、　脾、肺、　腎、　膻中（心包）
陽：胆、小腸、胃、大腸、膀胱、三焦

4-3　五行説

　五行説とは、自然界における変化を五つの基本属性（木・火・土・金・水）の相互作用によって説明した理論であり、土を中心とした四方の方位から生み出された説である（図1-21）。土を中心として木火金水が配置されている。方位から考えると、中央を東西南北が囲む形になる。五行配当の色から黄の中央を守る四神として、東は青竜、南は朱雀、西は白虎、北は玄武（亀蛇）となる。さらに配合される生薬の色から麻黄の青から青竜湯、大棗の赤から朱雀湯（十棗湯）、石膏の白から白虎湯、附子の黒から玄武湯（真武湯）が漢方薬として用いられている。

　また五行説は五角形の対等関係としても説明されており、自然界の変化は五行の循環によって営まれている。五行の働きは大きく二つに分かれており、平衡が保たれた状態を「相生関係」、平衡が破れた状態を「相剋関係」と呼ぶ（図1-22）。図では五行の性質から、火を上位とした。

相生関係

　相生関係とは相手を発生させる働き、すなわち自分自身が変化して新しいものを生み出すことであり、木（肝）→火（心）、火（心）→土（脾）、土（脾）→金（肺）、金（肺）→水（腎）、水（腎）→木（肝）の順序で常に規則正しく変化するとされている。

① 「木（燃えるもの）」からは「火」が生まれる。
② 「火（熱を持ったもの）」は燃え尽きた後「土」に変わる。
③ 「土（栄養分を蓄えたもの）」は積み重なって「金」に変化する。
④ 「金（堅いもの：鉱物）」からは「水」が湧き出す。
⑤ 「水（流れるもの）」は「木」を発育させる。
このような「五行の相生関係」によって自然界の調和は保たれている。

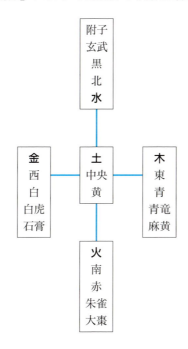

図Ⅰ-21　五行の方位

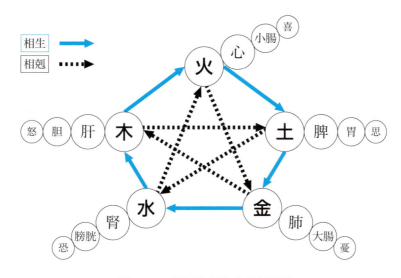

図Ⅰ-22　五行の相生と相剋関係

母子関係

「五行の相生関係」を保った隣接する2者間相互を「五行の母子関係」とも呼ぶ。例えば「木と火」間の「相生関係」を見てみると、「木」は「火の母」に相当し、逆に「火」は「木の子」に相当するため、「木と火」の関係は「母子関係」であるとする。

相剋関係

母子関係において、「母」の力が強い場合、或いは「子」の力が弱すぎると自然界のバランスは崩れてしまう。「水と木の母子関係」で考えてみると、

① 母の「水」の力が強すぎると「木」を飛び越えて「火」まで影響を及ぼし、「水」は「火」の機能を抑えてしまう。子の「木」の力が弱い場合も結果的には同じことがいえる。

「水と火」以外の場合も同様に、

② 「木」は「土」の栄養分を奪いとる。
③ 「火」は「金」を溶かしてしまう。
④ 「土」は「水」を吸い取り、流れなくする。
⑤ 硬い「金（鉱石）」は「木」を薙ぎ倒してしまう。

このように五行の属性間において、相手を克服し、相手の機能をなくす関係を「五行の相剋関係」と呼ぶ。

4-4　五行説の応用

五行の基本属性（木・火・土・金・水）に基づいて自然界の現象が五行に分類されている（表1-12）。季節は春・夏・土用・秋・冬、方角は東・南・中央・西・北となる。また人体においても、まず内臓を臓と腑に分け、五臓は肝・心・脾・肺・腎、五腑は胆・小腸・胃・大腸・膀胱となる。基本属性以外の分類においても「相生・相剋関係」が成立する。例えば季節では「水」に該当する「冬」の力が強いと、「春」を飛び越え、「火」に該当する「夏」にまで影響を及ぼし、冷夏となり作物の発育に影響を及ぼす。

五臓においても「木」に該当する「肝」の働きが正常であれば、清浄な血液を「心」に送れるが、「肝」の働きが強すぎると（病的な機能亢進）、「土」に該当する「脾胃」にまで影響を及ぼし、食欲不振・嘔吐などの症状があらわれることになる。

表1-12 五行の配当表

五行	木	火	土	金	水
五季	春	夏	土用	秋	冬
五方	東	南	中央	西	北
五臓	肝	心	脾	肺	腎
五腑	胆	小腸	胃	大腸	膀胱
五志	怒	喜	思	憂	恐
五味	酸	苦	甘	辛	鹹
五竅	目	舌	口	鼻	耳
五主	筋	血脈	肌肉	皮	骨
五支	爪	面色	唇	息	髪
五色	青	赤	黄	白	黒
五悪	風	熱	湿	燥	寒

4-5 臓腑

　臓腑とは内臓諸器官を総称したものである。実質性（内部が充実）臓器である「臓」と中腔性（内部が空洞）臓器である「腑」から成り立っている。一般的な漢方の考え方では五臓六腑が基本になっているが、五臓に膻中（心包）を加えると、六臓六腑に区分される場合もある。陰陽で区分すると五臓（肝・心・脾・肺・腎）が陰であり、六腑（胆・小腸・胃・大腸・膀胱・三焦）が陽になる。

　臓腑の機能が衰えると、五行の配当表に示された同じ属性の器官に影響を与える。例えば肝の機能が衰えると、肝は木の属性なので木に属す他器官にも影響を及ぼし、胆の機能も衰え、怒りやすくなり、酸味のものをほしがり、目が充血し、筋肉がひきつれ、爪が反り返るような症状が見られる。

　また漢方における五臓六腑は内臓器官としての働きだけではなく、現代では脳の作用とされている精神的な面も担っていると考えられている（表1-13）。

表 I-13　五臓六腑の働き

五臓

肝 の 働 き：肝は「将軍の官」、「肝は血を蔵す。」といわれており、思考活動の中で謀慮をつかさどる働きがある。また血液をとどめて解毒する作用がある。肝は筋肉・爪・目と関係があり、肝の機能の異常は吐血・筋肉のひきつれ・目の充血などの症状が現れ、怒りやすくなる。

心 の 働 き：心は「君主の官」、「心は神を蔵す。」といわれている。心は血液を全身に循環させる作用以外に精神的な機能を調節しており、心の機能が異常になると、動悸・不眠・昂揚・恐怖・健忘などの症状が現れる。

脾 の 働 き：脾は「倉廩（穀物を蓄える倉）の官」といわれている。食物の精気（栄養物質）を抽出して全身に運搬する。したがって脾の機能が衰えると食物の精気が全身に行き渡らなくなり腹部膨満、腹鳴、下痢、消化不良、食欲不振の他に、意欲減退、倦怠感などを引き起こす。膵臓の作用も含むとされている。

肺 の 働 き：肺は「相傅の官」といわれている。心の機能を助け、呼吸機能を主り、諸臓の気をめぐらす働きがある。肺の異常は呼吸困難・咳嗽などの原因になる。

腎 の 働 き：腎は「作強（動作が軽く力強い）の官」といわれている。人体の生命活動と遺伝に関係している精も貯蔵しており、生殖活動を司っている。腎の異常は遺精・性欲減退・腰痛・排尿異常・発育不全などの原因になる。

六腑

胆 の 働 き：胆は「中正（不偏で公正）の官」と呼ばれ、決断を下す。六腑の中で濁りのない清浄な液体を貯蔵する。胆の機能が衰えると決断力・行動力の低下を来し体液が濁る（黄疸）。

小腸の働き：小腸は「受盛の官」と呼ばれ、胃で消化された飲食物を受けて、それを栄養分と残渣（不必要なもの）に選別して栄養分を全身に送り、残渣のうち水分を膀胱に、固形物は大腸にそれぞれ送って体外に排出させる。小腸の機能低下は下痢・尿量減少・血便などの症状を起こす。

胃 の 働 き：胃は脾と同じく、「倉廩の官」と呼ばれている。胃は飲食物の集まる所で、飲食物を受け入れて消化する。解剖学的な胃の作用と同様に考えられる。胃の異常は消化不良を起こし、脾の機能にも影響を与える。

大腸の働き：大腸は「伝道の官」と呼ばれている。小腸から飲食物の残渣を受けて運搬し体外に排出する消化過程の最終の腑である。大腸の機能異常は便秘・下痢などを起こす。

膀胱の働き：膀胱は「州都（水の都）の官」といわれている。小腸から送られてきた水分を溜め、体外に排出する。

三焦の働き：三焦は「決瀆（溝を切り開いて水を流す）の官」と呼ばれている。飲食物を消化し、それを気・血・津液に分けて、臓腑を含む全身に巡らし、体内の水路を整え、不用の物質を排泄させる機能を持つ腑とされている。

4-6　虚実

「虚実」とは陰陽、五臓六腑、気血水などの病的状態を表した漢方用語である。大まかに「虚実」を比較すると

虚：①慢性的　②抵抗力が弱い　③気力体力の衰えている

実：①急性的　②抵抗力が強い　③気力体力が衰えていない
といえる。寒熱とともに虚実の考えは八綱弁証（陰陽・虚実・表裏・寒熱）に応用されている。

4-7　気・血・水

　陰陽における気血の考えから、血をさらに血と水に分けた「気・血・水」の概念は漢方では重要な考え方である。「陰・陽」が生命の源であるとするならば、気血水は日々の生命活動を維持している基本物質である。すなわち毎日健康に暮らすためには、気血水の機能が正常に働き、調和が保たれた状態が健康とされる。

　気血水を現代医学的な表現で当てはめてみると、
　気：目に見えないもの（呼吸機能、神経、免疫力、遺伝など）。
　血：目に見えるもので主に血管内に存在する物質（赤血球、白血球、血漿、リンパ液など）。
　水：目に見えるもので血管外に存在する物質（細胞内外液などの体液）。
と考えられる。

　これらの物質が正常な働きをせず、外邪の侵入によってバランスが乱れると病的な状態になり、気血水の機能低下が様々な形であらわれ、その結果身体にとって不都合な症状が見られる（表1-14）。

表1-14　気血水の異常

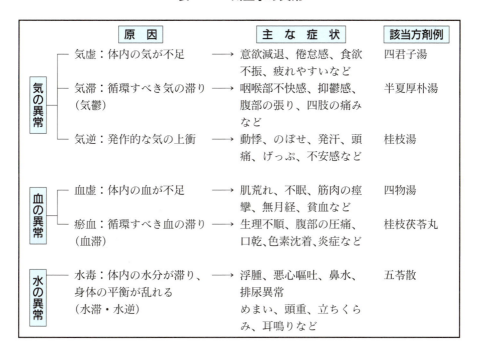

5．漢方の診断

　四診は漢方医学で用いられる基本的な診断方法である。漢方治療を行う場合は、通常の検査データーなどを参考にした診断以外に、漢方の診断方法である四診によって患者の病態を漢方的な視点で判断を行い、漢方薬が投与される。四診は人間に本来備わっている五官による診察方法であり、今日のように検査機器のない時代では、四診により正確な診断を行わなければならなかった。そのため医療を行う者はきびしい修行により会得した四診を最大限活用し、患者の病態を的確に判断し、最も治療に適した漢方薬が投与された。
　四診には主に4項目の診断方法がある。

5-1　四診

1）望診

　視診のことであるが、望むように診ることである。最初に患者の全身をよく観察し、患者の病的な印象（実証あるいは虚証）を判断する。患者を一見したときの直感的な認識が重要とされる。望診では主に以下の内容について観察する。

①栄養状態、骨格の状態、起居動作
②顔色・皮膚・粘膜などの色調
③大小便などの排出物や分泌物の色（問診で代用）
④口の乾燥や舌の状態
・舌診：舌の状態、色、舌苔などにより、身体の状態を診断する方法。
a）舌の状態：胖大舌（舌がのっぺりとひろがった状態）、歯痕舌（舌の両縁に歯形がついている）、地図状舌（舌の表面がただれた状態）、舌下静脈怒張（瘀血の状態）など（図1-23）。
b）舌の色：淡紅、紅、暗赤色、絳（深紅色）など。
c）舌苔：舌苔の色が白苔、黄苔、黒苔、あるいは舌に苔のない場合（鏡面舌）など。

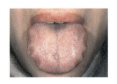　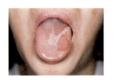　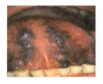　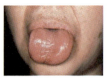

　胖大（歯痕）舌　　　地図状舌　　　舌下静脈怒張　　　鏡面舌

図 I -23　代表的な舌診の状態

（「金　成俊、村主明彦、早崎知幸、花輪壽彦：漢方医学の診断、薬学生のための漢方医薬学（山田陽城、花輪壽彦、金　成俊編）、p.18、2007、南江堂」より許諾を得て抜粋し転載）

2）聞診
ぶんしん

聴診器を用いずに直接耳で聞ける音、あるいはにおいなどを診断する。
①患者の音声：声の大小、言語の状態など。
②呼吸の状態：短気（呼吸促拍）、少気（呼吸が弱い）、咳嗽（せき）、喘鳴（呼吸時に喉中からなる音）など。
③うわごと、吃逆（しゃっくり）、噫気（げっぷ）の有無など。
④胃内振水音、腹中雷鳴（腹診）
・嗅診：嗅覚による診断。口臭、膿汁、帯下（こしけ、おりもの）、大小便の臭気など。

3）問診
もんしん

患者の自覚症状や体質傾向、病歴、訴え等を尋ねる。治療に必要な情報を患者より聞き出すことが重要である。
①既往歴、現病歴、家族歴など。
②現在の症状、関連症状の有無、他覚的な症状など。
③患者の訴え：目がしょぼしょぼする、おなかが鳴る、唾がたまる、のどがイガイガするなど（患者の生の声が重要）。
④患者に対する問診：悪風（悪寒よりも寒気が弱い）、悪寒、汗（自汗・盗汗：寝汗）、熱の状態、冷え、食欲の有無、便の状態、口渇・口乾、咳嗽、呼吸の状態、動悸、のぼせ、眩暈（めまい）、胸悶・心煩（胸部の不快感）、頭痛、肩こり、腰痛、腹痛、胸痛、出血、睡眠、精神的な悩みなど。

4）切診
せっしん

触診、圧診などの方法により、医療従事者が直接患者の身体に手をふれて行う診断。主なものは脈診と腹診である。
①脈診
a）定義：病気になると、健康時の脈と異なった脈に変化するとした考え方で、脈の状態を認知することによって病状を把握し、治療に役立てることを目的としている。
b）方法：通常左右の手の橈骨茎状突起内側に、人差し指・中指・薬指の三指の指先をあてて、脈（寸脈・関脈・尺脈）の状態を診る（図1-24）。
c）脈の種類：通常数種類の組み合わせで表現される。感冒初期に悪寒発熱があり、まだ発汗が診られない状態の脈は一般に「浮緊数」の脈である。
浮脈：軽く触れて感じる脈。病位が身体の表面にあることを示す。
沈脈：強く押して感じる脈。病位が身体の内部にあることを示す。
緊脈：強く響くように感じる脈。病状が急性期であることを示す。

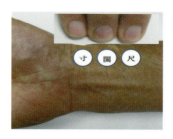

図Ⅰ-24　脈診の方法（右手）

　緩脈：弱く緩やかに感じる脈。病状が慢性期であることを示す。
　数脈：脈の動きが速い脈。身体の抵抗力が高まっていることを示す。
　遅脈：脈の動きが遅い脈。身体の抵抗力が弱まっていることを示す。

②腹診

a）定義：健康体とは異なる腹部の緊張や圧痛などの状態により、診断を行う方法。腹部の特異所見が薬方選択の重要な徴候となる。日本漢方では四診の中でも特に重要な診断方法とされている。

b）腹部の漢方的表現（図Ⅰ-25）

・心下痞硬：鳩尾（みぞおち）のあたりが硬くつかえた状態。瀉心湯類（半夏瀉心湯）の

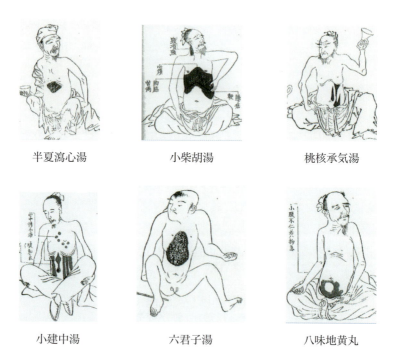

半夏瀉心湯　　　　　　小柴胡湯　　　　　　桃核承気湯

小建中湯　　　　　　六君子湯　　　　　　八味地黄丸

図Ⅰ-25　代表的な漢方薬の腹診図
（『腹証奇覧』『腹証奇覧翼』より）

　　　　目標になる。
- 胸脇苦満（きょうきょうくまん）：胸から脇がはって苦しい状態。柴胡剤（小柴胡湯（しょうさいことう））の目標になる。
- 小腹急結（しょうふくきゅうけつ）：下腹部にしこりがあり痛む状態。駆瘀血剤（桃核承気湯（とうかくじょうきとう））の目標になる。
- 腹皮拘急（ふくひこうきゅう）：腹部の皮膚や腹直筋が緊張した状態。健中湯類（小建中湯（しょうけんちゅうとう））の目標になる。
- 胃内停水（いないていすい）：腹部を軽く反復して押すと水音が聞かれる状態。六君子湯（りっくんしとう）などの目標になる。
- 臍下不仁（さいかふじん）：下腹部に皮膚の緊張感がなく、軽く触れても感覚を感じない状態。八味地黄丸（はちみじおうがん）などの目標になる。

5-2　証の概念

　漢方治療において方剤の選択基準となるものは、いわゆる患者の「証（しょう）」である。「証」とはどのようなものであろうか。大塚敬節著『漢方医学』によれば「処方の末尾に証の字をつけて葛根湯証とか小柴胡湯証という場合の証は、小柴胡湯の適応症であるという意味で、葛根湯をあたえると治る徴候がそろっている、小柴胡湯でよくなる症状が完備している、ということである。このような葛根湯証や小柴胡湯証を診断するのが漢方の診断である。」と述べられている。

　患者の訴える症状を、四診である望診（舌診）、聞診、問診、切診（脈診、腹診）などの診察方法により患者の全体像を把握し、方剤を決定する。このような治療方法を漢方医学では「随証治療（ずいしょうちりょう）」といい、また「証」と「方剤」の関係は相互に対の関係であるため、「方証相対（ほうしょうそうたい）」と呼ばれている。このことを大塚恭男著『東洋医学』では、「方証相対とは、患者さんの全体像（証）をつかみ、それにもとづいて治療内容（方）を決めるというように、方と証がつねに一対になっているということである。」と書かれている。

　例えば、患者が種々の症状を訴えた場合、その「証」が「水毒」と判断されれば「相対」する方剤が五苓散（ごれいさん）と決定される。また「血虚」であれば四物湯（しもつとう）が選択される（図1-26）。「気虚と血虚」であれば十全大補湯（じゅうぜんたいほとう）の目標となる。

　このことが西洋医学と比較して、漢方医学の大きな特徴である。故に、漢方医学では疾病の原因が全く異なる場合でも、患者が主訴とする病態が漢方医学的診断によりその原因が同一であれば、用いられる漢方薬は異なる疾患であっても、同一の方剤が用いられることになる（異病同治（いびょうどうち））。一方単一の疾患であっても、漢方医学的診断によりその原因が異なれば、患者により用いられる漢方薬は異なった方剤が用いられる（同病異治（どうびょういち））。

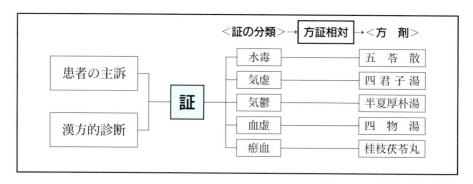

図Ⅰ-26 随証治療の一例

漢方製剤91品目生産金額推移　コラム4

1	補中益気湯	26	防已黄耆湯	51	麻黄湯	76	苓姜朮甘湯
2	大建中湯	27	半夏瀉心湯	52	大黄甘草湯	77	炙甘草湯
3	柴苓湯	28	当帰四逆加呉茱萸生姜湯	53	桂枝加芍薬湯	78	甘麦大棗湯
4	六君子湯	29	十味敗毒湯	54	越婢加朮湯	79	神秘湯
5	加味逍遙散	30	人参養栄湯	55	消風散	80	桂枝加苓朮附湯
6	芍薬甘草湯	31	白虎加人参湯	56	清肺湯	81	四君子湯
7	麦門冬湯	32	荊芥連翹湯	57	桂枝加竜骨牡蛎湯	82	桂枝人参湯
8	牛車腎気丸	33	麻黄附子細辛湯	58	小建中湯	83	小半夏加茯苓湯
9	葛根湯	34	柴胡桂枝湯	59	酸棗仁湯	84	茵蔯蒿湯
10	五苓散	35	辛夷清肺湯	60	薏苡仁湯	85	桂枝湯
11	小青竜湯	36	葛根湯加川芎辛夷	61	四物湯	86	大黄牡丹皮湯
12	防風通聖散	37	小柴胡湯	62	人参湯	87	平胃散
13	当帰芍薬散	38	桃核承気湯	63	安中散	88	木防已湯
14	半夏厚朴湯	39	苓桂朮甘湯	64	五積散	89	五虎湯
15	桂枝茯苓丸	40	乙字湯	65	麻杏薏甘湯	90	六味地黄丸
16	十全大補湯	41	黄連解毒湯	66	通導散	91	二陳湯
17	八味地黄丸	42	呉茱萸湯	67	柴胡清肝湯		
18	柴朴湯	43	大柴胡湯	68	竜胆瀉肝湯		
19	加味帰脾湯	44	清心蓮子飲	69	帰脾湯		
20	柴胡加竜骨牡蛎湯	45	桂枝加朮附湯	70	三黄瀉心湯		
21	抑肝散加陳皮半夏	46	柴胡桂枝乾姜湯	71	麻杏甘石湯		
22	猪苓湯	47	温清飲	72	黄連湯		
23	釣藤散	48	麻子仁丸	73	芎帰膠艾湯		
24	温経湯	49	疎経活血湯	74	七物降下湯		
25	半夏白朮天麻湯	50	真武湯	75	柴陥湯		

(厚生労働省「平成28年度薬事工業生産動態統計年報」より)

第2章　本草学と生薬学

1．生薬（本草）

　漢方薬は数種類の定まった生薬の組み合わせによって構成されているが、生薬は漢方的な表現では本草と呼ぶ。その根拠は、漢方薬を構成する薬物の品質や薬効が記載されている基本書が『神農本草経』だからである。そのため、漢方薬の構成薬物に関する学問は本草学と呼ばれている。

　現在日本の漢方では本草と生薬は区別されずに、漢方薬を構成する薬物は生薬とされているが、生薬学と本草学は学問的には異なる。本項では主に本草学に関して解説を行い、必要とされる生薬学の知識を加えた。

　本草の意味は、「本は草、あるいは木や草」の意味として考えられている。『神農本草経』には方剤の構成原則や薬物間の相互作用、さらに薬の持つ性質を寒熱や味覚で説明されている「薬の気味」などについて説明されている。

1-1　歴代本草書

　後漢時代に編纂された『神農本草経』以降、多くの本草書が編纂された（表2-1）。『神農本草経』以降に見出された新たな薬物365種が追加された『名医別録』が500年頃陶弘景により著された。その後唐代最初の勅撰本草書の『新修本草』が659年に、宋代最初の勅撰本草書『開宝本草』が974年に刊行された。宋代では多くの本草書が著され、1108年に刊行された『大観本草』は現存している本草書として、現在も活用されている。明代の1590年には『神農本草経』に次いで有名な本草書とされる『本草綱目』が李時珍により刊行された。本書はこれ以降の本草書に大きな影響を及ぼした。

　中国の本草書は日本にも影響を与え、『医心方』には当時の中国の本草書が引用されている。また1698には岡本一抱により『本草綱目』を日本語に訳した『広益本草大成』が刊行され、1708年には『本草綱目』を参考に、国産天産物を解説した『大和本草』が貝原益軒により著された。1748年には従来の本草書とは全く異なる薬物書として、古方派の吉益東洞により『薬徴』が、1806年には江戸時代最大の博物誌『本草綱目啓蒙』、1826年には江戸時代最大の植物図鑑『本草図譜』が著された。

表2-1　歴代本草書

<中国>

年代	中国	書名	巻数	品目数	作者	内容
1-2c頃	後漢	神農本草経	4巻	365種	不詳	薬物を上・中・下の位に分類（三品分類）。
500年頃	後漢	名医別録	3巻	730種	陶 弘景	神農本草経の薬物に新たに365種を加え解説。
659年	唐	新修本草	53巻	850種	蘇 敬ら	中国最初の勅撰本草書であり、本草書で初めて図を採用したが、現存せず。
974年	宋	開宝本草（開宝重定本草）	20巻	983種	馬 志ら	宋代最初の勅撰本草書。
1061年	宋	嘉祐本草（嘉祐補注神農本草）	20巻	1084種	掌 禹錫ら	開宝本草を肯定し、新注と新薬物を加えた。
1062年	宋	図経本草（本草図経）	20巻	1000種	蘇 頌ら	634種に図があり、政府編纂による最初の薬物図巻。
1083年	宋	証類本草（経史証類備急本草）	31巻		唐 慎微	嘉祐本草と図経本草に諸説を加えた内容。
1108年	宋	大観本草（経史証類大観本草）	31巻	1744種	艾 晟	図経本草を加筆した内容で、現存する。
1116年	宋	政和本草（政和新修経史証類備用本草）	30巻	1748種	曹 孝忠ら	大観本草を加筆修正した内容で、現存せず。
1116年	宋	本草衍義	20巻	502種	寇 宗奭ら	嘉祐本草と図経本草を基に記載。
1249年	南宋	重修政和本草（重修政和新修経史証類備用本草）	30巻	1748種	曹 孝志ら	政和本草を校正し、本草衍義を挿入。
1505年	明	本草品彙精要	42巻	1811種	劉 文泰ら	宋代以降初の勅撰本草書。中華民国時代に図なしで刊行。
1590年	明	本草綱目	52巻	1898種	李 時珍	三品分類を廃止し、自然分類にした。博物学的要素が豊富で、諸外国にも影響。
1694年	清	本草備要	4巻	474種	汪 昂	本草綱目から臨床で必要な薬物を見直し、記載。
1765年	清	本草綱目拾遺	10巻	971種	趙 学敏	本草綱目に収載されていない薬物を補充。
1977年	中華人民共和国	中薬大辞典	3巻	5767種	江蘇新医学院	現代中医学において基本となる本草書。

<日本>

年代	中国	書名	巻数	品目数	作者	内容
808年	平安	大同類聚方	100巻		阿部真直ら	諸国に伝来する薬物を記述。後世の偽撰の説もある。
918年	平安	本草和名	2巻	1025種	深根輔仁	醍醐天皇の勅命で編纂された本草薬名辞典。
927年	平安	延喜式	50巻		藤原時平ら	諸国から中央への貢物の薬物名を記述。
984年	平安	医心方	30巻		丹波康頼	中国医学書・本草書から引用、現存。
1570年	安土桃山	宜禁本草	2巻		曲直瀬道三	病者の食の適・不適を記した食養本草書。
1698年	江戸	広益本草大成（和語本草綱目）	23巻	1834種	岡本一抱	基原、薬効、選品を和語で記載。
1708年	江戸	大和本草	19巻	1362種	貝原益軒	本草綱目を参考に、日本の天産物を記述。
1713年	江戸	和漢三才図会	105巻		寺島良安	江戸時代最大の百科事典で、植物類も記載。
1726年	江戸	用薬須知	5巻	320種	松岡玄達	常用薬物の品質・形態・真偽鑑別などを記述。
1738年	江戸	一本堂薬選	3巻	145種	香川修庵	『傷寒論』『金匱要略』の薬物の薬能・鑑定・自説を記述。
1747年	江戸	庶物類纂	1000巻	3400種	稲生若水ら	中国書籍から本草部分を抜粋した博物図巻。
1748年	江戸	薬徴	3巻	53種	吉益東洞	『傷寒論』『金匱要略』の方剤の条文から薬物の薬能を帰納。
1806年	江戸	本草綱目啓蒙	48巻	1882種	小野蘭山	小野蘭山の『本草綱目』の講義記録。江戸時代最大の博物誌。
1828年	江戸	本草図譜	96巻	2000種	岩崎常正	江戸時代最大の植物図鑑。
1841年	江戸	古方薬品考	5巻	220種	内藤尚賢	薬能以外に品質・形状などについて解説。
1863年	江戸	古方薬議	5巻	213種	浅田宗伯	『傷寒論』『金匱要略』の薬物を解説。

（『和漢薬百科図鑑Ⅰ』、『日本漢方典籍辞典』参考）

1-2 気味論

　薬の気味とは、漢方薬における薬理作用に関連したものであり、漢方の陰陽五行論を基にして考案されたものである。気（薬性）は四気（あるいは五気）、味は五味（あるいは七味）に分類される。

四　気：陽と陰に分類され、陽は熱（温）薬・温（微温）薬であり、身体を暖め、新陳代謝を促進させる作用がある。陰は寒薬・涼（微寒）薬であり、鎮静・消炎などの作用がある（表2-2）。

五　味：五行の配当により、酸味・苦味・甘味・辛味・鹹（塩辛い）味に分類される。各生薬には固有の味覚があり、漢方薬の薬効に影響を及ぼしている（表2-3）。

　四気と五味の関係を相互に比べてみると、陽薬に該当する生薬は甘味・辛味のものが多く、陰薬に該当する生薬は酸味・苦味・鹹味のものが多い。

表2-2　四気（五気）による分類

陰陽	四気	薬　能	該　当　生　薬
陽	熱薬（温薬）	刺激と興奮作用があり、新陳代謝を促進させることによって、漢方的には身体を温める薬物	乾姜、桂皮、附子など
陽	温薬（微温薬）	熱薬の作用よりも少し弱い作用を持つ薬物	黄耆、当帰、人参など
陰	涼薬（微寒薬）	寒薬の作用よりも少し弱い作用を持つ生薬	連翹、薄荷、牡丹皮など
陰	寒薬	漢方的には病的な熱を発現する病態に対して、沈降、鎮静、消炎作用を持つ薬物	黄柏、黄連、石膏、大黄など
中間	平薬	薬性が寒熱どちらにも属さない薬物	芍薬、半夏、茯苓など

表2-3　五味（七味）による分類

分類		味覚	薬　能	該　当　生　薬
七味	五味	酸味	収斂、収縮、固渋作用のある薬物	五味子　山茱萸など
七味	五味	苦味	清熱、瀉下、鎮静作用のある薬物	黄連　黄柏　山梔子　大黄など
七味	五味	甘味	滋補、和中、緩急作用のある薬物	人参　黄耆　甘草　大棗など
七味	五味	辛味	発散、解表、健胃作用のある薬物	細辛　生姜　桂皮　蘇葉など
七味	五味	鹹味	軟堅、散結、瀉下作用のある薬物	牡蠣　芒硝など
七味	二味	淡味	滲湿、利尿、鎮静作用のある薬物	茯苓　猪苓　薏苡仁など
七味	二味	渋味	収斂、固精、止瀉作用のある薬物	麻黄　遠志など

1-3　六陳八新

　生薬の品質を判断するポイントとして、一般的に花や葉の部分は香りが良く新鮮なものが良い。また根茎や根の部分は強い香りよりも漢方薬特有の香りがほのかにあり、中には新鮮なものより採取後少し時間の経過したものが副作用も少なく、作用も温和であるとされている生薬もある。このことは古来より「六陳八新薬（りく（ろく）ちんはっしん）」として知られている（表2-4）。

六陳薬：薬物の刺激などを緩和させるため、採集後比較的時間が経過（約1年）してから使った方が良い薬物。

八新薬：薬物の新鮮味を消失させないために採集後早く使用した方が良い薬物。

1-4　修治

　一部の生薬は加熱などの処置を行った後、漢方薬として用いる場合がある。そのような処置を「修治（しゅうち（じ））」と呼ぶ。修治は毒性の減弱または除去、副作用の予防、薬効の増強、成分の変換、煎出液の風味の改良など、治療に適した薬物にする目的で行う（図2-1）。

1-5　生薬名（漢名）とラテン名・和名

　実際医療用漢方製剤に用いられている構成薬物は生薬と呼ばれており、生薬数は約140種余りある。これらを生薬として取り扱う場合にはラテン名が植物の基準となる。中国や韓国では漢字を用いて生薬名を表しているため、意思疎通は可能であるが、他の国々に対してはラテン名を用いる必要がある。そこで医療用漢方製剤に用いられる生薬名とラテン名の対比表を示した（表2-5、表2-6）。

表2-4　六陳八新薬

六陳薬	枳実、呉茱萸、神麹、大黄、陳皮、半夏、麻黄など
八新薬	艾葉、菊花、紅花、蘇葉、辛夷、茶葉、薄荷など

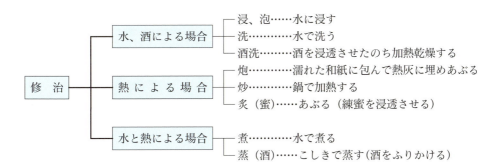

図2-1　主な修治の方法

表2-5　生薬名とラテン名対比表（Ⅰ）

あ行
- 阿膠（Asini Corii Collas）
- 威霊仙（Clematidis Radix）
- 茵蔯蒿（Artemisiae Capillari Spica）
- 茴香（Foeniculi Fructus）
- 鬱金（Curcumae Rhizoma）
- 烏頭（Aconiti Tuber）
- 烏薬（Linderae Radix）
- 延胡索（Corydalis Tuber）
- 黄耆（Astragali Radix）
- 黄芩（Scutellariae Radix）
- 黄柏（Phellodendri Cortex）
- 桜皮（Pruni Jamasakura Cortex）
- 黄連（Coptidis Rhizoma）
- 遠志（Polygalae Radix）

か行
- 艾葉（Artemisiae Folium）
- 何首烏（Polygoni Multiflori Radix）
- 藿香（Pogostemomi Herba）
- 葛根（Puerariae Radix）
- 滑石（Talcum Crystallinum）
- 栝楼根（Trichosanthis Radix）
- 栝楼仁（Trichosanthis Semen）
- 乾姜（Zingiberis Siccatum Rhizoma）
- 甘草（Glycyrrhizae Radix）
- 桔梗（Platycodi Radix）
- 菊花（Chrysanthemi Flos）
- 枳実（Aurantii Frucutus Immaturus）
- 橘皮（Tachibana Pericarpium）
- 羌活（Notopterigii Rhizoma）
- 杏仁（Armeniacae Semen）
- 金銀花（Lonicerae Flos）
- 枸杞子（Lycii Fructus）
- 苦参（Sophorae Radix）
- 荊芥（Schizonepetae Spica）
- 桂皮（Cinnamomi Cortex）
- 決明子（Cassiae Torae Semen）
- 玄参（Scroplulariae Radix）
- 膠飴（Saccharum Granorum）
- 紅花（Carthami Flos）
- 香附子（Cyperi Rhizoma）
- 粳米（Oryzae Semen）
- 厚朴（Magnoliae Cortex）

さ行
- 牛膝（Achyranthis Radix）
- 呉茱萸（Evodiae Fructus）
- 牛蒡子（Arctii Fructus）
- 胡麻（Sesami Semen）
- 五味子（Schisandrae Fructus）

さ行
- 柴胡（Bupleuri Radix）
- 細辛（Asiasari Radix）
- 山査子（Crataegi Fructus）
- 山梔子（Gardeniae Fructus）
- 山茱萸（Corni Fructus）
- 山椒（Zanthoxyli Fructus）
- 酸棗仁（Zizyphi Spinosi Semen）
- 山薬（Dioscoreae Rhizoma）
- 地黄（Rehmanniae Radix）
- 地骨皮（Lycii Cortex）
- 紫根（Lithospermi Radix）
- 紫蘇子（Perillae Semen）
- 蒺藜子（Tribuli Fructus）
- 芍薬（Paeoniae Radix）
- 車前子（Plantaginis Semen）
- 十薬（Houttuyniae Herba）
- 縮砂（Amomi Semen）
- 生姜（Zingiberis Rhizoma）
- 小麦（Tritici Semen）
- 升麻（Cimicifugae Rhizoma）
- 辛夷（Magnoliae Flos）
- 神麹（Massa Medicata Fermentat）
- 石膏（Gypsum Fibrosum）
- 川芎（Cnidii Rhizoma）
- 前胡（Peucedani Radix）
- 川骨（Nupharis Rhizoma）
- 蝉退（Cicadae Periostracum）
- 蒼朮（Atractylodis Lanceae Rhizoma）
- 桑白皮（Mori Cortex）
- 蘇木（Sappan Lignum）
- 蘇葉（Perillae Herba）

た行
- 大黄（Rhei Rhizoma）
- 大棗（Zizyphi Fructus）
- 大腹皮（Arecae Pericarpium）
- 沢瀉（Alismatis Rhizoma）

- ◆竹茹（Bambusae Caulis、Phyllostachysis Caulis）
- ◆竹節人参（Panacis Japonici Rhizoma）
- ◆竹葉（Phyllostachysis Folium）
- 知母（Anemarrhenae Rhizoma）
- 茶葉（Theae Herba）
- 丁子（Caryophylli Flos）
- ◆釣藤鈎（Uncariae Uncis Cum Ramulus）
- 猪苓（Polyporus）
- 陳皮（Citri Unshiu Pericarpium）
- ◆天南星（Arisaematis Tuber）
- ◆天麻（Gastrodiae Tuber）
- ◆天門冬（Asparagi Radix）
- ◆冬瓜子（Benincasae Semen）
- ◆当帰（Angelicae Radix）
- ◆桃仁（Persicae Semen）
- ◆独活（Araliae Cordatae Rhizoma）
- ◆杜仲（Eucommiae Cortex）
- ◆土鼈甲（Amydae Testudo）

(な行)
- ◆人参（Ginseng Radix）
- 忍冬（Lonicerae Folium Cum Caulis）

(は行)
- ◆貝母（Fritillariae Bulbus）
- ◆麦芽（Fructus Hordei Garminatus）
- ◆麦門冬（Ophiopogonis Tuber）
- ◆蜂蜜（Mel）
- 薄荷（Menthae Herba）
- ◆浜防風（Glehniae Radix Cum Rhizoma）
- ◆半夏（Pinelliae Tuber）
- ◆百合（Lilli Bulbus）

- ◆白芷（Angelicae Dahuricae Radix）
- ◆白朮（Atractylodis Rhizoma）
- ◆枇杷葉（Eriobotryae Folium）
- ◆檳榔子（Arecae Semen）
- 茯苓（Poria）
- ◆附子（Aconiti Tuber）
- 防已（Sinomeni Caulis et Rhizoma）
- 芒硝（Natril Sulfus）
- 防風（Saposhnikoviae Radix）
- 樸樕（Quercus Cortex）
- 牡丹皮（Moutan Cortex）
- ◆牡蛎（Ostreae Testa）

(ま行)
- ◆麻黄（Ephedrae Herba）
- ◆麻子仁（Cannabis Fructus）
- ◆蔓荊子（Viticis Fructus）
- 木通（Akebiae Caulis）
- 木瓜（Chaenomelis Fructus）
- 木香（Saussureae Radix）

(や行)
- 益智（Alpiniae Fructus）
- ◆益母草（Leonuri Herba）
- ◆薏苡仁（Coicis Semen）

(ら行)
- ◆竜眼肉（Longan Arillus）
- 竜骨（Fossilia Ossis Mastodi）
- 竜胆（Gentianae Scabrae Radix）
- ◆良姜（Alpiniae Officinari Rhizoma）
- ◆連翹（Forsythiae Fructus）
- ◆蓮肉（Nelumbis Semen）

表2-6 ラテン名と生薬名対比表（Ⅱ）

A
- ◆Achyranthis Radix（牛膝 ごしつ）
- ◆Aconiti Tuber（烏頭 うず）
- ◆Aconiti Tuber（附子 ぶし）
- ◆Akebiae Caulis（木通 もくつう）
- ◆Alismatis Rhizoma（沢瀉 たくしゃ）
- ◆Alpiniae Fructus（益智 やくち）
- ◆Alpiniae Officinari Rhizoma（良姜 りょうきょう）
- ◆Amomi Semen（縮砂 しゅくしゃ）
- ◆Amydae Testudo（土鱉甲 どべっこう）
- ◆Anemarrhenae Rhizoma（知母 ちも）
- ◆Angelicae Dahuricae Radix（白芷 びゃくし）
- ◆Angelicae Radix（当帰 とうき）
- ◆Araliae Cordatae Rhizoma（独活 どくかつ）
- ◆Arctii Fructus（牛蒡子 ごぼうし）
- ◆Arecae Pericarpium（大腹皮 だいふくひ）
- ◆Arecae Semen（檳榔子 びんろうし）
- ◆Arisaematis Tuber（天南星 てんなんしょう）
- ◆Armeniacae Semen（杏仁 きょうにん）
- ◆Artemisiae Capillari Spica（茵蔯蒿 いんちんこう）
- ◆Artemisiae Folium（艾葉 がいよう）
- ◆Asiasari Radix（細辛 さいしん）
- ◆Asini Corii Collas（阿膠 あきょう）
- ◆Asparagi Radix（天門冬 てんもんどう）
- ◆Astragali Radix（黄耆 おうぎ）
- ◆Atractylodis Lanceae Rhizoma（蒼朮 そうじゅつ）
- ◆Atractylodis Rhizoma（白朮 びゃくじゅつ）
- ◆Aurantii Frucutus Immaturus（枳実 きじつ）
- ◆Aurantii Nobilis Pericarpium（陳皮 ちんぴ）

B
- ◆Bambusae Caulis、Phyllostachysis Caulis（竹茹 ちくじょ）
- ◆Benincasae Semen（冬瓜子 とうがし）
- ◆Bupleuri Radix（柴胡 さいこ）

C
- ◆Cannabis Fructus（麻子仁 ましにん）
- ◆Carthami Flos（紅花 こうか）
- ◆Caryophylli Flos（丁子 ちょうじ）
- ◆Cassiae Torae Semen（決明子 けつめいし）
- ◆Chaenomelis Fructus（木瓜 もっか）
- ◆Chrysanthemi Flos（菊花 きくか）
- ◆Cicadae Periostracum（蟬退 せんたい）
- ◆Cimicifugae Rhizoma（升麻 しょうま）
- ◆Cinnamomi Cortex（桂皮 けいひ）
- ◆Clematidis Radix（威霊仙 いれいせん）
- ◆Cnidii Rhizoma（川芎 せんきゅう）
- ◆Coicis Semen（薏苡仁 よくいにん）
- ◆Coptidis Rhizoma（黄連 おうれん）
- ◆Corni Fructus（山茱萸 さんしゅゆ）
- ◆Corydalis Tuber（延胡索 えんごさく）
- ◆Crataegi Fructus（山査子 さんざし）
- ◆Curcumae Rhizoma（鬱金 うこん）
- ◆Cyperi Rhizoma（香附子 こうぶし）

D
- ◆Dioscoreae Rhizoma（山薬 さんやく）

E
- ◆Ephedrae Herba（麻黄 まおう）
- ◆Eriobotryae Folium（枇杷葉 びわよう）
- ◆Eucommiae Cortex（杜仲 とちゅう）
- ◆Evodiae Fructus（呉茱萸 ごしゅゆ）

F
- ◆Foeniculi Fructus（茴香 ういきょう）
- ◆Fossilia Ossis Mastodi（竜骨 りゅうこつ）
- ◆Forsythiae Fructus（連翹 れんぎょう）
- ◆Fritillariae Bulbus（貝母 ばいも）

G
- ◆Gardeniae Fructus（山梔子 さんしし）
- ◆Gastrodiae Tuber（天麻 てんま）
- ◆Gentianae Scabrae Radix（竜胆 りゅうたん）
- ◆Ginseng Radix（人参 にんじん）
- ◆Glehniae Radix Cum Rhizoma（浜防風 はまぼうふう）
- ◆Glycyrrhizae Radix（甘草 かんぞう）
- ◆Gypsum Fibrosum（石膏 せっこう）

H
- ◆Hordei Fructus Germinatus（麦芽 ばくが）
- ◆Houttuyniae Herba（十薬 じゅうやく）

L
- ◆Leonuri Herba（益母草 やくもそう）
- ◆Lilli Bulbus（百合 びゃくごう）
- ◆Linderae Radix（烏薬 うやく）

- ◆Lithospermi Radix（紫根）
- ◆Longan Arillus（竜眼肉）
- ◆Lonicerae Flos（金銀花）
- ◆Lonicerae Folium Cum Caulis（忍冬）
- ◆Lycii Cortex（地骨皮）
- ◆Lycii Fructus（枸杞子）

M
- ◆Magnoliae Cortex（厚朴）
- ◆Magnoliae Flos（辛夷）
- ◆Massa Medicata Fermentat（神麹）
- ◆Mel（蜂蜜）
- ◆Menthae Herba（薄荷）
- ◆Mori Cortex（桑白皮）
- ◆Moutan Cortex（牡丹皮）

N
- ◆Natril Sulfus（芒硝）
- ◆Nelumbis Semen（蓮肉）
- ◆Notopterigii Rhizoma（羌活）
- ◆Nupharis Rhizoma（川骨）

O
- ◆Ophiopgonis Tuber（麦門冬）
- ◆Oryzae Semen（粳米）
- ◆Ostreae Testa（牡蛎）

P
- ◆Paeoniae Radix（芍薬）
- ◆Panacis Japonici Rhizoma（竹節人参）
- ◆Perillae Herba（蘇葉）
- ◆Perillae Semen（紫蘇子）
- ◆Persicae Semen（桃仁）
- ◆Peucedani Radix（前胡）
- ◆Phellodendri Cortex（黄柏）
- ◆Phyllostachysis Folium（竹葉）
- ◆Pinelliae Tuber（半夏）
- ◆Plantaginis Semen（車前子）
- ◆Platycodi Radix（桔梗）
- ◆Pogostemomi Herba（藿香）
- ◆Polygalae Radix（遠志）
- ◆Polygoni Multiflori Radix（何首烏）
- ◆Polyporus（猪苓）
- ◆Poria（茯苓）

- ◆Pruni Jamasakura Cortex（桜皮）
- ◆Puerariae Radix（葛根）

Q
- ◆Quercus Cortex（樸樕）

R
- ◆Rehmanniae Radix（地黄）
- ◆Rhei Rhizoma（大黄）

S
- ◆Saccharum Granorum（膠飴）
- ◆Saposhnikoviae Radix（防風）
- ◆Sappan Lignum（蘇木）
- ◆Saussureae Radix（木香）
- ◆Schisandrae Fructus（五味子）
- ◆Schizonepetae Spica（荊芥）
- ◆Scroplulariae Radix（玄参）
- ◆Scutellariae Radix（黄芩）
- ◆Sesami Semen（胡麻）
- ◆Sinomeni Caulis et Rhizoma（防已）
- ◆Sophorae Radix（苦参）

T
- ◆Talcum Crystallinum（滑石）
- ◆Theae Herba（茶葉）
- ◆Tribuli Fructus（蒺藜子）
- ◆Trichosanthis Radix（栝楼根）
- ◆Trichosanthis Semen（栝楼仁）
- ◆Tritici Semen（小麦）

U
- ◆Uncariae Uncis Cum Ramulus（釣藤鈎）

V
- ◆Viticis Fructus（蔓荊子）

Z
- ◆Zanthoxyli Fructus（山椒）
- ◆Zingiberis Rhizoma（生姜）
- ◆Zingiberis Siccatum Rhizoma（乾姜）
- ◆Zizyphi Fructus（大棗）
- ◆Zizyphi Spinosi Semen（酸棗仁）

また生薬の和名（植物名）は桔梗、荊芥、芍薬のように生薬の名称と同一のものもあるが、多くは異なった名称になっている。和名は、烏薬（テンダイウヤク）や五味子（チョウセンゴミシ）、柴胡（ミシマサイコ）のように産地名が和名になっているものや、茵蔯蒿（カワラヨモギ）や桜皮（ヤマザクラ）、附子（ヤマトリカブト）のように自生場所を示すもの、黄芩（コガネバナ）や黄柏（キハダ）、紅花（ベニバナ）のように生薬の色を示すものがある。一方、車前子（オオバコ）や十薬（ドクダミ）、薏苡仁（ハトムギ）などは民間薬として広く用いられており、一般に植物名の方がよく知られている（表2-7、表2-8）。

1-6　科別による分類

　医療用漢方製剤に用いられる生薬を科別に分類すると58の科に分けられる（表2-9）。最も生薬を多く含む科はセリ科である。セリ科に含まれる生薬は茴香、羌活、柴胡、川芎、前胡、当帰、独活、浜防風、白芷、防風である。

　セリ科以外に生薬を多く含む科はイネ科、キク科、シソ科、ショウガ科、バラ科、マメ科、ミカン科、ユリ科などである。

1-7　生薬の部位別分類

　漢方薬として用いられる生薬は大部分が植物性である。植物性の部位は大きく地上部と地下部に分類される。さらに地上部は全草、葉・茎、葉、茎、花、蕾・花穂、果実、果皮、種子、仮種皮、樹皮、芯材、鈎棘に区分する。地下部は根、根茎、根・根茎、根皮、塊茎、塊根、鱗茎、鱗片、菌核に区分する（図2-2）。

　このような部位別に分類した場合、漢方薬は呉茱萸・五味子・大棗などを含む果実類、杏仁・車前子・酸棗仁などを含む種子類、黄耆・黄芩・葛根などを含む根類、黄連・香附子・山薬などを含む根茎を薬用部位とした生薬が多い。

1-8　生薬名の由来

　生薬の名称はどのように命名されたのであろうか。漢字の持つ意味を踏まえて、それなりの根拠によって定められたのであろう。

　生薬名をその意味によって分類してみると、木香、茴香、丁香（丁子）などのように「香」の字が用いられている生薬は香気が強い。このような香気の強い生薬は漢方薬以外にお香や料理などにも用いられる。甘味、苦み、辛みなどの味覚によって命名されている生薬もある。胆囊はとても苦く、漢方薬で用いる有名な動物性生薬の熊胆（熊の胆囊）はものすごく苦い。その熊胆よりもさらに苦いたとえとして竜胆は命名されたのであろう（竜胆は竜の胆囊ではなく植物）。その他に色彩・形態・質感・薬能・季節・伝説・部位などと関連した名称が用いられている（表2-10）。

表 2-7　生薬名と和名対比表（Ⅰ）

ア行
阿膠：ロバなどの皮や骨の加熱抽出濃縮乾燥物　　威霊仙：サキシマボタンヅル
茵蔯蒿：カワラヨモギ　　茴香：ウイキョウ　　宇金：ウコン　　烏頭：ヤマトリカブト
烏薬：テンダイウヤク　　延胡索：エンゴサク　　黄耆：キバナオウギ又はナイモウオウギ
黄芩：コガネバナ　　黄柏：キハダ　　桜皮：ヤマザクラ又はカスミザクラ
黄連：オウレン　　遠志：イトヒメハギ

カ行
艾葉：ヨモギ又はオオヨモギ　　何首烏：ツルドクダミ　　藿香：パチョリ
葛根：クズ　　滑石：ケイ酸化合物　　栝楼根：キカラスウリ又はオオキカラスウリ
栝楼仁：キカラスウリ又はオオキカラスウリ　　乾姜：ショウガ
甘草：ウラルカンゾウ又はナンキンカンゾウ　　桔梗：キキョウ　　菊花：キク
枳実：ダイダイ又はナツミカン　　橘皮：タチバナ
杏仁：アンズ又はホンアンズ　　金銀花：スイカズラ　　枸杞子：クコ
苦参：クララ　　荊芥：ケイガイ　　桂皮：ケイ　　決明子：エビスグサ
玄参：ゴマノハグサ　　紅花：ベニバナ　　香附子：ハマスゲ　　粳米：イネ
厚朴：ホオノキ　　牛膝：ヒナタイノコズチ　　呉茱萸：ゴシュユ　　牛蒡子：ゴボウ
五味子：チョウセンゴミシ　　胡麻：ゴマ

サ行
柴胡：ミシマサイコ　　細辛：ウスバサイシン又はケイリンサイシン
山査子：サンザシ又はオオミサンザシ　　山梔子：クチナシ　　山茱萸：サンシュユ
山椒：サンショウ　　酸棗仁：サネブトナツメ　　山薬：ヤマノイモ又はナガイモ
地黄：アカヤジオウ　　地骨皮：クコ　　紫根：ムラサキ　　紫蘇子：シソ
蒺藜子：ハマビシ　　芍薬：シャクヤク　　車前子：オオバコ　　十薬：ドクダミ
縮砂：ハナミョウガ　　生姜：ショウガ　　小麦：コムギ　　升麻：サラシナショウマ
辛夷：タムシバ又はコブシ　　石膏：含水硫酸カルシウム　　川芎：センキュウ　　前胡：ノダケ
川骨：コウホネ　　蝉退：スジアカクマゼミ　　蒼朮：ホソバオケラ　　桑白皮：マグワ
蘇木：スホウ　　蘇葉：シソ

タ行
大黄：ダイオウ　　大棗：ナツメ　　大腹皮：ビンロウ　　沢瀉：サジオモダカ
竹茹：ハチク又はマダケ　　竹節人参：トチバニンジン　　竹葉：ハチク又はササクサ　　知母：ハナスゲ
茶葉：チャ　　丁子：チョウジノキ　　釣藤鈎：カギカズラ　　猪苓：チョレイマイタケ
陳皮：ウンシュウミカン　　天南星：マイヅルテンナンショウ　　天麻：オニノヤガラ
天門冬：クサスギカズラ　　冬瓜子：トウガ　　当帰：トウキ　　桃仁：モモ
独活：シシウド　　杜仲：トチュウ　　土鼈甲：スッポン又はシナスッポン

ナ行
人参：オタネニンジン　　忍冬：スイカズラ

ハ行
貝母：アミガサユリ　　麦芽：オオムギ　　麦門冬：ジャノヒゲ　　蜂蜜：ミツバチ
薄荷：ハッカ　　浜防風：ハマボウフウ　　半夏：カラスビシャク　　百合：オニユリ
白芷：ヨロイグサ　　白朮：オケラ又はオオバナオケラ　　枇杷葉：ビワ
檳榔子：ビンロウ　　茯苓：マツホド　　附子：ヤマトリカブト　　防已：オオツヅラフジ
芒硝：結晶硫酸マグネシウム　　防風：ボウフウ　　樸樕：クヌギ
牡丹皮：ボタン　　牡蛎：カキ

マ行
麻黄：マオウ　　麻子仁：アサ　　蔓荊子：ハマゴウ又はミツバハマゴウ
木通：アケビ又はミツバアケビ　　木瓜：カリン　　木香：モッコウ

ヤ行
益智：ヤクチ　　益母草：メハジキ　　薏苡仁：ハトムギ

ラ行
竜眼肉：リュウガン　　竜骨：ほ乳動物の化石化した骨　　竜胆：トウリンドウ
連翹：レンギョウ　　蓮肉：ハス

表2-8 和名と生薬名対比表（Ⅱ）

ア行
アカヤジオウ：地黄　アケビ：木通　アサ：麻子仁　アミガサユリ：貝母
アンズ：杏仁　イトヒメハギ：遠志　イネ：粳米　ウイキョウ：茴香
ウコン：宇金　ウスバサイシン：細辛　ウラルカンゾウ：甘草　ウンシュウミカン：陳皮
エビスグサ：決明子　エンゴサク：延胡索　オウレン：黄連　オオキカラスウリ：栝楼根
オオキカラスウリ：栝楼仁　オオツヅラフジ：防已　オオバコ：車前子　オオバナオケラ：白朮
オオミサンザシ：山査子　オオムギ：麦芽　オオヨモギ：艾葉　オケラ：白朮
オタネニンジン：人参　オニノヤガラ：天麻　オニユリ：百合

カ行
カキ：牡蛎　カギカズラ：釣藤鈎　カスミザクラ：桜皮　カラスビシャク：半夏
カリン：木瓜　カワラヨモギ：茵蔯蒿　含水硫酸カルシウム：石膏　キカラスウリ：栝楼根
キカラスウリ：栝楼仁　キキョウ：桔梗　キク：菊花　キハダ：黄柏
キバナオウギ：黄耆　クコ：地骨皮　クコ：枸杞子　クサスギカズラ：天門冬
クズ：葛根　クチナシ：山梔子　クヌギ：樸樕　クララ：苦参
ケイガイ：荊芥　ケイ：桂皮　ケイ酸化合物：滑石　ケイリンサイシン：細辛
結晶硫酸マグネシウム：芒硝　　コウホネ：川骨　コガネバナ：黄芩
ゴシュユ：呉茱萸　コブシ：辛夷　ゴボウ：牛蒡子　ゴマ：胡麻
ゴマノハグサ：玄参　コムギ：小麦

サ行
サキシマボタンヅル：威霊仙　　ササクサ：竹葉　サジオモダカ：沢瀉
サネブトナツメ：酸棗仁　サラシナショウマ：升麻　サンザシ：山査子　サンシュユ：山茱萸
サンショウ：山椒　シシウド：独活　シソ：紫蘇子　シソ：蘇葉
シナスッポン：土鼈甲　シャクヤク：芍薬　ジャノヒゲ：麦門冬　ショウガ：乾姜
ショウガ：生姜　スイカズラ：金銀花　スイカズラ：忍冬　スジアカクマゼミ：蝉退
スッポン：土鼈甲　スホウ：蘇木　センキュウ：川芎

タ行
ダイオウ：大黄　ダイダイ：枳実　タチバナ：橘皮　タムシバ：辛夷
チャ：茶葉　チョウセンゴミシ：五味子　チョウジノキ：丁字　チョレイマイタケ：猪苓
ツルドクダミ：何首烏　テンダイヤク：烏薬　トウガ：冬瓜子　トウキ：当帰
トウリンドウ：竜胆　ドクダミ：十薬　トチバニンジン：竹節人参　トチュウ：杜仲

ナ行
ナイモウオウギ：黄耆　ナガイモ：山薬　ナツミカン：枳実
ナツメ：大棗　ノダケ：前胡

ハ行
ハス：蓮肉　パチョリ：藿香　ハッカ：薄荷　ハトムギ：薏苡仁
ハチク：竹筎　ハチク：竹葉　ハナスゲ：知母　ハナミョウガ：縮砂
ハマゴウ：蔓荊子　ハマスゲ：香附子　ハマビシ：蒺藜子　ハマボウフウ：浜防風
ヒナタイノコズチ：牛膝　ビワ：枇杷葉　ビンロウ：大腹皮　ビンロウ：檳榔子
ベニバナ：紅花　ボウフウ：防風　ホオノキ：厚朴　ホソバオケラ：蒼朮
ボタン：牡丹皮　ほ乳動物の化石化した骨：竜骨　　ホンアンズ：杏仁

マ行
マイヅルテンナンショウ：天南星　マオウ：麻黄　マグワ：桑白皮
マダケ：竹筎　マツホド：茯苓　ミシマサイコ：柴胡　ミツバアケビ：木通
ミツバチ：蜂蜜　ミツバハマゴウ：蔓荊子　ムラサキ：紫根　メハジキ：益母草
モッコウ：木香　モモ：桃仁

ヤ行
ヤクチ：益智　ヤマトリカブト：烏頭・附子　ヤマノイモ：山薬　ヤマヨモギ：艾葉
ヨモギ：艾葉　ヨロイグサ：白芷

ラ行
リュウガン：竜眼肉　レンギョウ：連翹　ロバなどの皮や骨の加熱抽出濃縮乾燥物：阿膠

表2-9　生薬の科別分類

ア行	アカネ科 Rubiaceae	：山梔子　釣藤鈎
	アケビ科 Lardizabalaceae	：木通
	イネ科 Gramineae	：膠飴　粳米　小麦　竹筎　竹葉　麦芽　薏苡仁
	ウコギ科 Araliaceae	：人参　竹節人参
	ウマ科 Equidae	：阿膠
	ウマノスズクサ科 Aristolochiaceae	：細辛
	ウリ科 Cucurbitaceae	：栝楼根　栝楼仁　冬瓜子
	オオバコ科 Plantaginaceae	：車前子
	オモダカ科 Alismataceae	：沢瀉
カ行	カキ科 Ostreidae	：牡蛎
	カヤツリグサ科 Cyperaceae	：香附子
	キキョウ科 Campanulaceae	：桔梗
	キク科 Compositae	：茵蔯蒿　艾葉　菊花　紅花　牛蒡子　蒼朮　白朮　木香
	キンポウゲ科 Ranunculaceae	：威霊仙　黄連　升麻　附子
	クスノキ科 Lauraceae	：烏薬　桂皮
	クマツヅラ科 Verbenaceae	：蔓荊子
	クロウメモドキ科 Rhamnaceae	：酸棗仁　大棗
	クワ科 Moraceae	：桑白皮　麻子仁
	ケシ科 Papaveraceae	：延胡索
	ゴマ科 Pedaliaceae	：胡麻
	ゴマノハグサ科 Scrophulariaceae	：玄参　地黄
サ行	サトイモ科 Araceae	：天南星　半夏
	サルノコシカケ科 Polyporaceae	：猪苓　茯苓
	シソ科 Labiatae	：黄芩　藿香　荊芥　紫蘇子　蘇葉　薄荷　益母草
	ショウガ科 Zingiberaceae	：宇金　乾姜　縮砂　生姜　益智　良姜
	スイカズラ科 Caprifoliaceae	：金銀花　忍冬
	スイレン科 Nymphaeaceae	：川骨　蓮肉
	スッポン科 Trionychidae	：土鼈甲
	セミ科 Cicadidae	：蝉退
	セリ科 Umbelliferae	：茴香　羌活　柴胡　川芎　前胡　当帰　独活 浜防風　白芷　防風
タ行	タデ科 Polygonaceae	：何首烏　大黄
	ツヅラフジ科 Menispermaceae	：防已
	ツバキ科 Theaceae	：茶葉
	ドクダミ科 Saururaceae	：十薬
	トチュウ科 Eucommiaceae	：杜仲
ナ	ナス科 Solanaceae	：枸杞子　地骨皮
ハ行	ハマビシ科 Zygophyllaceae	：蒺藜子
	バラ科 Rosaceae	：桜皮　杏仁　山査子　桃仁　枇杷葉　木瓜
	ヒメハギ科 Polygalaceae	：遠志
	ヒユ科 Amaranthaceae	：牛膝
	フトモモ科 Myrtaceae	：丁子
	ブナ科 Fagaceae	：樸樕
	ボタン科 Paeoniaceae	：芍薬　牡丹皮
マ行	マオウ科 Ephedraceae	：麻黄
	マツブサ科 Schisandraceae	：五味子
	マメ科 Leguminosae	：黄耆　葛根　甘草　苦参　決明子　蘇木
	ミカン科 Rutaceae	：黄柏　枳実　橘皮　呉茱萸　山椒　陳皮
	ミズキ科 Cornaceae	：山茱萸
	ミツバチ科 Apidae	：蜂蜜
	ムクロジ科 Sapindaceae	：竜眼肉
	ムラサキ科 Boraginaceae	：紫根
	モクセイ科 Oleaceae	：連翹
	モクレン科 Magnoliaceae	：厚朴　辛夷
ヤ行	ヤシ科 Palmae	：大腹皮　檳榔子
	ヤマノイモ科 Dioscoreaceae	：山薬
	ユリ科 Liliaceae	：知母　天門冬　貝母　麦門冬　百合
ラ行	ラン科 Orchidaceae	：天麻
	リンドウ科 Gentianaceae	：竜胆

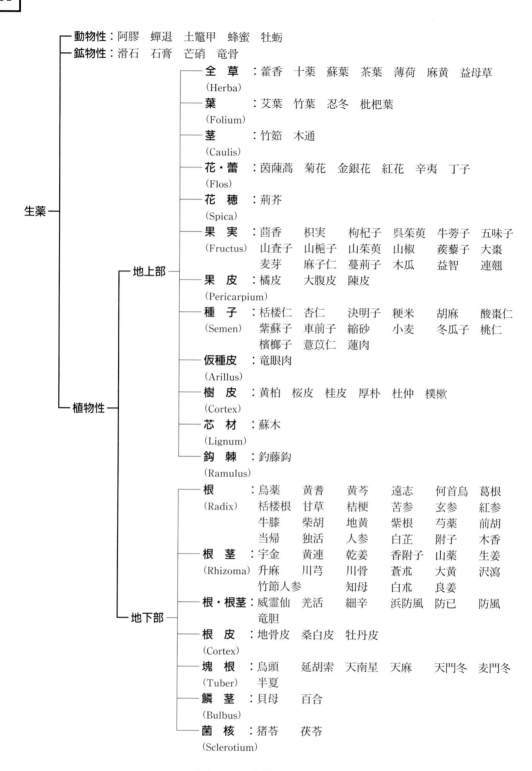

図2-2　生薬の薬用部位

表2-10 生薬名の由来

由来	生薬名
香気	木香　茴香　丁香など
味覚	五味子　竜胆　甘草　苦参　細辛など
色調	紫根　黄芩　黄柏　黄連　紅花　金銀花など
形態	人参　烏頭　貝母　牛膝　釣藤鈎など
質感	滑石　石膏　厚朴など
薬能	防風　升麻　益母草など
季節	半夏　忍冬など
伝説	当帰　何首烏など
部位	葛根　菊花　桂皮　蘇葉　陳皮　桃仁など

1-9　五官による品質鑑定

　五官による品質鑑定において大切なことは生薬をよく観察し、品質を判断する上で何が重要なのかを見極めることである。生薬は天然産物であるため、局方合格品であっても産地や加工方法、製造ロットなどの変更によって異なる場合もあり、その結果治療効果に影響を及ぼす場合もある。生薬に関する基礎データを踏まえた上で、品質の最終判断は五官による観察、すなわち生薬を観て、触れて、味わってみることである。

1) **色調**：色調は生薬の顔であり、緑・青・赤・黄・白・黒・灰褐色・茶褐色など各生薬独自の色がある。全形生薬による鑑定が望ましいが、種子のような小粒の生薬以外は臨床現場で全形生薬による観定は不可能である。漢方薬の調剤時には刻まれた生薬を用いるため、刻み生薬の外面と内面の混合した色合いが基準となる。
　　　例えば白い生薬は半夏や山薬などであり、黒い生薬は地黄、また赤い生薬は山茱萸、山梔子、紅花などである。蒼朮は表面に精油成分が析出し、冷蔵保存していると白い綿のように見えることもある。切断された刻み生薬の色調を知っておくことは、他施設で調剤された刻み生薬の鑑定時にも役立つ（表2-11）。また色は味、香りとともに生薬の収穫時期や収穫後の保存期間によって影響を受ける。荊芥、麻黄、呉茱萸など収穫時期が早過ぎるものは未熟な青緑の色合いが強くなる。また保存期間が長いと、経時変化により生薬の色調は濃くなったり薄くなったりする（本書、生薬の解説参照）。

表2-11 刻み生薬の色による分類例

緑褐色								
茵陳蒿	茴香	艾葉	荊芥	茶葉	蒺藜子	十薬	竹葉	忍冬
薄荷	枇杷葉	麻黄	益母草					
赤褐色								
枸杞子	紅花	五味子	山査子	山梔子	山茱萸	紫根	蘇木	大棗
檳榔子	木瓜	良姜						
黄褐色								
宇金	延胡索	黄耆	黄芩	黄柏	黄連	甘草	菊花	金銀花
粳米	生姜	小麦	蒼朮	沢瀉	竹筎	知母	陳皮	天門冬
冬瓜子	人参	麦芽	麦門冬	浜防風	百合	白朮	防風	
白褐色								
滑石	栝楼根	桔梗	枳殻	杏仁	山薬	芍薬	石膏	川骨
桑白皮	猪苓	天南星	桃仁	貝母	半夏	茯苓	土鼈甲	芒硝
牡蛎	牡丹皮	薏苡仁	竜骨	蓮肉				
黒褐色								
威霊仙	牽牛子	玄参	呉茱萸	牛蒡子	胡麻	地黄	車前子	升麻
辛夷	蘇葉	防已	蔓荊子					
灰褐色								
烏頭	烏薬	遠志	藿香	葛根	枳実	和羌活	苦参	香附子
柴胡	細辛	地骨皮	神麹	前胡	大腹皮	竹節人参	杜仲	和独活
白芷	附子	麻子仁	木通	木香				
茶褐色								
阿膠	桜皮	何首烏	莪朮	栝楼仁	乾姜	桂皮	決明子	膠飴
厚朴	牛膝	山椒	酸棗仁	紫蘇子	縮砂	川芎	蟬退	大黄
丁子	釣藤鈎	天麻	当帰	蜂蜜	樸樕	益智	竜眼肉	竜胆
連翹								

(北里大学東洋医学総合研究所使用生薬基準)

2）**香気**（こうき）：陳皮（ちんぴ）や薄荷（はっか）、蘇葉（そよう）などは各生薬特有の良い香りがする。一般的に収穫時期が早いものは青み臭く不快な香りが強い。収穫時期が遅れたり、保存状態が悪いものは香りが弱くなる。特に蘇葉、薄荷、陳皮などは注意が必要である。

3）**触感**：生薬を触れたり折ったりすることによっても生薬の品質が判断できる。杜仲（とちゅう）は折った面を両サイドに引っ張ったとき白い透明な糸がたくさんあるもの、滑石（かっせき）はスベスベした粉末のものが良品とされている。

4）**味**：生薬には各生薬固有の味がある。生薬を味わい、生薬そのものが持っている味を理解する。黄連と黄柏は同じ苦みでも微妙に異なった苦みであり、同一生薬

であってもどのような苦みが最も良いのか知る必要がある。甘味、酸味、辛味、渋味、清涼感なども同様である。甘草は甘味が強く、桂皮はぴりっとした刺激に甘味があり、五味子は酸味の強い代表的な生薬である。また細辛は清涼感のある強い刺激があり、黄柏・苦参・大黄などは苦みが強く、麻黄は渋みが強い。

　このように生薬の味は五官による品質評価において大変重要である。しかし、本草書や『日本薬局方』などに記載されている生薬の味覚は乾燥品の味であるため、漢方薬の一般的な服用方法である煎出液の味と一致しない場合もある。漢方薬は煎じ薬が基本剤形であるため、煎じたときの香りや味も知っておく必要がある。そこで生薬3gを200mLから約100mLに煮詰めた生薬煎出液の味について、甘い生薬、苦い生薬、飲みやすい生薬、飲みにくい生薬の代表例を示した（図2-3）。煎出液の味は乾燥時の味と大きく変わらない場合もあるが、半夏のように乾燥時の味に感じられる口中粘膜に対する刺激が煎出液では消失している場合もある。このような生薬の味は服薬指導においても重要である。

　漢方薬の刻み生薬の調剤を行う場合、生薬の品質管理として大切なことは何であろうか。様々な判断基準があると思われるが、漢方薬の調剤において重要な事は、常に一定品質の生薬を調剤に用いることである。ロットの違いによる生薬のバラツキを極力避けるように努めるべきである。なぜならば、診察においては患者に最も適した方剤が選択されているからである。生薬の品質のバラツキにより、薬効が弱くなる、あるいは作用が強くなり副作用が誘発される可能性もある。生薬の品質管理は漢方治療の基本である。

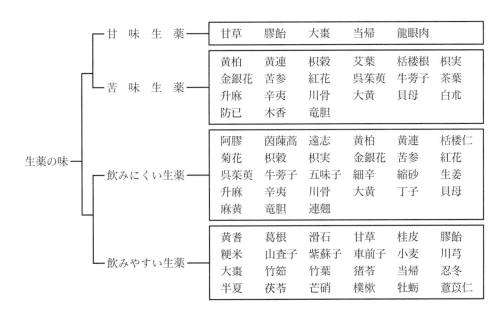

図2-3　生薬煎出液の味
（『漢方煎出液の味覚に関する検討』より）

1-10 漢方薬と民間薬の違い

漢方薬には定まった方剤名があり、通常数種類の生薬によって成り立っている。各生薬の用量も決まっており、理論に基づいた一定量の特定生薬の組み合わせによって各方剤の薬能が発現される。

民間薬は民間で薬の代用として経験的に伝承されたもので、体系化された理論はない。数種類の生薬を配合することもなく、通常一種類の生薬を用いる。しかし、かなりの効果が見られる民間薬もあり、ドクダミ（十薬）やハトムギ（薏苡仁）などのように漢方薬よりも民間薬として多く用いられている生薬もある（表2-12）。

表2-12　よく使われる民間薬

薬　名	部　位	薬　効
イカリ草	（葉）	強壮、補精、陰萎
ウワウルシ	（葉）	尿道炎、膀胱炎の尿路防腐
夏枯草	（花穂）	利尿
柿の蒂	（へた）	シャックリ
柿の葉	（葉）	茶代用、ビタミンC
キササゲ	（果実）	利尿薬
枸杞葉	（葉）	茶代用、健胃、強壮
ゲンノショウコ	（地上部）	止瀉、整腸
牛蒡子	（種子）	利尿、化膿症
車前草	（地上部）	利尿、鎮咳
山査子	（果実）	健胃、整腸
十薬（ドクダミ）	（地上部）	利尿、緩下、排膿
せんぶり	（全草）	苦味健胃
南蛮毛	（果毛）	利尿
ニガキ	（木部）	苦味健胃
ハコベ	（地上部）	乳汁分泌、歯出血（ハコベ塩）
ハトムギ	（果実）	利尿、排膿、疣（イボ）、皮膚あれ
はぶ草	（全草）	健胃、利尿、緩下
枇杷葉	（葉）	清涼健胃薬、浴湯料

王様と国老と将軍　　コラム5

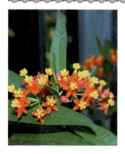

漢方薬は分かりやすく理解できるように、薬の働きを古典の官僚名で表している。その代表的なものが身体の最も重要な働きを助ける医王湯（補中益気湯）、薬の相互作用を調和する国老（甘草）、強い作用を持つ将軍（大黄）などである。なかには女性を女神のようにする薬？（女神散）もある。このような内容は分かりやすく、漢方薬の服薬指導を行う上で参考になる。

2．方剤学

2-1　漢方薬の特徴

　漢方治療に用いる処方は西洋薬のように構造式や薬理作用が明らかに判明している単一成分ではない。漢方薬の基本となる薬物は生薬であるが、生薬中には多くの成分を含んでいる。このことは漢方薬が特定の疾患だけに用いられるのではなく、様々な症患の治療に応用されている理由である。

　極端なたとえではあるが、生理痛を主訴とした多くの症状を訴える患者に西洋薬を用いると、異なる訴えの症状を治療するために、種類の異なる数多くの薬が必要になる。しかし漢方的な診断によって、その原因が血虚と水毒によるものと判断されれば、その原因に該当する1種類の漢方薬で様々な症状が取り除かれる（図2-4）。

　このような考え方を当帰芍薬散で見てみると、当帰芍薬散は当帰・芍薬・川芎（四物湯の方意：血虚を治療）と蒼朮（または白朮）・沢瀉・茯苓（五苓散の方意：水毒を治療）より構成されている。構成生薬の作用と症状の関連から、当帰芍薬散は血虚と水毒が原因と考えられる症状に用いられる（表2-13）。

　血虚と水毒が原因と考えられる疾患は生理痛のような婦人科疾患以外に、腎炎、肝炎、高血圧、関節疾患なども考えられるため、当帰芍薬散の適応疾患は広範囲に及んでいる。

　このような考え方が漢方薬を用いる基本的な考え方である。また現在用いられている漢方薬は過去数千年の臨床経験を経て、有効と判断された優秀な方剤ともいえる。

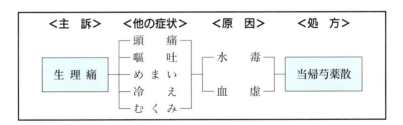

図2-4　処方の選択

表2-13　当帰芍薬散構成生薬の薬効

症　状		生理痛	頭　痛	嘔　吐	めまい	冷　え	むくみ
当帰芍薬散	当帰	○	○		○	○	
	芍薬	○	○		○		
	川芎	○	○			○	
	蒼朮	○		○	○	○	○
	沢瀉	○		○	○		○
	茯苓	○	○	○	○		○

2-2　方剤の構成原則

1）君臣佐使

『神農本草経』の原文によると、薬には「君・臣・佐使」の区別があり、薬効を高めるために方剤の構成生薬は「君臣佐使」の法則により配合されている。薬を調合する場合には君薬1種類、臣薬2種類、佐使薬5種類、または君薬1種類、臣薬3種類、佐使薬9種類を組み合わせるとされている。

　君　薬：方剤中の薬剤のうちで中心的な働きをする薬剤。
　臣　薬：君薬の補助薬で、君薬の不足分を補う薬剤。
　佐使薬：君薬や臣薬の薬効を助け、副作用を抑え、薬剤の中和作用を行う。

　この条文で述べられている「君薬」とは、処方を構成する薬剤中最も中心になる薬、また「臣薬」は君薬の薬効を助ける薬、そして「佐使薬」は副作用を軽減、薬の調和を整える働きをもつ薬とされている。後世方では構成生薬が多いため、「佐薬」と「使薬」に分類される場合もある。

　方剤中の「君臣佐使」の比率は必ずしも規則的なものではない。小柴胡湯の構成生薬では君薬が柴胡、臣薬が半夏・人参・黄芩、佐使薬が大棗・甘草・生姜として考えられる。

2）薬の七情

　漢方薬に用いる生薬には多くの種類があり、それらの生薬を組み合わせる場合には、相性の良い生薬の組み合わせもあれば、相性の良くない組み合わせ、あるいは薬効を弱めるような組み合わせもある。そのような相互作用には7種類あるとされており、『神農本草経』では「薬の七情」として記されている。

　単行：1種類の薬だけで治療を行う場合。
　相須：2種類の薬が相互に協力しあって薬の効能を高め、新しい薬能を発揮する。
　相使：2種類以上の薬のうち1種類の薬能を他薬と配合することにより薬能を高める。
　相悪：2種類の薬を配合するとき、互いの薬効（作用）を弱める働きをする。
　相反：2種類の薬を配合するとき、相反する作用によって薬効の減弱、あるいは副作用を発現する。
　相殺：2種類の薬を配合するとき、互いの毒性をなくす働きをする。
　相畏：2種類の薬を配合するとき、1種類が他薬の作用（毒性）を弱める働きをする。

2-3　方剤名の由来

　漢方薬の薬名は漢字で表記されており、西洋薬のカタカナ表記に慣れている者にとって

は漢方薬の名前がとても奇妙に思える。西洋薬もむやみやたらに名前が付けられているのではなく、それなりの由来があるはずである。しかし、常用語として漢字を用いている人々には西洋薬名の意味を理解することは難しい。

一方、漢方薬は漢字で表記されているため、その意味を理解できる。このような漢方薬の名称の重要性を大塚恭男著『東洋医学』では次のように述べている。

「その一つ一つにたとえば桂枝湯というように名称がつけられているが、これは中国医学にのみ見られる特徴で、なんでもないことのようだが、じつはたいへん重要な意味を持っている。というのは、命名という操作によって個々の薬方はいわば人格を与えられたことになり（中略）、後の世代の学者による薬方内容の恣意的な改変を拒むこととなったのである。」

このように、漢方医学で用いられる方剤名には人間の姓名と同じような響きがあり、2千年前に著された『傷寒論』に記されている方剤名が現在も用いられ、薬の種類や生薬分量の配合比も変更されることなく、2千年以上前の姿そのままで生き続けている。人格を与えられた漢方薬の名前にはそれなりの意味があり、その意味によって方剤名は大きく7通りに分類できる（表2-14）。その分類は①方剤中最も中心的な働きをする主薬が方剤名、②主薬2種類（二味）が方剤名、③主薬3種類（三味）が方剤名、④方剤中の生薬全ての名前が方剤名、⑤薬効が方剤名、⑥薬効の強さの大・小や方剤中の生薬数が方剤名、⑦その他の由来などにより命名されている（方剤の解説参照）。

表2-14 方剤名の由来（意義）

①方剤中主薬による名称	茵蔯蒿湯　　　　黄連湯　　　　葛根湯 桂枝湯　　　　　呉茱萸湯　　　酸棗仁湯　　など
②方剤中二味による名称	桂枝茯苓丸　　　柴胡桂枝湯　　升麻葛根湯 梔子柏皮湯　　　当帰芍薬散　　半夏厚朴湯　　など
③方剤中三味による名称	柴胡桂枝乾姜湯　桂枝芍薬知母湯　半夏白朮天麻湯　など
④構成生薬すべてによる名称	甘麦大棗湯　　　大黄甘草湯　　麻杏甘石湯 麻黄附子細辛湯　苓桂朮甘湯　　苓甘姜味辛夏仁湯　など
⑤効能による名称	安中散　　　　　温経湯　　　　温清飲 啓脾湯　　　　　滋陰降火湯　　十全大補湯 潤腸湯　　　　　疎経活血湯　　補中益気湯　　など
⑥大・小や数字による名称	小建中湯・大建中湯　小柴胡湯・大柴胡湯　小青竜湯・大青竜湯 八味丸　など
⑦その他の由来による名称	乙字湯　　　　　五虎湯　　　　神秘湯 真武湯　　　　　女神散　　など

2-4 方剤の分類方法

君臣佐使の定義によってできあがった方剤はさらにそれぞれの目的によって大きく3通りに分類できる。漢方薬を用いる場合には下記に示すような方剤の分類方法をよく把握し、方剤相互の関連性を理解することが重要である。

1）薬効を基準

薬効による方剤の分類方法であり、葛根湯や桂枝湯のように発汗作用のある方剤は発汗剤、潤腸湯や大黄甘草湯のように排便作用のある方剤は瀉下剤、胃苓湯や五苓散のように体内の水分を除く働きがある方剤は利水剤などに分類される（表2-15）。

○方剤の薬効分類
① 発汗剤：発汗により体表部にある病邪を取り除く。
② 鎮咳剤：気の上衝などによる咳嗽を鎮める。
③ 解表剤：病邪が外部から体表部に進入した初期段階の症状である頭痛、悪寒、筋肉痛、皮膚疾患の痒みなどを取り除く。
④ 祛風寒湿剤：風寒湿の病邪（漢方的概念）による関節痛、麻痺、冷えなどを取り除く。
⑤ 瀉下剤：瀉下効果のある薬剤により、便秘や腹部の痛みなどの症状を取り除く。
⑥ 利水剤：浮腫・嘔吐など水毒が原因と考えられる症状を取り除く。
⑦ 清熱剤：体力がある場合の炎症や熱を除く。

表2-15　薬効による方剤分類例

①発汗剤	葛根湯	桂枝湯	神秘湯	小青竜湯	麻黄湯　など
②鎮咳剤	麻杏甘石湯	神秘湯	小青竜湯	苓甘姜味辛夏仁湯　など	
③解表剤	葛根湯	桂麻各半湯	消風散	清上防風湯	当帰飲子　など
④祛風寒湿剤	桂芍知母湯	疎経活血湯	大防風湯	薏苡仁湯	苓姜朮甘湯　など
⑤瀉下剤	潤腸湯	大黄甘草湯	大承気湯	桃核承気湯	調胃承気湯　など
⑥利水剤	胃苓湯	五苓散	猪苓湯	防已黄耆湯	木防已湯　など
⑦清熱剤	茵蔯蒿湯	黄連解毒湯	五淋散	三黄瀉心湯	白虎加人参湯　など
⑧和解剤	柴胡桂枝湯	柴朴湯	四逆散	小柴胡湯	大柴胡湯　など
⑨駆瘀血剤	桂枝茯苓丸	大黄牡丹皮湯	通導散	桃核承気湯	当帰芍薬散　など
⑩解毒剤	温清飲	黄連解毒湯	荊芥連翹湯	十味敗毒湯	排膿散及湯　など
⑪承気剤	大承気湯	調胃承気湯	桃核承気湯	など	
⑫瀉心剤	黄連湯	三黄瀉心湯	半夏瀉心湯	など	
⑬建中剤	黄耆建中湯	桂枝加芍薬湯	小建中湯	大建中湯	当帰建中湯　など
⑭補気剤	四君子湯	人参湯	十全大補湯	補中益気湯	六君子湯　など
⑮補血剤	芎帰膠艾湯	帰脾湯	四物湯	十全大補湯	当帰芍薬散　など
⑯順気剤	加味逍遙散	九味檳榔湯	香蘇散	参蘇飲	半夏厚朴湯　など
⑰補腎剤	牛車腎気丸	三物黄芩湯	滋陰降火湯	八味地黄丸	六味地黄丸　など
⑱消導剤	安中散	啓脾湯	四君子湯	二陳湯	平胃散　など

⑧和解剤：比較的体力のある時期に発汗剤、吐剤、下剤などの治療法を用いず身体の抵抗力を高める。
⑨駆瘀血剤：瘀血による痛みなどの諸症状を取り除く。
⑩解毒剤：皮膚疾患などの病因と考えられる体内の毒素や炎症を取り除く。
⑪承気剤：腹部に気が充満しており、便秘や気の上衝などを取り除く。
⑫瀉心剤：心下痞硬（みぞおちの部分が硬くなった状態）などを取り除く。
⑬建中剤：虚弱による腹直筋の緊張や腹痛を取り除き、消化機能や虚弱体質などを改善する。
⑭補気剤：気虚による消化機能の低下、体力低下などを改善する。
⑮補血剤：血虚による冷えや貧血などの諸症状を取り除く。
⑯順気剤：気の滞りが原因で起こる痛みや精神的な症状を取り除く。
⑰補腎剤：腎（漢方的概念）の機能低下が原因と考えられる発育不良や老化などの諸症状を改善する。
⑱消導剤：主に消化機能を改善する。

2）君薬を基準

　方剤の構成生薬中、君薬として中心的な役割を果たす比較的薬理作用の強い生薬を含む方剤群の分類方法であり、麻黄を含む方剤を麻黄剤、人参や黄耆を含む方剤を参耆剤、附子を含む方剤を附子剤、柴胡を含む方剤を柴胡剤、人参を含む方剤を人参剤、地黄を含む方剤を地黄剤として分類する（表2-16）。
①麻黄剤：麻黄の発汗・鎮咳・鎮痛などの作用を主な薬効とした方剤。
②参耆剤：主に人参・黄耆の作用により、補気作用を目的とした方剤。
③附子剤：附子の新陳代謝賦活作用により、冷えや痛みを取り除く方剤。
④柴胡剤：微熱や胸脇苦満を取り除く柴胡の作用を主な薬効とした方剤。
⑤人参剤：人参による補気作用を目的とした方剤。
⑥地黄剤：地黄による補血・補腎作用を目的とした方剤。

表2-16　主薬による方剤分類例

①麻黄剤	葛根湯	桂芍知母湯	五虎湯	麻黄湯	小青竜湯　など
②参耆剤	十全大補湯	清暑益気湯	清心蓮子飲	人参養栄湯	補中益気湯　など
③附子剤	桂枝加朮附湯	牛車腎気丸	真武湯	八味地黄丸	麻黄附子細辛湯　など
④柴胡剤	柴胡桂枝湯	柴朴湯	四逆散	小柴胡湯	大柴胡湯　など
⑤人参剤	四君子湯	十全大補湯	大建中湯	補中益気湯	六君子湯　など
⑥地黄剤	牛車腎気丸	四物湯	十全大補湯	八味地黄丸	六味地黄丸　など

3）基本方剤を基準

　多くの方剤は特定の基本方剤に生薬が加味されて構成されており、基本方剤の薬効に新たな薬効が加えられている。特定方剤の基本方剤を把握することが、複雑な漢方薬の薬効を理解する上で助けとなる。

　桂枝湯・麻黄湯・四逆散・真武湯は『傷寒論』や『金匱要略』に収載されている古方の基本方剤である。また人参湯より派生したとされる四君子湯および芎帰膠艾湯より派生したとされる四物湯は後世方の基本方剤である。四君子湯は補気、四物湯は補血作用を目的とした方剤に含まれている（図2-5）。このような基本方剤がどのように変化し、新しい方剤に応用されていったかを理解することは、各方剤の方意を把握する上で助けとなる。

①桂枝湯類方

　傷寒論において最初に記されている漢方薬が桂枝湯であり、多くの桂枝湯関連方剤が生み出されている。このことから桂枝湯は漢方薬の最も基本となる方剤といえる。治療目的により、桂枝湯関連方剤は滋養、健胃整腸、鎮静、皮膚蘇生、鎮咳、鎮痛などに分類できる。

- 桂枝湯の構成生薬および分量は、桂皮4 g、芍薬4 g、大棗4 g、甘草2 g、生姜0.5g（『漢方処方集』より、以下同様）である。桂枝湯はカゼの初期症状に見られる軽度の頭痛、悪寒、腹痛などに用いられる。桂枝加芍薬湯は桂枝湯に芍薬を加えたものでなく、桂枝湯の芍薬を4 gから6 gに増量した方剤である。芍薬の鎮痛・鎮痙作用が増強されるため、桂枝加芍薬湯は腹直筋の緊張による腹痛などの症状に用いられる。虚弱な場合は滋養作用のある膠飴が加えられ、方剤名は小建中湯に変わる。さらに皮膚症状が見られる場合は、気を補い皮膚の蘇生作用があるとされる黄耆が加味され、黄耆建中湯となる（図2-6）。

- 方剤名が桂枝加黄耆湯とされている場合は、桂枝湯に黄耆が加味された方剤である。このような方剤として、桂枝加葛根湯、桂枝加厚朴杏仁湯、桂枝加朮附湯、桂枝加苓朮附湯、桂枝加竜骨牡蛎湯などが該当する。また桂枝加朮附湯、桂枝加苓朮附湯は附子を含むため、附子剤でもあり関節疾患などに用いられる（図2-7）。

　桂枝湯に葛根・麻黄を加味すると葛根湯となり、さらに辛夷と川芎が加味され、葛根湯加川芎辛夷となる。また桂枝湯と麻黄湯の合方が桂麻各半湯である（麻黄湯類方参照）。

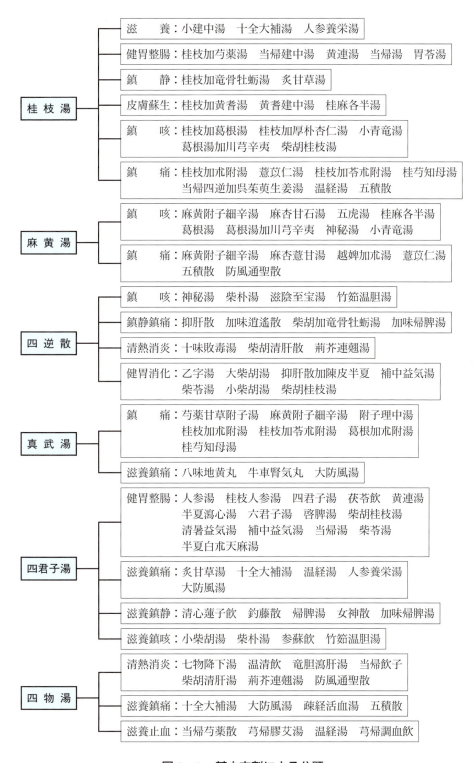

図 2-5　基本方剤による分類

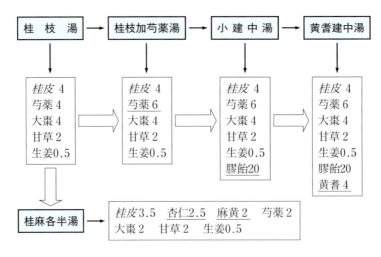

図2-6　桂枝湯類方1

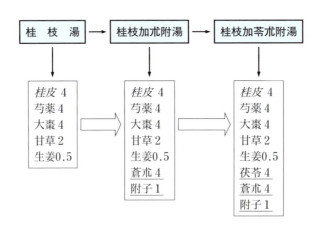

図2-7　桂枝湯類方2

②麻黄湯類方

　麻黄湯は麻黄剤の基本方剤である。治療目的により大別すると、麻黄湯関連方剤は鎮咳・鎮痛に分類できる。

・麻黄湯の構成生薬および分量は、麻黄5g、杏仁5g、桂皮4g、甘草1.5gであり、麻黄湯は「麻杏甘桂湯」とも記載できる。麻黄湯は頭痛、発熱、悪寒、身体の痛み、咳嗽などが激しい場合に身体を温め、発汗による治療を目標としている。咳嗽よりも項背部の凝りや筋肉痛が見られる場合には杏仁が除かれ、葛根、芍薬、大棗、生姜が加味され、葛根湯となる。杏仁の有無が麻黄湯と葛根湯の鑑別にもなる。さらに辛夷、川芎が加味され葛根湯加川芎辛夷となる。一方、冷えによる鼻水などに用いられる小青竜湯は半夏、五味子、細辛、乾姜を含む（図2-8）。

- 麻黄湯より桂皮が除かれ石膏が加味された方剤が麻杏甘石湯であり、本方剤に桑白皮を加味すると五虎湯になる。また麻杏甘石湯より杏仁が除かれ大棗と生姜が加味されると越婢湯になり、さらに蒼朮を加味すると越婢加朮湯である。一方、麻黄湯より桂皮が除かれ薏苡仁を加味したものが麻杏薏甘湯である。

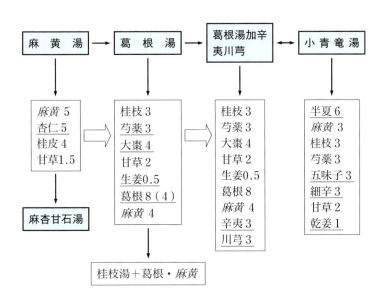

図2-8　麻黄湯類方

③四逆散類方

　四逆散は柴胡剤の基本方剤である。治療目的により、四逆散関連方剤は鎮咳・鎮静鎮痛・清熱消炎・健胃消化などに分類できる。

- 四逆散の構成生薬および分量は、柴胡5 g、芍薬4 g、枳実2 g、甘草2 gである（四逆湯とは異なる）。四逆散を基本とした方剤が小柴胡湯（柴胡7 g、半夏5 g、黄芩3 g、人参3 g、大棗3 g、甘草2 g、生姜0.5g）、および大柴胡湯（柴胡6 g、半夏4 g、黄芩3 g、芍薬3 g、大棗3 g、枳実2 g、生姜0.5g）とされる。

　小柴胡湯証あるいは大柴胡湯証で、ストレスなどによりイライラ感などの精神的な症状などが見られる場合に、茯苓、竜骨、牡蛎を加味された方剤が柴胡加竜骨牡蛎湯である。

- 小柴胡湯証で桂枝湯の症状を伴う場合に用いる方剤は、小柴胡湯と桂枝湯を合方した柴胡桂枝湯であり、構成生薬は小柴胡湯に桂皮、芍薬を加味したものである。柴胡桂枝湯証よりもさらに冷えが強く動悸などが見られる場合に用いる方剤は、柴胡桂枝湯より半夏、人参、芍薬、大棗、生姜が除かれ、栝楼根、牡蛎、乾姜を加味した柴胡桂枝乾姜湯である（図2-9）。

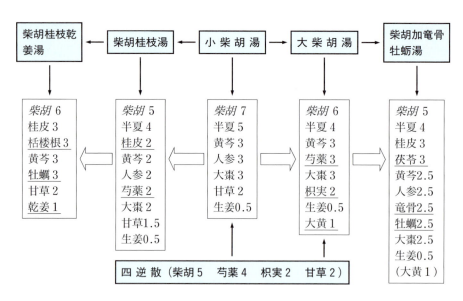

図2-9 四逆散類方

④真武湯類方

真武湯は附子剤の基本方剤である。治療目的により真武湯関連方剤は健胃鎮痛、滋養鎮痛などに分類できる。

・真武湯の構成生薬および分量は、茯苓5 g、芍薬3 g、蒼朮3 g、生姜0.5g、附子1 gである。桂枝加苓朮附湯は桂枝湯と真武湯の合方であり、また真武湯構成生薬中、附子と他の生薬の組み合わせにより附子を含む多くの方剤に応用されている。冷えによる痛みには附子を含む芍薬甘草附子湯が用いられ、人参湯に附子を含んだ方剤が附子理中湯である（図2-10）。

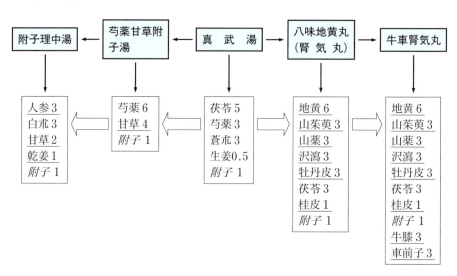

図2-10 真武湯類方

- 冷えが見られる腎虚の症状には、附子を含む地黄剤の八味地黄丸や牛車腎気丸が用いられる。一方、冷えが見られない場合は八味地黄丸から桂皮、附子が除かれた六味地黄丸が用いられる。

⑤四君子湯類方

　四君子湯は補気剤の基本方剤である。治療目的により、四君子湯関連方剤は健胃整腸、滋養鎮痛、滋養鎮静、滋養鎮咳に分類できる。

- 四君子湯の構成生薬および分量は、人参4 g、白朮4 g、茯苓4 g、大棗2 g、甘草2 g、生姜0.5gであり、四君子湯は人参湯から派生した方剤とされている。四君子湯は気虚による体力低下や胃腸虚弱に用いる方剤である。四君子湯証で胃内停水の症状が見られる場合に用いる方剤が、四君子湯に半夏と陳皮を加味した六君子湯である。一方胃内停水は見られないものの、気虚による消化機能の低下により、食後倦怠感、易疲労などの症状が見られる場合に用いる方剤は、六君子湯から鎮吐や利水作用のある半夏、茯苓が除かれ、黄耆、当帰、柴胡、升麻が加味された補中益気湯である（図2-11）。
- 補気作用のある四君子湯と補血作用のある四物湯の合方に、補気、固表作用の黄耆と解肌、順気作用の桂枝を加味した方剤が十全大補湯である。大防風湯は十全大補湯の方意を含む方剤として慢性の関節疾患などに応用される。

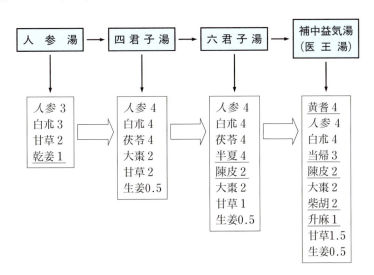

図2-11　四君子湯類方

⑥四物湯類方

　四物湯は補血剤の基本方剤である。治療目的により、四物湯関連方剤は清熱消炎、滋養鎮痛、滋養止血に分類できる。

- 四物湯の構成生薬および分量は、当帰3g、川芎3g、芍薬3g、地黄3gであり、四物湯に止血や緩和作用のある艾葉、甘草、阿膠を加味した方剤が芎帰膠艾湯であり、四物湯は芎帰膠艾湯から派生した方剤とされている。

　また当帰芍薬散は胃もたれが懸念される地黄が四物湯から除かれ、利水作用のある生薬を加味した方剤である。また四物湯に降圧作用のある釣藤鈎、黄耆、黄柏が加味された方剤が七物降下湯である。

- 四物湯と清熱解毒の基本処方である黄連解毒湯との合方が温清飲であり、荊芥連翹湯（一）、柴胡清肝湯、竜胆瀉肝湯（一）は温清飲の方意を含む方剤として応用される。また四物湯に釣藤鈎、黄耆、黄柏が加味された方剤が降圧目的で用いられる七物降下湯である（図2-12）。

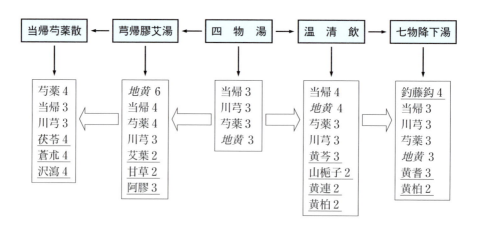

図2-12　四物湯類方

3. 漢方製剤

3-1 漢方製剤の経緯

　漢方薬が初めて医療用として薬価収載されたのは、小太郎漢方製薬の葛根湯エキス散、五苓散料エキス散、十味敗毒湯エキス散、当帰芍薬散料エキス散の4処方が収載された1967年であった。しかし、この当時は医療用として漢方薬はまだそれほど広く普及しておらず、主な漢方薬の担い手は薬局が中心であった。この時期には西洋薬の副作用が問題となり、国民の漢方薬に対する関心が徐々に高まり、薬局における漢方薬の取り扱いについて制度的に整理する必要が迫られ、1971年に一般用漢方製剤210処方が厚生省薬務局によって選定された。この制度以降、薬局における漢方薬の販売は210処方が基準となっている。

　薬局における一般用漢方製剤の販売が法的に認められた後も、国民の漢方薬に対する関心は一層高まり、医療用としての漢方薬取り扱いを望む声が多く聞かれた。このような背景によって、1976年に医療用漢方製剤として42処方が薬価収載された。さらに1978年には46処方、1981年にも追加収載され、合わせて145処方が認定され、現在148処方が医療用漢方製剤として認められている。以上の経緯を踏まえて、医療界ではエキス製剤を中心とした漢方薬の導入が本格的に始まった。

　医療用漢方製剤が医療界に広く普及し出すと、一部で医療用漢方エキス製剤は煎じ薬に比べ薬効が弱いのではないかと指摘され始めた。そこで1985年に厚生省より「医療用漢方エキス製剤の取り扱いについて」の通達が出され、方剤中に含まれる指標成分などの基準が設けられた。さらに1988年には「漢方GMP」として「医療用漢方エキス製剤の製造管理及び品質管理に関する基準」が、4年後には「一般用漢方・生薬製剤の製造管理及び品質管理に関する基準」が厚生省薬務局より通知された。このような一連の制度によって一般用および医療用漢方製剤の品質低下が防止され、医療用漢方エキス製剤は煎じ薬と同等の薬効が期待できるようになった。

　1991年には漢方薬の有効性を科学的に解明する目的で「漢方薬の再評価作業」が実施され、漢方薬の基本方剤である小柴胡湯、小青竜湯、桂枝加芍薬湯、大黄甘草湯、白虎加人参湯、芍薬甘草湯、黄連解毒湯、六君子湯8品目の再評価作業が始まった。また2006年には葛根湯エキスなどが『第十五改正日本薬局方』にて規定され、2011年度に発刊された『第十六改正日本薬局方』では22種の漢方製剤が収載され、さらに『第十七改正日本薬局方』では33処方が収載され、将来的には全ての医療用漢方製剤が薬局方に収載されることが予想される（表2-17）。

表 2-17 漢方製剤の経緯

1967年：医療用漢方製剤 4 品目薬価収載
1971年：一般用漢方210処方（実際は213処方）選定
1976年：医療用漢方製剤42処方薬価収載
1978年：医療用漢方製剤46処方追加薬価収載
1981年：医療用漢方製剤追加収載され145処方薬価収載
1985年：医療用漢方エキス製剤の取り扱いについて厚生省が通達
1988年：漢方 GMP 設定
1991年：漢方製剤再評価調査会発足（8品目再評価作業）
1999年：医療用漢方製剤148処方薬価収載
2006年：葛根湯エキス、加味逍遙散エキス、紫苓湯エキス、大黄甘草湯エキス、補中益気湯エキス、苓桂朮甘湯エキスが日本薬局方収載
2008年：桂枝茯苓丸エキス、半夏厚朴湯エキスが日本薬局方第一追補に収載
2011年：『第十六改正日本薬局方』では22処方の漢方製剤が収載
2016年：『第十七改正日本薬局方』では漢方製剤33処方収載

3-2 漢方製剤の種類

①医療用漢方製剤

現在用いられている医療用漢方製剤には紫雲膏やコウジン末、ブシ末（加工・修治）、テンマ末、ヨクイニン末などの外用剤や生薬単味の粉末製剤も認められている。方剤中には桂枝湯に数種の生薬を加味した桂枝加黄耆湯や桂枝加葛根湯のように類似方剤が数多く見られる。桂枝加黄耆湯は小建中湯去膠飴、桂枝加葛根湯は葛根湯去麻黄の方意であり、膠飴、麻黄を必要としない場合に用いられる。これらは単独の方剤と見なされているが、このような方剤を用いる場合には基本方剤との関連性をよく理解した上で運用することが望ましい。また服薬指導を行う場合も、方剤中に含まれている構成生薬の薬効を把握し、医療用漢方製剤として用いられている方意の意義をよく理解することが大切である（**表 2-18**、**表 2-19**）。

②一般用漢方処方（一般用漢方製剤）

一般用漢方処方は薬局で販売できる漢方製剤であり、医療用漢方製剤が普及する以前に定められたものである。1971年に厚生省が選定した一般用漢方処方には210処方（加減方を加えると213処方）が収載され、医療用漢方製剤に比べて60処方ほど多く認められた。その後一般用漢方処方の追加が検討され、2011年には加減方として23処方、次いで27処方、さらに31処方が追加され、計294処方となった（**表 2-20**）。医療用漢方製剤148処方の 2 倍近くが一般用漢方処方として認められており、また医療用漢方製剤中、葛根加朮附湯、桔梗石膏、大承気湯、腸癰湯以外の全ての医療用漢方製剤がその中に含まれている。このことは、国民のセルフメディケイションの向上を進める上でも、一般用漢方処方の役割がいかに重要であるかを示している。

表2-18 医療用漢方製剤

ア行

あ：安中散(5)
い：胃苓湯(115)　茵蔯蒿湯(135)　茵蔯五苓散(117)
う：温経湯(106)　温清飲(57)
え：越婢加朮湯(28)
お：黄耆建中湯(98)　黄芩湯(S-35)　黄連解毒湯(15)　黄連湯(120)
　　乙字湯(3)

カ行

か：葛根加朮附湯(S-07)　葛根湯(1)　葛根湯加川芎辛夷(2)
　　加味帰脾湯(137)　加味逍遙散(24)　甘草湯(EK-401)　甘麦大棗湯(72)
き：桔梗石膏(N-324)　桔梗湯(138)　帰脾湯(65)　芎帰膠艾湯(77)
　　芎帰調血飲(M-23)
く：九味檳榔湯(N-311)
け：荊芥連翹湯(50)　桂枝加黄耆湯(TY-026)
　　桂枝加葛根湯(TY-027)　　桂枝加厚朴杏仁湯(TY-028)
　　桂枝加芍薬大黄湯(134)　桂枝加芍薬湯(60)　桂枝加朮附湯(18)
　　桂枝加竜骨牡蛎湯(26)　桂枝加苓朮附湯(EK-18)
　　桂枝湯(45)　桂枝人参湯(82)　桂枝茯苓丸(25)
　　桂枝茯苓丸加薏苡仁(125)　桂芍知母湯(S-10)　啓脾湯(128)
　　桂麻各半湯(TY-037)
こ：コウジン末(3020)　香蘇散(70)　五虎湯(95)　五積散(63)
　　牛車腎気丸(107)　呉茱萸湯(31)　五淋散(56)　五苓散(17)

サ行

さ：柴陥湯(73)　柴胡加竜骨牡蛎湯(12)　柴胡桂枝乾姜湯(11)
　　柴胡桂枝湯(10)　柴胡清肝湯(80)　柴朴湯(96)　柴苓湯(114)
　　三黄瀉心湯(113)　酸棗仁湯(103)　三物黄芩湯(121)
し：滋陰降火湯(93)　滋陰至宝湯(92)　紫雲膏(501)　四逆散(35)
　　四君子湯(75)　梔子柏皮湯(N-314)　七物降下湯(46)　四物湯(71)
　　炙甘草湯(64)　芍薬甘草湯(68)　芍薬甘草附子湯(S-05)
　　十全大補湯(48)　十味敗毒湯(6)　潤腸湯(51)　小建中湯(99)
　　小柴胡湯(9)　小柴胡湯加桔梗石膏(109)　小青竜湯(19)
　　小半夏加茯苓湯(21)　消風散(22)　升麻葛根湯(101)　四苓湯(SG-140)
　　辛夷清肺湯(104)　参蘇飲(66)　神秘湯(85)　真武湯(30)

せ：清上防風湯(58)　清暑益気湯(136)　清心蓮子飲(111)　清肺湯(90)
川芎茶調散(124)
そ：疎経活血湯(53)

タ行
た：大黄甘草湯(84)　大黄牡丹皮湯(33)　大建中湯(100)　大柴胡湯(8)
大柴胡湯去大黄(N-319)　大承気湯(133)　大防風湯(97)
ち：竹茹温胆湯(91)　治頭瘡一方(59)　治打撲一方(89)　調胃承気湯(74)
釣藤散(47)　腸癰湯(N-320)　猪苓湯(40)　猪苓湯合四物湯(112)
つ：通導散(105)
と：桃核承気湯(61)　当帰飲子(86)　当帰建中湯(123)
当帰四逆加呉茱萸生姜湯(38)　当帰芍薬散(23)
当帰芍薬散加附子(S-29)　当帰湯(102)

ナ行
に：二朮湯(88)　二陳湯(81)　女神散(67)　人参湯(32)
人参養栄湯(108)

ハ行
は：排膿散及湯(122)　麦門冬湯(29)　八味地黄丸(7)　半夏厚朴湯(16)
半夏瀉心湯(14)　半夏白朮天麻湯(37)
ひ：白虎加人参湯(34)
ふ：茯苓飲(69)　茯苓飲合半夏厚朴湯(116)　加工ブシ末(S-01)
修治ブシ末(3022)　ブシ末(3023)　附子理中湯(S-09)
へ：平胃散(79)
ほ：防已黄耆湯(20)　防風通聖散(62)　補中益気湯(41)

マ行
ま：麻黄湯(27)　麻黄附子細辛湯(127)　麻杏甘石湯(55)
麻杏薏甘湯(78)　麻子仁丸(126)
も：木防已湯(36)

ヤ行
よ：ヨクイニン(P-72)　薏苡仁湯(52)　抑肝散(54)　抑肝散加陳皮半夏(83)

ラ行
り：六君子湯(43)　立効散(110)　竜胆瀉肝湯(76)
苓甘姜味辛夏仁湯(119)　苓姜朮甘湯(118)　苓桂朮甘湯(39)
ろ：六味丸(87)

（ ）内の番号はツムラ医療用漢方製剤を基準にした。ただし EK：クラシエ、M：太虎堂、N および P：コタロー、S：サンワ、SG：オースギ、TY：東洋薬行。

表2-19　医療用漢方製剤150首（識別番号順）

0〜9
- S-01：加工ブシ末
- 1：葛根湯
- 2：葛根湯加川芎辛夷
- 3：乙字湯
- 5：安中散
- S-05：芍薬甘草附子湯
- 6：十味敗毒湯
- S-07：葛根加朮附湯
- 7：八味地黄丸
- 8：大柴胡湯
- 9：小柴胡湯
- S-09：附子理中湯

10〜19
- 10：柴胡桂枝湯
- S-10：桂芍知母湯
- EK13：三黄瀉心湯
- 11：柴胡桂枝乾姜湯
- 12：柴胡加竜骨牡蛎湯
- 14：半夏瀉心湯
- 15：黄連解毒湯
- 16：半夏厚朴湯
- 17：五苓散
- 18：桂枝加朮附湯
- EK-18：桂枝加苓朮附湯
- 19：小青竜湯

20〜29
- 20：防已黄耆湯
- 21：小半夏加茯苓湯
- 22：消風散
- 23：当帰芍薬散
- M-23：芎帰調血飲
- 24：加味逍遙散
- 25：桂枝茯苓丸
- 26：桂枝加竜骨牡蛎湯
- TY-026：桂枝加黄耆湯
- 27：麻黄湯
- TY-027：桂枝加葛根湯
- 28：越婢加朮湯
- TY-028：桂枝加厚朴杏仁湯
- 29：麦門冬湯
- S-29：当帰芍薬散加附子

30〜39
- 30：真武湯
- S-30：大柴胡去大黄湯
- 31：呉茱萸湯
- 32：人参湯
- 33：大黄牡丹皮湯
- 34：白虎加人参湯
- 35：四逆散
- S-35：黄芩湯
- 36：木防已湯
- 37：半夏白朮天麻湯
- TY-037：桂麻各半湯
- 38：当帰四逆加呉茱萸生姜湯
- 39：苓桂朮甘湯

40〜49
- 40：猪苓湯
- 41：補中益気湯
- 43：六君子湯
- 45：桂枝湯
- 46：七物降下湯
- 47：釣藤散
- 48：十全大補湯

50〜59
- 50：荊芥連翹湯
- 51：潤腸湯
- 52：薏苡仁湯
- 53：疎経活血湯
- 54：抑肝散
- 55：麻杏甘石湯
- 56：五淋散
- 57：温清飲
- 58：清上防風湯
- 59：治頭瘡一方

60〜69
- 60：桂枝加芍薬湯
- 61：桃核承気湯
- 62：防風通聖散
- 63：五積散
- 64：炙甘草湯
- 65：帰脾湯
- 66：参蘇飲
- 67：女神散
- 68：芍薬甘草湯
- 69：茯苓飲

70〜79
- 70：香蘇散
- 71：四物湯
- 72：甘麦大棗湯
- P-72：ヨクイニン
- 73：柴陥湯
- 74：調胃承気湯
- 75：四君子湯
- 76：竜胆瀉肝湯
- 77：芎帰膠艾湯
- 78：麻杏薏甘湯
- 79：平胃散

80〜89
- 80：柴胡清肝湯
- 81：二陳湯
- 82：桂枝人参湯
- 83：抑肝散加陳皮半夏
- 84：大黄甘草湯
- 85：神秘湯
- 86：当帰飲子
- 87：六味丸
- 88：二朮湯
- 89：治打撲一方

90〜99
- 90：清肺湯
- 91：竹筎温胆湯
- 92：滋陰至宝湯
- 93：滋陰降火湯
- 95：五虎湯
- 96：柴朴湯
- 97：大防風湯
- 98：黄耆建中湯
- 99：小建中湯

100〜109
- 100：大建中湯
- 101：升麻葛根湯
- 102：当帰湯
- 103：酸棗仁湯
- 104：辛夷清肺湯
- 105：通導散
- 106：温経湯
- 107：牛車腎気丸
- 108：人参養栄湯
- 109：小柴胡湯加桔梗石膏

110〜119
- 110：立効散
- 111：清心蓮子飲
- 112：猪苓湯合四物湯
- 113：三黄瀉心湯
- 114：柴苓湯
- 115：胃苓湯
- 116：茯苓飲合半夏厚朴湯
- 117：茵蔯五苓散
- 118：苓姜朮甘湯
- 119：苓甘姜味辛夏仁湯

120〜129
- 120：黄連湯
- 121：三物黄芩湯
- 122：排膿散及湯
- 123：当帰建中湯
- 124：川芎茶調散
- 125：桂枝茯苓丸加薏苡仁
- 126：麻子仁丸
- 127：麻黄附子細辛湯
- 128：啓脾湯

130〜139
- 133：大承気湯
- 134：桂枝加芍薬大黄湯
- 135：茵蔯蒿湯
- 136：清暑益気湯
- 137：加味帰脾湯
- 138：桔梗湯

140〜
- SG-140：四苓湯
- SG-201：コウジン末
- SG-204：テンマ末
- SG-205：加工ブシ末
- KTS-M251：桂枝茯苓丸加薏苡仁
- N311：九味檳榔湯
- N314：梔子柏皮湯
- N319：大柴胡湯去大黄
- N320：腸癰湯
- N324：桔梗石膏
- EK-401：甘草湯
- EK-402：茵蔯蒿湯
- 501：紫雲膏
- 3020：コウジン末
- 3022：修治ブシ末
- 3023：ブシ末

①EK：クラシエ、M：太虎堂、NおよびP：コタロー、S：サンワ、SG：オースギ、TY：東洋薬行
②三和、東洋薬行は識別番号が異なる

表2-20　一般用漢方製剤　効能・効果

注：1）「方剤の解説参照」表記の処方は医療用漢方製剤でもある。
　　2）体力の表記がない処方は、体力に関わらず使用できる。

ア行

1. 安中散（方剤の解説参照）
2. 安中散加茯苓（あんちゅうさんかぶくりょう）
   <効能・効果>
   体力中等度以下で、腹部は力がなくて、神経過敏で胃痛又は腹痛があって、ときに胸やけやげっぷ、胃もたれ、食欲不振、はきけ、嘔吐などを伴うものの次の諸症：神経性胃炎、慢性胃炎、胃腸虚弱
3. 胃風湯（いふうとう）
   <効能・効果>
   体力中等度以下で、顔色悪くて食欲なく、疲れやすいものの次の諸症：急・慢性胃腸炎、冷えによる下痢
4. 胃苓湯（方剤の解説参照）
5. 茵蔯蒿湯（方剤の解説参照）
6. 茵蔯五苓散（方剤の解説参照）
7. 烏薬順気散（うやくじゅんきさん）
   <効能・効果>
   体力中等度のものの次の諸症：しびれ、筋力の低下、四肢の痛み、肩こり
8. 烏苓通気散（うれいつうきさん）
   <効能・効果>
   下腹部の痛み、乳腺の痛み
9. 温経湯（方剤の解説参照）
10. 温清飲（方剤の解説参照）
11. 温胆湯（うんたんとう）
    <効能・効果>
    体力中等度以下で、胃腸が虚弱なものの次の諸症：不眠症、神経症
12. 越婢加朮湯（方剤の解説参照）
13. 越婢加朮附湯（えっぴかじゅつぶとう）
    <効能・効果>
    体力中等度以上で、冷えがあって、むくみがあり、のどが渇き、汗が出て、ときに尿量が減少するものの次の諸症：むくみ、関節のはれや痛み、筋肉痛、湿疹・皮膚炎、夜尿症、目のかゆみ・痛み
14. 延年半夏湯（えんねんはんげとう）
    <効能・効果>
    体力中等度で、みぞおちに抵抗感があって、肩がこり、足が冷えるものの次の諸症：慢性胃炎、胃痛、食欲不振
15. 黄耆桂枝五物湯（おうぎけいしごもつとう）
    <効能・効果>

体力中等度以下のものの次の諸症：身体や四肢のしびれ、顔面・口腔内のしびれ、湿疹・皮膚炎

16．黄耆建中湯（方剤の解説参照）
17．黄芩湯（方剤の解説参照）
18．応鐘散（芎黄散）（おうしょうさん・きゅうおうさん）
　　＜効能・効果＞
　　体力中等度以上のものの次の諸症：便秘、便秘に伴うのぼせ・肩こり
19．黄連阿膠湯（おうれんあきょうとう）
　　＜効能・効果＞
　　体力中等度以下で、冷えやすくのぼせ気味で、胸苦しく不眠の傾向のあるものの次の諸症：鼻血、不眠症、かさかさした湿疹・皮膚炎、皮膚のかゆみ
20．黄連解毒湯（方剤の解説参照）
21．黄連湯（方剤の解説参照）
22．乙字湯（方剤の解説参照）
23．乙字湯去大黄（おつじとうきょだいおう）
　　＜効能・効果＞
　　体力中等度又はやや虚弱なものの次の諸症：痔核（いぼ痔）、きれ痔、軽度の脱肛

(カ行)

24．解急蜀椒湯（かいきゅうしょくしょうとう）
　　＜効能・効果＞
　　体力中等度以下で、腹部が冷えて痛み、あるいは腹がはって、ときに嘔吐を伴うものの次の諸症：冷え腹、急性胃腸炎、腹痛
25．解労散（かいろうさん）
　　＜効能・効果＞
　　体力中等度又はやや虚弱で、胸腹部に重苦しさがあり、ときに背中に痛みがあるものの次の諸症：慢性の発熱、腹痛、胃痛
26．加減涼膈散（浅田）（かげんりょうかくさん・あさだ）
　　＜効能・効果＞
　　体力中等度以上で、胃腸の調子がすぐれないものの次の諸症：口内炎、口の中の炎症
27．加減涼膈散（龔廷賢）（かげんりょうかくさん・きょうていけん）
　　＜効能・効果＞
　　体力中等度で、胃腸の調子がすぐれないものの次の諸症：口内炎、口の中の炎症
28．化食養脾湯（かしょくようひとう）
　　＜効能・効果＞
　　体力中等度以下で、胸腹部に重苦しさがあり、ときに背中に痛みがあるものの次の諸症：慢性の発熱、腹痛、胃痛
29．藿香正気散（かっこうしょうきさん）
　　＜効能・効果＞
　　体力中等度以下のものの次の諸症：感冒、暑さによる食欲不振、急性胃腸炎、下痢、全身倦怠
30．葛根黄連黄芩湯（かっこんおうれんおうごんとう）

＜効能・効果＞
　　　体力中等度以下のものの次の諸症：下痢、急性胃腸炎、口内炎、舌炎、肩こり、不眠
31．葛根紅花湯（かっこんこうかとう）
　　＜効能・効果＞
　　　体力中等度以上で、便秘傾向のあるものの次の諸症：あかはな（酒さ）しみ
32．葛根湯（方剤の解説参照）
33．葛根湯加川芎辛夷（方剤の解説参照）
34．加味温胆湯（かみうんたんとう）
　　＜効能・効果＞
　　　体力中等度以下で、胃腸が虚弱なものの次の諸症：神経症、不眠症
35．加味帰脾湯（方剤の解説参照）
36．加味解毒湯（かみげどくとう）
　　＜効能・効果＞
　　　比較的体力があり、血色がよいものの次の諸症：小便がしぶって出にくいもの、痔疾（いぼ痔、痔痛、痔出血）
37．加味四物湯（かみしもつとう）
　　＜効能・効果＞
　　　体力虚弱で、血色がすぐれないものの次の諸症：下肢の筋力低下、神経痛、関節の腫れや痛み
38．加味逍遙散（方剤の解説参照）
39．加味逍遙散加川芎地黄（加味逍遙散合四物湯）（かみしょうようさんかせんきゅうじおう・かみしょうようさんごうしもつとう）
　　＜効能・効果＞
　　　体力中等度以下で、皮膚が荒れてかさかさし、ときに色つやが悪く、胃腸障害はなく、肩がこり、疲れやすく精神不安やいらだちなどの精神神経症状、ときに痒み、便秘の傾向のあるものの次の諸症：湿疹・皮膚炎、しみ、冷え症、虚弱体質、月経不順、月経困難、更年期障害、血の道症
40．加味平胃散（かみへいいさん）
　　＜効能・効果＞
　　　体力中等度で、胃がもたれて食欲がなく、ときに胸やけがあるものの次の諸症：急・慢性胃炎、食欲不振、消化不良、胃腸虚弱、腹部膨満感
41．栝楼薤白湯（かろがいはくとう）
　　＜効能・効果＞
　　　背部にひびく胸部・みぞおちの痛み、胸部の圧迫感
42．栝楼薤白白酒湯（かろがいはくはくしゅとう）
　　＜効能・効果＞
　　　背部にひびく胸部・みぞおちの痛み、胸部の圧迫感
43．乾姜人参半夏丸（かんきょうにんじんはんげがん）
　　＜効能・効果＞
　　　体力中等度以下で、はきけ・嘔吐が続きみぞおちのつかえを感じるものの次の諸症：つわり、胃炎、胃腸虚弱
44．甘草乾姜湯（かんぞうかんきょうとう）

＜効能・効果＞
　　　体力虚弱で、手足が冷え、薄い唾液が口に溜まるものの次の諸症：頻尿、尿もれ、唾液分泌過多、鼻炎、しゃっくり、めまい
45．甘草瀉心湯（かんぞうしゃしんとう）
　　＜効能・効果＞
　　　体力中等度で、みぞおちがつかえた感じがあり、ときにイライラ感、はきけ、腹が鳴るものの次の諸症：胃腸炎、口内炎、口臭、不眠症、神経症、下痢
46．甘草湯（方剤の解説参照）
47．甘草附子湯（かんぞうぶしとう）
　　＜効能・効果＞
　　　体力虚弱で、痛みを伴うものの次の諸症：関節の腫れや痛み、神経痛、感冒
48．甘麦大棗湯（方剤の解説参照）
49．甘露飲（かんろいん）
　　＜効能・効果＞
　　　体力中等度以下のものの次の諸症：口内炎、舌の荒れや痛み、歯周炎
50．帰耆建中湯（きぎけんちゅうとう）
　　＜効能・効果＞
　　　体力虚弱で、疲労しやすいものの次の諸症：虚弱体質、病後・術後の衰弱、ねあせ、湿疹・皮膚炎、化膿性皮膚疾患
51．桔梗湯（方剤の解説参照）
52．枳縮二陳湯（きしゅくにちんとう）
　　＜効能・効果＞
　　　体力中等度以下で、胃腸が弱いものの次の諸症：悪心、嘔吐、胃痛、胃部不快感、胸痛
53．帰脾湯（方剤の解説参照）
54．芎帰膠艾湯（方剤の解説参照）
55．芎帰調血飲（方剤の解説参照）
56．芎帰調血飲第一加減（きゅうきちょうけついんだいいちかげん）
　　＜効能・効果＞
　　　体力中等度以下のものの次の諸症。ただし産後の場合は体力に関わらず使用できる。：血の道症、月経不順、産後の体力低下
57．響声破笛丸（きょうせいはてきがん）
　　＜効能・効果＞
　　　しわがれ声、咽喉不快
58．杏蘇散（きょうそさん）
　　＜効能・効果＞
　　　体力中等度以下で、気分がすぐれず、汗がなく、ときに顔がむくむものの次の諸症：せき、たん、気管支炎
59．苦参湯（くじんとう：外用）
　　＜効能・効果＞
　　　ただれ、あせも、かゆみ
60．駆風解毒散（湯）（くふうげどくさん）
　　＜効能・効果＞

体力に関わらず使用でき、のどがはれて痛むものの次の諸症：扁桃炎、扁桃周囲炎
61．九味檳榔湯（方剤の解説参照）
62．荊芥連翹湯（方剤の解説参照）
63．鶏肝丸（けいかんがん）
　＜効能・効果＞
　　体力虚弱なものの次の諸症：虚弱体質
64．桂姜棗草黄辛附湯（けいきょうそうそうおうしんぶとう）
　＜効能・効果＞
　　体力中等度以下で、さむけを訴えるものの次の諸症：感冒、気管支炎、関節のはれや痛み、水様性鼻汁を伴う鼻炎、神経痛、腰痛、冷え症
65．桂枝越婢湯（けいしえっぴとう）
　＜効能・効果＞
　　体力中等度以下のものの次の諸症：関節のはれや痛み
66．桂枝加黄耆湯（方剤の解説参照）
67．桂枝加葛根湯（方剤の解説参照）
68．桂枝加厚朴杏仁湯（方剤の解説参照）
69．桂枝加芍薬生姜人参湯（けいしかしゃくやくしょうきょうにんじんとう）
　＜効能・効果＞
　　体力虚弱なものの次の諸症：みぞおちのつかえ、腹痛、手足の痛み
70．桂枝加芍薬大黄湯（方剤の解説参照）
71．桂枝加芍薬湯（方剤の解説参照）
72．桂枝加朮附湯（方剤の解説参照）
73．桂枝加竜骨牡蛎湯（方剤の解説参照）
74．桂枝加苓朮附湯（方剤の解説参照）
75．桂枝芍薬知母湯（方剤の解説参照）
76．桂枝湯（方剤の解説参照）
77．桂枝二越婢一湯（けいしにえっぴいっとう）
　＜効能・効果＞
　　体力中等度で、のどが渇き、汗が出るものの次の諸症：感冒、頭痛、腰痛、筋肉痛、関節のはれや痛み
78．桂枝二越婢一湯加朮附（けいしにえっぴいっとうかじゅつぶ）
　＜効能・効果＞
　　体力中等度以下で、冷えがあって、のどが渇き、汗が出て、ときに尿量が減少するものの次の諸症：関節のはれや痛み、筋肉痛、腰痛、頭痛
79．桂枝人参湯（方剤の解説参照）
80．桂枝茯苓丸（方剤の解説参照）
81．桂枝茯苓丸料加薏苡仁（方剤の解説参照）
82．啓脾湯（方剤の解説参照）
83．荊防排毒散（けいぼうはいどくさん）
　＜効能・効果＞
　　比較的体力があるものの次の諸症：急性化膿性皮膚疾患の初期、湿疹・皮膚炎
84．桂麻各半湯（方剤の解説参照）

85．鶏鳴散加茯苓（けいめいさんかぶくりょう）
　　＜効能・効果＞
　　　体力中等度のものの次の諸症：下肢の倦怠感、ふくらはぎの緊張・圧痛
86．外台四物湯加味（げだいしもつとうかみ）
　　＜効能・効果＞
　　　のどが痛くて声が出ない感冒
87．堅中湯（けんちゅうとう）
　　＜効能・効果＞
　　　体力虚弱で、ときに胃部に水がたまる感じのするものの次の諸症：慢性胃炎、腹痛
88．甲字湯（こうじとう）
　　＜効能・効果＞
　　　比較的体力があり、ときに下腹部痛、肩こり、頭重、めまい、のぼせて足冷えなどを訴えるものの次の諸症：月経不順、月経異常、月経痛、更年期障害、血の道症、肩こり、めまい、頭重、打ち身（打撲傷）、しもやけ、しみ
89．香砂平胃散（こうしゃへいいさん）
　　＜効能・効果＞
　　　体力中等度で、食べ過ぎて胃がもたれる傾向のあるものの次の諸症：食欲異状、食欲不振、急・慢性胃炎、消化不良
90．香砂養胃湯（こうしゃよういとう）
　　＜効能・効果＞
　　　体力虚弱なものの次の諸症：胃弱、胃腸虚弱、慢性胃腸炎、食欲不振
91．香砂六君子湯（こうしゃりっくんしとう）
　　＜効能・効果＞
　　　体力中等度以下で、気分が沈みがちで頭が重く、胃腸が弱く、食欲がなく、みぞおちがつかえて疲れやすく、貧血性で手足が冷えやすいものの次の諸症：胃炎、胃腸虚弱、胃下垂、消化不良、食欲不振、胃痛、嘔吐
92．香蘇散（方剤の解説参照）
93．厚朴生姜半夏人参甘草湯（こうぼくしょうきょうはんげにんじんかんぞうとう）
　　＜効能・効果＞
　　　体力虚弱で、腹部膨満感のあるものの次の諸症：胃腸虚弱、嘔吐
94．枸菊地黄丸（こぎくじおうがん）
　　＜効能・効果＞
　　　体力中等度で、疲れやすく胃腸障害がなく、尿量減少又は多尿で、ときに手足のほてりや口渇があるものの次の諸症：かすみ目、つかれ目、のぼせ、頭重、めまい、排尿困難、頻尿、むくみ、視力低下
95．五虎湯（方剤の解説参照）
96．牛膝散（ごしつさん）
　　＜効能・効果＞
　　　比較的体力があるものの次の諸症：月経困難、月経不順、月経痛
97．五積散（方剤の解説参照）
98．牛車腎気丸（方剤の解説参照）
99．呉茱萸湯（方剤の解説参照）

100．五物解毒湯（ごもつげどくとう）
　＜効能・効果＞
　　体力中等度以上のものの次の諸症：かゆみ、湿疹・皮膚炎
101．五淋散（方剤の解説参照）
102．五苓散（方剤の解説参照）

サ行

103．柴葛解肌湯（さいかつげきとう）
　＜効能・効果＞
　　体力中等度以上で、激しい感冒様症状を示すものの次の諸症：発熱、悪寒、頭痛、四肢の痛み、口渇、不眠、鼻腔乾燥、食欲不振、はきけ、全身倦怠
104．柴葛湯加川芎辛夷（さいかつとうかせんきゅうしんい）
　＜効能・効果＞
　　体力中等度以上のものの次の諸症：慢性に経過した鼻炎、蓄膿症（副鼻腔炎）
105．柴陥湯（方剤の解説参照）
106．柴梗半夏湯（さいきょうはんげとう）
　＜効能・効果＞
　　体力中等度以上で、かぜがこじれたものの次の諸症：腹にひびく強度の咳
107．柴胡加竜骨牡蛎湯（方剤の解説参照）
108．柴胡枳桔湯（さいこききつとう）
　＜効能・効果＞
　　体力中等度以上のものの次の諸症：せき、たん
109．柴胡桂枝乾姜湯（方剤の解説参照）
110．柴胡桂枝湯（方剤の解説参照）
111．柴胡清肝湯（方剤の解説参照）
112．柴胡疎肝湯（さいこそかんとう）
　＜効能・効果＞
　　体力中等度で、胸腹部に重苦しさがあり、ときに頭痛や肩背がこわばるものの次の諸症：腹痛、側胸部痛、神経痛
113．柴芍六君子湯（さいしゃくりっくんしとう）
　＜効能・効果＞
　　体力中等度以下で、神経質であり、胃腸が弱くみぞおちがつかえ、食欲不振、腹痛、貧血、冷えの傾向のあるものの次の諸症：胃炎、胃腸虚弱、胃下垂、消化不良、食欲不振、胃痛、嘔吐、神経性胃炎
114．柴蘇飲（さいそいん）
　＜効能・効果＞
　　体力中等度で、ときに脇腹（腹）からみぞおちあたりにかけて苦しく、やや神経質で気鬱傾向を認めるものの次の諸症：耳鳴り、耳閉感
115．柴朴湯（方剤の解説参照）
116．柴苓湯（方剤の解説参照）
117．左突膏（さとつこう：外用）
　＜効能・効果＞

化膿性のはれもの
118．三黄散（さんおうさん）
　　＜効能・効果＞
　　体力中等度以上で、のぼせ気味で顔面紅潮し、精神不安、みぞおちのつかえ、便秘傾向のあるものの次の諸症：高血圧の随伴症状（のぼせ、肩こり、耳なり、頭重、不眠、不安）、鼻血、痔出血、便秘、更年期障害、血の道症
119．三黄瀉心湯（方剤の解説参照）
120．酸棗仁湯（方剤の解説参照）
121．三物黄芩湯（方剤の解説参照）
122．滋陰降火湯（方剤の解説参照）
123．滋陰至宝湯（方剤の解説参照）
124．紫雲膏（方剤の解説参照）
125．四逆加人参湯（しぎゃくかにんじんとう）
　　＜効能・効果＞
　　体力虚弱あるいは体力が消耗し、貧血気味で手足が冷えるものの次の諸症：感冒、急・慢性胃腸炎、下痢、はきけ、貧血
126．四逆散（方剤の解説参照）
127．四逆湯（しぎゃくとう）
　　＜効能・効果＞
　　体力虚弱あるいは体力が消耗し、手足が冷えるものの次の諸症：感冒、急・慢性胃腸炎、下痢、はきけ
128．四君子湯（方剤の解説参照）
129．滋血潤腸湯（じけつじゅんちょうとう）
　　＜効能・効果＞
　　体力中等度以下で、皮膚にうるおいがないものの次の諸症：便秘、のぼせ、肩こり
130．紫根牡蛎湯（しこんぼれいとう）
　　＜効能・効果＞
　　体力中等度以下のもので、消耗性疾患などに伴うものの次の諸症：乳腺の痛み、痔の痛み、湿疹・皮膚炎、貧血、疲労倦怠
131．梔子豉湯（ししいとう）
　　＜効能・効果＞
　　体力中等度以下で、胸がふさがり苦しく、熱感があるものの次の諸症：不眠、口内炎、舌炎、咽喉炎、湿疹・皮膚炎
132．梔子柏皮湯（方剤の解説参照）
133．滋腎通耳湯（じじんつうじとう）
　　＜効能・効果＞
　　体力虚弱なものの次の諸症：耳鳴り、聴力低下、めまい
134．滋腎明目湯（じじんめいもくとう）
　　＜効能・効果＞
　　体力虚弱なものの次の諸症：目のかすみ、目の疲れ、目の痛み
135．七物降下湯（方剤の解説参照）
136．柿蒂湯（していとう）

＜効能・効果＞
　しゃっくり
137．四物湯（方剤の解説参照）
138．炙甘草湯（方剤の解説参照）
139．芍薬甘草湯（方剤の解説参照）
140．芍薬甘草附子湯（方剤の解説参照）
141．鷓鴣菜湯（三味鷓鴣菜湯）（しゃこさいとう・さんみしゃこさいとう）
　＜効能・効果＞
　　回虫の駆除
142．蛇床子湯（じゃしょうしとう：外用）
　＜効能・効果＞
　　ただれ、かゆみ、たむし
143．十全大補湯（方剤の解説参照）
144．十味敗毒湯（方剤の解説参照）
145．潤腸湯（方剤の解説参照）
146．蒸眼一方（じょうがんいっぽう：外用）
　＜効能・効果＞
　　ものもらい、ただれ目、はやり目
147．生姜瀉心湯（しょうきょうしゃしんとう）
　＜効能・効果＞
　　体力中等度以下で、みぞおちがつかえた感じがあり、はきけやげっぷを伴うものの次の諸症：食欲不振、胸やけ、はきけ、嘔吐、下痢、胃腸炎、口臭
148．小建中湯（方剤の解説参照）
149．小柴胡湯（方剤の解説参照）
150．小柴胡湯加桔梗石膏（方剤の解説参照）
151．小承気湯（しょうじょうきとう）
　＜効能・効果＞
　　比較的体力があり、腹部が張って膨満し、ときに発熱するものの次の諸症：便秘
152．小青竜湯（方剤の解説参照）
153．小青竜湯加杏仁石膏（小青竜湯合麻杏甘石湯）（しょうせいりゅうとうかきょうにんせっこう・しょうせいりゅうとうごうまきょうかんせきとう）
　＜効能・効果＞
　　体力中等度で、せきが出て、のどの渇きがあるものの次の諸症：気管支ぜんそく、小児ぜんそく、せき
154．小青竜湯加石膏（しょうせいりゅうとうかせっこう）
　＜効能・効果＞
　　体力中等度で、うすい水様のたんを伴うせきや鼻水が出て、のどの渇きがあるものの次の諸症：気管支炎、気管支ぜんそく、鼻炎、アレルギー性鼻炎、むくみ、感冒
155．小続命湯（しょうぞくめいとう）
　＜効能・効果＞
　　体力中等度以下のものの次の諸症：しびれ、筋力低下、気管支喘息、気管支炎
156．椒梅湯（しょうばいとう）

＜効能・効果＞
　　　回虫の駆除
157．小半夏加茯苓湯（方剤の解説参照）
158．消風散（方剤の解説参照）
159．升麻葛根湯（方剤の解説参照）
160．逍遙散（八味逍遙散）（しょうようさん・はちみしょうようさん）
　　＜効能・効果＞
　　　体力中等度以下で、肩がこり、疲れやすく精神不安などの精神神経症状、ときに便秘の傾向あるものの次の諸症：冷症、虚弱体質、月経不調、月経困難、更年期障害、血の道症、不眠症、神経症
161．四苓湯（方剤の解説参照）
162．辛夷清肺湯（方剤の解説参照）
163．秦艽羌活湯（じんぎょうきょうかつとう）
　　＜効能・効果＞
　　　体力中等度なものの次の諸症：かゆみのある痔疾
164．秦艽防風湯（じんぎょうぼうふうとう）
　　＜効能・効果＞
　　　体力中等度で、便秘傾向があるものの次の諸症：痔核で排便痛のあるもの
165．神仙太乙膏（しんせんたいいつこう：外用）
　　＜効能・効果＞
　　　切り傷、かゆみ、虫刺され、軽いとこずれ、やけど
166．参蘇飲（方剤の解説参照）
167．神秘湯（方剤の解説参照）
168．真武湯（方剤の解説参照）
169．参苓白朮散（じんりょうびゃくじゅつさん）
　　＜効能・効果＞
　　　体力虚弱で、胃腸が弱く、痩せて顔色が悪く、食欲がなく下痢が続く傾向があるものの次の諸症：食欲不振、慢性下痢、病後の体力低下、疲労倦怠、消化不良、慢性胃腸炎
170．清肌安蛔湯（せいきあんかいとう）
　　＜効能・効果＞
　　　体力中等度で、ときに脇腹（腹）からみぞおちあたりにかけて苦しく、食欲不振や口の苦味があり、舌に白苔がつくものの次の諸症：回虫の駆除
171．清湿化痰湯（せいしつかたんとう）
　　＜効能・効果＞
　　　体力中等度以下で、背中に冷感があり痛みがあるものの次の諸症：神経痛、関節痛、筋肉痛
172．清上蠲痛湯（駆風触痛湯）（せいじょうけんつうとう・くふうしょくつうとう）
　　＜効能・効果＞
　　　体力にかかわらず使用でき、慢性化した痛みのあるものの次の諸症：顔面痛、頭痛
173．清上防風湯（方剤の解説参照）
174．清暑益気湯（方剤の解説参照）
175．清心蓮子飲（方剤の解説参照）
176．清熱補気湯（せいねつほきとう）

＜効能・効果＞
　　　体力中等度以下で、胃腸が弱いものの次の諸症：口内炎、口腔や舌の荒れ・痛み、口の渇き・乾燥
177．清熱補血湯（せいねつほけつとう）
　　＜効能・効果＞
　　　体力中等度以下で、胃腸障害はなく、貧血気味で皮膚が乾燥しているものの次の諸症：口内炎、口腔や舌の荒れ・痛み、口の渇き・乾燥
178．清肺湯（方剤の解説参照）
179．折衝飲（せっしょういん）
　　＜効能・効果＞
　　　体力中等度以上で、下腹部痛があるものの次の諸症：月経不順、月経痛、月経困難、神経痛、腰痛、肩こり
180．洗肝明目湯（せんかんめいもくとう）
　　＜効能・効果＞
　　　体力中等度のものの次の諸症：目の充血、目の痛み、目の乾燥
181．川芎茶調散（方剤の解説参照）
182．千金鶏鳴散（せんきんけいめいさん）
　　＜効能・効果＞
　　　打撲のはれと痛み
183．千金内托散（せんきんないたくさん）
　　＜効能・効果＞
　　　体力虚弱で、患部が化膿するものの次の諸症：化膿性皮膚疾患の初期、痔、軽い床ずれ
184．喘四君子湯（ぜんしくんしとう）
　　＜効能・効果＞
　　　体力虚弱で、胃腸の弱いものの次の諸症：気管支喘息、息切れ
185．銭氏白朮散（ぜんしびゃくじゅつさん）
　　＜効能・効果＞
　　　体力虚弱で、嘔吐や下痢があり、ときに口渇や発熱があるものの次の諸症：感冒時の嘔吐・下痢、小児の消化不良
186．続命湯（ぞくめいとう）
　　＜効能・効果＞
　　　体力中等度以上のものの次の諸症：しびれ、筋力低下、高血圧に伴う症状（めまい、耳鳴り、肩こり、頭痛、頭重、頭部圧迫感）、気管支炎、気管支ぜんそく、神経痛、関節のはれや痛み、頭痛、むくみ
187．疎経活血湯（方剤の解説参照）
188．蘇子降気湯（そしこうきとう）
　　＜効能・効果＞
　　　体力虚弱で、足冷えや顔ののぼせがあり、息苦しさのあるものの次の諸症：慢性気管支炎、気管支ぜんそく

タ行

189．大黄甘草湯（方剤の解説参照）

190．大黄附子湯（だいおうぶしとう）
　＜効能・効果＞
　　体力中等度以下で、冷えて、ときに便秘するものの次の諸症：腹痛、神経痛、便秘
191．大黄牡丹皮湯（方剤の解説参照）
192．大建中湯（方剤の解説参照）
193．大柴胡湯（方剤の解説参照）
194．大柴胡湯去大黄（方剤の解説参照）
195．大半夏湯（だいはんげとう）
　＜効能・効果＞
　　体力中等度以下で、みぞおちがつかえた感じがあるものの次の諸症：嘔吐、むかつき、はきけ、悪心
196．大防風湯（方剤の解説参照）
197．沢瀉湯（たくしゃとう）
　＜効能・効果＞
　　めまい、頭重
198．竹茹温胆湯（方剤の解説参照）
199．竹葉石膏湯（ちくようせっこうとう）
　＜効能・効果＞
　　体力虚弱で、かぜが治りきらず、痰がきれにくく、ときに熱感、強いせきこみ、口が渇くものの次の諸症：からぜき、気管支炎、気管支ぜんそく、口渇、軽い熱中症
200．治打撲一方（方剤の解説参照）
201．治頭瘡一方（方剤の解説参照）
202．治頭瘡一方去大黄（ちづそういっぽうきょだいおう）
　＜効能・効果＞
　　体力中等度以下で、下痢傾向があるものの顔面、頭部などの皮膚疾患で、ときにかゆみ、分泌物があるものの次の諸症：湿疹・皮膚炎、乳幼児の湿疹・皮膚炎
203．知柏地黄丸（ちばくじおうがん）
　＜効能・効果＞
　　体力中等度以下で、疲れやすく胃腸障害がなく、口渇があるものの次の諸症：顔や四肢のほてり、排尿困難、頻尿、むくみ
204．中黄膏（ちゅうおうこう：外用）
　＜効能・効果＞
　　急性化膿性皮膚疾患（はれもの）の初期、うち身、捻挫
205．中建中湯（ちゅうけんちゅうとう）
　＜効能・効果＞
　　体力中等度以下で、腹痛を伴うものの次の諸症：慢性胃炎、下痢、便秘
206．調胃承気湯（方剤の解説参照）
207．丁香柿蒂湯（ちょうこうしていとう）
　＜効能・効果＞
　　体力中等度以下のものの次の諸症：しゃっくり、胃腸虚弱
208．釣藤散（方剤の解説参照）
209．猪苓湯（方剤の解説参照）

210．猪苓湯合四物湯（方剤の解説参照）
211．通導散（方剤の解説参照）
212．定悸飲（ていきいん）
　　＜効能・効果＞
　　　体力中等度で、ときにめまい、ふらつき、のぼせがあるものの次の諸症：動悸、不安神経症
213．桃核承気湯（方剤の解説参照）
214．当帰飲子（方剤の解説参照）
215．当帰建中湯（方剤の解説参照）
216．当帰散（とうきさん）
　　＜効能・効果＞
　　　体力中等度以下のものの次の諸症：産前産後の障害（貧血、疲労倦怠、めまい、むくみ）
217．当帰四逆加呉茱萸生姜湯（方剤の解説参照）
218．当帰四逆湯（とうきしぎゃくとう）
　　＜効能・効果＞
　　　体力中等度以下で、手足が冷えて下腹部が痛くなりやすいものの次の諸症：しもやけ、下腹部痛、腰痛、下痢、月経痛、冷え症
219．当帰芍薬散（方剤の解説参照）
220．当帰芍薬散加黄耆釣藤（とうきしゃくやくさんかおうぎちょうとう）
　　＜効能・効果＞
　　　体力虚弱で、血圧が高く、冷え症で貧血の傾向があり、疲労しやすく、ときに下腹部痛、頭重、めまい、肩こり、耳鳴り、動悸などを訴えるものの次の諸症：高血圧の随伴症状（のぼせ、肩こり、耳鳴り、頭重）
221．当帰芍薬散加人参（とうきしゃくやくさんかにんじん）
　　＜効能・効果＞
　　　体力虚弱で胃腸が弱く、冷え症で貧血の傾向があり、疲労しやすく、ときに下腹部痛、頭重、めまい、肩こり、耳鳴り、動悸などを訴えるものの次の諸症：月経不順、月経異常、月経痛、更年期障害、産前産後あるいは流産による障害（貧血、疲労倦怠、めまい、むくみ）、めまい、立ちくらみ、頭重、肩こり、腰痛、足腰の冷え症、しもやけ、むくみ、しみ、耳鳴り
222．当帰芍薬散加附子（方剤の解説参照）
223．当帰湯（方剤の解説参照）
224．当帰貝母苦参丸料（とうきばいもくじんがんりょう）
　　＜効能・効果＞
　　　体力中等度以下のものの次の諸症：小便がしぶって出にくいもの、排尿困難
225．独活葛根湯（どっかつかっこんとう）
　　＜効能・効果＞
　　　体力中等度又はやや虚弱なものの次の諸症：四十肩、五十肩、寝ちがえ、肩こり
226．独活湯（どっかつとう）
　　＜効能・効果＞
　　　体力中等なものの次の諸症：腰痛、手足の屈伸痛

ナ行

227．二朮湯（方剤の解説参照）

228．二陳湯（方剤の解説参照）
229．女神散（安栄湯）（方剤の解説参照）
230．人参湯（理中丸）（方剤の解説参照）
231．人参養栄湯（方剤の解説参照）

(ハ行)
232．排膿散（はいのうさん）
　<効能・効果>
　　体力中等度以下で、患部が化膿するものの次の諸症：化膿性皮膚疾患の初期又は軽いもの、歯肉炎、扁桃炎
233．排膿散及湯（方剤の解説参照）
234．排膿湯（はいのうとう）
　<効能・効果>
　　体力中等度以上で、患部が化膿するものの次の諸症：化膿性皮膚疾患・歯肉炎・扁桃炎の初期又は軽いもの
235．麦門冬湯（方剤の解説参照）
236．八解散（はちげさん）
　<効能・効果>
　　体力虚弱で、胃腸が弱いものの次の諸症：発熱、下痢、嘔吐、食欲不振のいずれかを伴う感冒
237．八味地黄丸（方剤の解説参照）
238．八味疝気方（はちみせんきほう）
　<効能・効果>
　　体力中等度以上で、冷えがあるものの次の諸症：下腹部の痛み、腰痛、こむら返り、月経痛
239．半夏厚朴湯（方剤の解説参照）
240．半夏散及湯（はんげさんきゅうとう）
　<効能・効果>
　　のどの痛み、扁桃炎、のどのあれ、声がれ
241．半夏瀉心湯（方剤の解説参照）
242．半夏白朮天麻湯（方剤の解説参照）
243．白朮附子湯（びゃくじゅつぶしとう）
　<効能・効果>
　　体力虚弱で、手足が冷え、ときに頻尿があるものの次の諸症：筋肉痛、関節のはれや痛み、神経痛、しびれ、めまい、感冒
244．白虎加桂枝湯（びゃっこかけいしとう）
　<効能・効果>
　　体力中等度以上で、熱感、口渇、のぼせがあるものの次の諸症：のどの渇き、ほてり、湿疹・皮膚炎、皮膚のかゆみ
245．白虎加人参湯（方剤の解説参照）
246．白虎湯（びゃっことう）
　<効能・効果>
　　体力中等度以上で、熱感、口渇があるものの次の諸症：のどの渇き、ほてり、湿疹・皮膚炎、

皮膚のかゆみ

247．不換金正気散（ふかんきんしょうきさん）

　＜効能・効果＞

　　体力中等度で、胃がもたれて食欲がなく、ときにはきけがあるものの次の諸症：急・慢性胃炎、胃腸虚弱、消化不良、食欲不振、消化器症状のある感冒

248．伏龍肝湯（ぶくりゅうかんとう）

　＜効能・効果＞

　　つわり、悪心、嘔吐

249．茯苓飲（方剤の解説参照）

250．茯苓飲加半夏（ぶくりょういんかはんげ）

　＜効能・効果＞

　　体力中等度以下で、はきけや胸やけが強く、上腹部膨満間があり尿量減少するものの次の諸症：胃炎、神経性胃炎、胃腸虚弱、胸やけ

251．茯苓飲合半夏厚朴湯（方剤の解説参照）

252．茯苓杏仁甘草湯（ぶくりょうきょうにんかんぞうとう）

　＜効能・効果＞

　　体力中等度以下で、胸につかえがあるものの次の諸症：息切れ、胸の痛み、気管支ぜんそく、せき、動悸

253．茯苓四逆湯（ぶくりょうしぎゃくとう）

　＜効能・効果＞

　　体力虚弱あるいは体力が消耗し、手足が冷えるものの次の諸症：倦怠感、急・慢性胃腸炎、下痢、はきけ、尿量減少

254．茯苓沢瀉湯（ぶくりょうたくしゃとう）

　＜効能・効果＞

　　体力中等度以下で、胃のもたれ、悪心、嘔吐のいずれかがあり、渇きを覚えるものの次の諸症：胃炎、胃腸虚弱

255．附子粳米湯（ぶしこうべいとう）

　＜効能・効果＞

　　体力虚弱で、腹部が冷えて痛み、腹が鳴るものの次の諸症：胃痛、腹痛、嘔吐、急性胃腸炎

256．附子理中湯（方剤の解説参照）

257．扶脾生脈散（ふひしょうみゃくさん）

　＜効能・効果＞

　　体力中等度以下で、出血傾向があり、せき、息切れがあるものの次の諸症：鼻血、歯肉からの出血、痔出血、気管支炎

258．分消湯（実脾飲）（ぶんしょうとう・じっぴいん）

　＜効能・効果＞

　　体力中等度以上で、尿量が少なくて、ときにみぞおちがつかえて便秘の傾向のあるものの次の諸症：むくみ、排尿困難、腹部膨満感

259．平胃散（方剤の解説参照）

260．防已黄耆湯（方剤の解説参照）

261．防已茯苓湯（ぼういぶくりょうとう）

　＜効能・効果＞

体力中等度以下で、手足のむくみや冷えやすい傾向のあるものの次の諸症：手足の疼痛・しびれ感、むくみ、めまい、慢性下痢

262．防風通聖散（方剤の解説参照）
263．補気健中湯（補気建中湯）（ほきけんちゅうとう）
　＜効能・効果＞
　　体力虚弱で、胃腸が弱いものの次の諸症：腹部膨満間、むくみ
264．補中益気湯（方剤の解説参照）
265．補肺湯（ほはいとう）
　＜効能・効果＞
　　体力中等度以下のものの次の諸症：せき、しわがれ声
266．補陽還五湯（ほようかんごとう）
　＜効能・効果＞
　　体力虚弱なものの次の諸症：しびれ、筋力低下、頻尿、軽い尿もれ
267．奔豚湯（金匱要略）（ほんとんとう・きんきようりゃく）
　＜効能・効果＞
　　体力中等度で、下腹部から動悸が胸やのどに突き上げる感じがするものの次の諸症：発作性の動悸、不安神経症
268．奔豚湯（肘后方）（ほんとんとう・ちゅうごほう）
　＜効能・効果＞
　　体力中等度以下で、下腹部から動悸が胸やのどに突き上げる感じがするものの次の諸症：発作性の動悸、不安神経症

マ行

269．麻黄湯（方剤の解説参照）
270．麻黄附子細辛湯（方剤の解説参照）
271．麻杏甘石湯（方剤の解説参照）
272．麻杏薏甘湯（方剤の解説参照）
273．麻子仁丸（方剤の解説参照）
274．味麦地黄丸（みばくじおうがん）
　＜効能・効果＞
　　体力中等以下で、疲れやすく胃腸障害がなく、ときにせき、口渇があるものの次の諸症：下肢痛、腰痛、しびれ、高齢者のかすみ目、かゆみ、排尿困難、頻尿、むくみ、息切れ、からぜき
275．明朗飲（めいろういん）
　＜効能・効果＞
　　体力中等度で、ときにめまい、ふらつき、動悸があるものの次の諸症：急・慢性結膜炎、目の充血、流涙（なみだ）
276．木防已湯（方剤の解説参照）

ヤ行

277．楊柏散（ようはくさん：外用）
　＜効能・効果＞

捻挫、打撲

278．薏苡仁湯（方剤の解説参照）

279．薏苡附子敗醤散（よくいぶしはいしょうさん）
　＜効能・効果＞
　　体力虚弱なものの次の諸症：熱を伴わない下腹部の痛み、湿疹・皮膚炎、肌あれ、いぼ

280．抑肝散（方剤の解説参照）

281．抑肝散加芍薬黄連（よくかんさんしゃくやくおうれん）
　＜効能・効果＞
　　体力中等度以上をめやすとして、神経のたかぶりが強く、怒りやすい、イライラなどがあるものの次の諸症：神経症、不眠症、小児夜泣き、小児疳症（神経過敏）、歯ぎしり、更年期障害、血の道症

282．抑肝散加陳皮半夏（方剤の解説参照）

ラ行

283．六君子湯（方剤の解説参照）

284．立効散（方剤の解説参照）

285．竜胆瀉肝湯（方剤の解説参照）

286．苓甘姜味辛夏仁湯（方剤の解説参照）

287．苓姜朮甘湯（方剤の解説参照）

288．苓桂甘棗湯（りょうけいかんそうとう）
　＜効能・効果＞
　　体力中等度以下で、のぼせや動悸があり神経がたかぶるものの次の諸症：動悸、精神不安

289．苓桂朮甘湯（方剤の解説参照）

290．苓桂味甘湯（りょうけいみかんとう）
　＜効能・効果＞
　　体力中等度以下で、手足が冷えて顔が赤くなるものの次の諸症：のぼせ、動悸、からぜき、のどのふさがり感、耳のふさがり感

291．麗沢通気湯（れいたくつうきとう）
　＜効能・効果＞
　　体力中等度のものの次の諸症：味覚異常、味覚障害

292．麗沢通気湯加辛夷（れいたくつうきとうかしんい）
　＜効能・効果＞
　　体力中等度のものの次の諸症：味覚異常、味覚障害、鼻づまり、アレルギー性鼻炎、慢性鼻炎、蓄膿症（副鼻腔炎）

293．連珠飲（れんじゅいん）
　＜効能・効果＞
　　体力中等度又はやや虚弱で、ときにのぼせ、ふらつきがあるものの次の諸症：更年期障害、たちくらみ、めまい、動悸、息切れ、貧血

294．六味丸（六味地黄丸）（方剤の解説参照）

③薬局製剤

　薬局製剤とは、薬局にて製造販売できる医薬品であり、漢方製剤として192品目が承認されている。薬局製剤の特徴は、原料の取り揃え、製造、情報提供、販売後の使用状況に至るまで、全過程に薬剤師が関わる医薬品であり、「薬剤師の顔の見える医薬品」として、薬剤師と国民との信頼関係を構築できるものである。特に漢方製剤では、原料生薬の品質により治療効果を高めることが可能であり、薬局独自の治療薬としての役割を担っている製剤でもある。

3-3　医療用漢方製剤の出典別分類

　医療用漢方製剤の出典を見てみると、中国書籍を出典とする方剤を古方と後世方、さらに日本の書籍を出典とする方剤に分類できる（図2-13）。『傷寒論』と『金匱要略』を出典とする方剤を古方とし、その他の中国書籍を出典とする方剤を後世方とした。

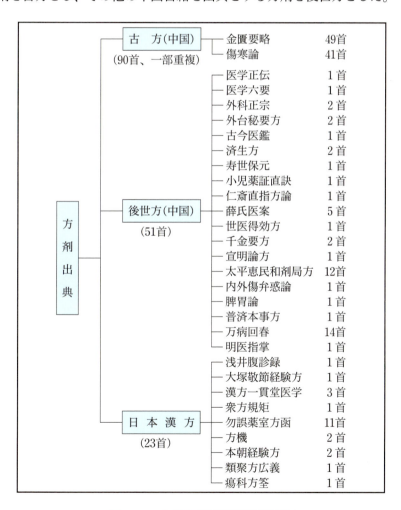

図2-13　医療用漢方製剤出典書籍

医療用漢方製剤中『傷寒論』と『金匱要略』を出典とする方剤はこの二書で半数以上を占めており、また小柴胡湯や八味地黄丸のような重要方剤が多く含まれている。改めて日本漢方における『傷寒論』および『金匱要略』の重要性が出典によって示されている。

後世方の出典書籍としては『万病回春』が14首と最も多く、本書には温清飲、荊芥連翹湯などの方剤が含まれている。次に多く出典されている書籍は『太平恵民和剤局方』の12首で、十全大補湯や清心蓮子飲などの重要な方剤が含まれており、また本書の『局方』とは国家が定めた薬物書の意味であり、『日本薬局方』の命名の由来本とされている。さらに『薛氏医案』には5首が出典となっており、加味逍遙散や帰脾湯、抑肝散などの方剤が含まれている。その他の書籍からは1～2首が出典となっている。

日本漢方の出典書籍は『勿誤薬室方函』からの出典が11首と最も多く、本書には安中散、乙字湯、九味檳榔湯などの方剤が含まれている。また葛根湯加川芎辛夷と柴朴湯の2首は近年の日本において経験的に用いられてきた方剤であり、このような方剤を「本朝経験方」と呼ぶ（表2-21）。

3-4　指標成分

医療用漢方製剤と湯剤との同等性を目的として、またロット間のばらつきを防ぐために、「医療用漢方製剤の取り扱い」では次のように定められている。

①エキス又は最終製品と湯剤との同等性を確保するための指標となる成分を含有する生薬については当該指標成分の定量を行うこと。

②原則として2指標成分以上について実施することとするが、なるべく多くの成分について検討することが望ましい。

以上を踏まえて、医療用漢方製剤は成分定量が可能な生薬を対象として、少なくとも2種類以上の指標成分が測定されている（表2-22）。ただし、これらの指標成分が該当方剤の薬効を判断する上では必ずしも満足するものではないが、指標成分を測定することは品質のばらつきを防ぎ、湯剤との同等性を示す指標としては意義がある。

表 2-21　医療用漢方製剤出典による分類

ア行

浅井腹診録(18c頃　江戸、浅井南溟)　1首
　抑肝散加陳皮半夏
医学正伝(1515　明、虞摶)　1首
　六君子湯
医学六要(1644頃　張三錫)　1首
　清暑益気湯
大塚敬節経験方　1首
　七物降下湯

カ行

漢方一貫堂医学　3首
　荊芥連翹湯　　　柴胡清肝湯　　　竜胆瀉肝湯
金匱要略(200頃　漢、張仲景)　49首
茵蔯蒿湯	茵蔯五苓散	温経湯	越婢加朮湯
黄耆建中湯	葛根湯	甘麦大棗湯	桔梗湯
芎帰膠艾湯	桂枝湯	桂枝加黄耆湯	桂枝加竜骨牡蛎湯
桂枝茯苓丸	桂芍知母湯	呉茱萸湯	五苓散
柴胡桂枝乾姜湯	柴胡桂枝湯	三黄瀉心湯	酸棗仁湯
三物黄芩湯	炙甘草湯	小建中湯	小柴胡湯
小青竜湯	小半夏加茯苓湯	大黄甘草湯	大黄牡丹皮湯
大建中湯	大柴胡湯	大承気湯	猪苓湯
当帰建中湯	当帰芍薬散	人参湯	麦門冬湯
八味地黄丸	半夏厚朴湯	半夏瀉心湯	白虎加人参湯
茯苓飲	防已黄耆湯	麻杏甘石湯	麻杏薏甘湯
麻子仁丸	木防已湯	苓甘姜味辛夏仁湯	苓姜朮甘湯
苓桂朮甘湯			

(下線は『傷寒論』と重複する方剤)

外科正宗(1617　明、陳実功)　2首
　紫雲膏　　　消風散
外台秘要方(753　唐、王燾)　2首
　黄連解毒湯　　　桔梗湯
古今医鑑(1500頃　明、龔廷賢)　1首
　胃苓湯

サ行

済生方(1253　宋、厳用和)　2首
　牛車腎気丸　　　当帰飲子
衆方規矩(1636　江戸、曲直瀬道三)　1首
　立効散
寿世保元(1615　明、龔廷賢)　1首
　竹筎温胆湯
春林軒膏方便覧(1800頃　江戸、華岡青州)　1首
　紫雲膏
傷寒論(200頃　漢、張仲景)　41首
茵蔯蒿湯	黄芩湯	黄連湯	葛根湯
甘草湯	桔梗湯	桂枝湯	桂枝加葛根湯
桂枝加厚朴杏仁湯	桂枝加芍薬湯	桂枝加芍薬大黄湯	桂枝人参湯
桂麻各半湯	呉茱萸湯	五苓散	柴胡加竜骨牡蛎湯
柴胡桂枝乾姜湯	柴胡桂枝湯	四逆散	梔子柏皮湯
炙甘草湯	芍薬甘草湯	芍薬甘草附子湯	小建中湯
小柴胡湯	小青竜湯	真武湯	大柴胡湯
大承気湯	調胃承気湯	猪苓湯	桃核承気湯
当帰四逆加呉茱萸生姜湯		人参湯	半夏瀉心湯

<u>白虎加人参湯</u>　　　麻黄湯　　　　　麻黄附子細辛湯　　<u>麻杏甘石湯</u>
<u>麻子仁丸</u>　　　<u>苓桂朮甘湯</u>　　　　　　　　（下線は『金匱要略』と重複する方剤）

小児薬証直訣（1119　宋、銭乙）　1首
　六味丸

仁斎直指方論（1125　宋、楊士瀛）　1首
　附子理中湯

薛氏医案（1550頃　明、薛己）　5首
　加味帰脾湯　　　加味逍遙散　　　帰脾湯　　　　　抑肝散
　竜胆瀉肝湯

世医得効方（1337　元、危亦林）　1首
　柴苓湯

千金要方（655頃　唐、孫思邈）　2首
　腸癰湯　　　　　当帰湯

宣明論方（1172　金、劉完素）　1首
　防風通聖散

タ行

太平恵民和剤局方（1107　宋、陳師文等）　12首
　香蘇散　　　　　五積散　　　　　四君子湯　　　　四物湯
　十全大補湯　　　参蘇飲　　　　　清心蓮子飲　　　川芎茶調散
　大防風湯　　　　二陳湯　　　　　人参養栄湯　　　平胃散

ナ行

内外傷弁惑論（1247　李東垣）　1首
　補中益気湯

ハ行

脾胃論（1249　宋、李東垣）　1首
　半夏白朮天麻湯

普済本事方（12c頃　宋、許叔微）　1首
　釣藤散

勿誤薬室方函（1877　明治、浅田宗伯）　11首
　安中散　　　　　乙字湯　　　　　九味檳榔湯　　　五虎湯
　柴陥湯　　　　　辛夷清肺湯　　　神秘湯　　　　　治打撲一方
　治頭瘡一方　　　女神散　　　　　排膿散及湯

方機（1811　江戸、吉益東洞）　2首
　桂枝加朮附湯　　桂枝加苓朮附湯

本朝経験方　2首
　葛根湯加川芎辛夷　　柴朴湯

マ行

万病回春（1587　明、龔廷賢）　14首
　温清飲　　　　　芎帰調血飲　　　荊芥連翹湯　　　啓脾湯
　五淋散　　　　　滋陰降火湯　　　滋陰至宝湯　　　潤腸湯
　升麻葛根湯　　　清上防風湯　　　清肺湯　　　　　疎経活血湯
　通導散　　　　　二朮湯

明医指掌（1622　明、皇甫中）　1首
　薏苡仁湯

ヤ行

瘍科方筌（18c頃　江戸、華岡青洲）　1首
　十味敗毒湯

ラ行

類聚方広義（1856　江戸、尾台榕堂）　1首
　葛根加朮附湯

（北里大学東洋医学総合研究所薬剤部編『漢方処方集』より）

表2-22 医療用漢方製剤指標成分

黄　芩：バイカリン		蘇　葉：ロズマリン	
黄　柏：ベルベリン		大　黄：センノシドA、レイン	
黄　連：ベルベリン		釣藤鈎：リンコフィリン、ヒルスチン	
乾　姜：[6]-ショーガオール		陳　皮：ヘスペリジン	
甘　草：グリチルリチン酸		桃　仁：アミグダリン	
桂　皮：(E)-ケイ皮酸		人　参：ギンセノシド Rb_1	
厚　朴：マグノロール、ロズマリン		白　朮：アトラクチレノリドⅢ	
柴　胡：サイコサポニン b_2		附　子：ベンゾイルメサコニン、アニソイルアコニン、ベンゾイルヒパコニン	
山梔子：ゲニポシド			
山茱萸：ロガニン			
辛　夷：マグノフロリン		防　已：シノメニン	
生　姜：ギンゲロール		麻　黄：エフェドリン、プソイドエフェドリン	
川　芎：(E)-フェルラ酸			
蒼　朮：アトラクチロジン			

(『第十七改正日本薬局方』より)

標治と本治　　コラム6

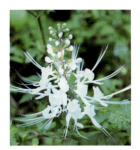

　漢方薬の治療法には標治と本治の考え方がある。標治とは表面的に現れている症状（痛み、便秘、発熱など）を取り除くことが目的となる。一方、本治とはそのような発現症状の原因となる根本的な治療を意味する。一概にはいえないが、西洋医学は標治を、漢方医学では本治を目標とすることが多い。

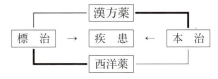

第3章 漢方薬の調剤と服薬指導

1. 調剤・服用方法

1-1 剤形の種類

　漢方薬には古くから様々な剤形が工夫され、治療に応用されている。近年になって新たにエキス製剤が開発され、利用が簡便なことにより漢方薬の普及が飛躍的に伸びている（**表3-1、写真3-1**）。しかし、一方で刻み生薬を用いた煎じ薬のような従来の剤形が見直されている面も否定できない。煎じ薬やエキス剤などの剤形にはそれぞれ特徴があり、患者の治療や服薬指導を行う場合には、患者の服用可能な方法などを考慮した剤形が選択されなければならない（図3-1、表3-2）。

表3-1　漢方薬の剤形の種類

従来の剤形	煎剤（湯液、煎じ薬）、丸剤、散剤、膏剤、外用剤（軟膏、洗浄剤、含嗽剤）
新しい剤形	エキス剤（顆粒、細粒）、錠剤、カプセル剤、濃縮エキス剤

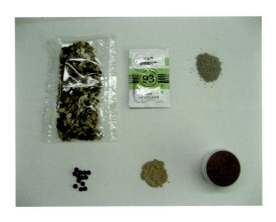

写真3-1　漢方薬の剤形
上段：煎じ薬（一般にはティーパック包装）、ヒート包装エキス剤、エキス剤（顆粒）
下段：丸剤、散剤、軟膏

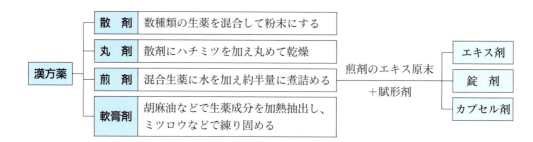

図3-1　漢方薬の剤形

表3-2　煎じ薬とエキス剤の比較

	煎じ薬	エキス剤
長所	①生薬の加減により個々の体質にあった煎じ薬の調剤が可能である。 ②精油や瀉下成分などを含む生薬の煎出方法（加熱時間）を調節できる。 ③処方によっては、服用効果だけでなく、香りや味によって治療効果を高める。 ④煎じるのが不便であるが、患者の病気に対する治療意欲を高める。 ⑤構成生薬の監査が容易である。 ⑥薬の分量が増えても、1日の服用量はあまり変わらない。	①携帯が便利で長期保存ができる。 ②苦い味の薬でも煎じ薬に比べて飲みやすい。 ③服用しにくい場合はオブラートのようなものも利用できる。 ④薬がかさばらず調剤が容易である。 ⑤含有成分が比較的均一である。
短所	①煎じるのが不便で、時間がかかり、煩雑である。 ②処方によっては苦みが強く、煎じ薬特有の味や匂いで服用困難なことがある。 ③長期保存が不可能で腐ることもある（レトルトパックは長期保存可能）。 ④薬の量が多くてかさばる。 ⑤調剤に時間がかかる。 ⑥保存状態が悪いと虫やカビが発生する。	①処方構成が変えられない。 ②どのような品質の生薬を使用しているか把握できない。 ③合方時、重複生薬の分量を減量できない。 ④構成生薬の監査ができない。 ⑤漢方薬の原末よりも多く賦形剤が含まれている方剤が多い。 ⑥開封時湿気を吸いやすい。 ⑦同一方剤であっても構成生薬の内容や分量が製薬会社によって異なる。

1-2　処方箋の記載方法および約束事項

（北里大学東洋医学総合研究所『漢方処方集』基準、一部改変）

1-2-1　引用処方集

処方箋に用いる処方は下記のいずれかによる。

　　①『漢方処方集』
　　②『大塚・矢数経験漢方処方分量集』

③上記処方集に収載されていない処方は、構成生薬と分量をすべて記載し、［　］で囲んで記入する。

　　例①の場合　　Rp　補中益気湯：『漢方処方集』基準（表3-3）
　　　②の場合　　Rp　阿膠附子湯：『大塚・矢数経験漢方処方分量集』基準
　　　③の場合　　Rp　［黄連　　2.0
　　　　　　　　　　　 黄柏　　2.0
　　　　　　　　　　　 石膏　　20.0］

　①②は各処方集に記載されている内容に準じて調剤を行い、③の場合は処方箋に記載されている生薬のみの調剤を行う。数字は煎じ薬1日分量のg数を表記している。

表3-3　『漢方処方集』の使用例

```
　　　　　　　　　処　方　内　容
　　①263　　②補中益気湯
　　③エ　　　　　　　　④内外傷弁惑論・脾胃論
　　⑤黄耆　4.0　　　柴胡　2.0
　　　人参　4.0　　　甘草　1.5
　　　白朮　4.0　　　升麻　1.0
　　　当帰　3.0　　　生姜　0.5
　　　陳皮　2.0　　　　　　　　⑥10品目
　　　大棗　2.0　　　　　　　　⑦24.0g
　　⑧〈参考〉・原典では陳皮ではなく橘皮であり、大棗・生姜は入ら
　　　　　　　ない。
　　　　　　・別名：医王湯
```

①処方No.　　②処方名　　③エキス剤の在庫あり　　④出典書籍名
⑤構成生薬と分量　⑥生薬の品目数　⑦1日分の合計分量　⑧参考事項

I-2-2　出典の記載

　同一処方名で出典が2種類以上収載されている処方は処方箋に出典を明記する。
　　例『漢方処方集』に収載された出典が2種類ある処方
　　　　①桔梗湯　　　　　（傷寒論・外台秘要方）
　　　　②荊芥連翹湯　　　（万病回春・一貫堂医学）
　　　　③柴胡疎肝湯　　　（医学統旨・一貫堂医学）
　　　　④托裏消毒飲（たくりしょうどくいん）（外科正宗・万病回春）
　　　　⑤奔豚湯（ほんとんとう）（金匱要略・肘後備急方）
　　　　⑥薏苡仁湯　　　　（明医指掌・勿誤薬室方函）
　　　　⑦竜胆瀉肝湯　　　（薛氏医案・一貫堂医学）

1-2-3 「料」の意味

散剤、丸剤を煎じ薬として用いる場合は処方名の末尾に「料」を記載する。

例①安中散料　②加味逍遙散料　③桂枝茯苓丸料
　　④当帰芍薬散料　⑤八味丸料　など

1-2-4 構成生薬分量の変更

処方中の生薬分量を加減する場合は、生薬名と分量を（　）で囲んで記載する。

例 Rp 柴胡桂枝湯（芍薬6　大棗6）：芍薬と大棗を2gから6gに増量する。
　　Rp 清心蓮子飲（甘草1.0）　　：甘草1.5gを1gに減量する。

1-2-5 生薬の去加

基本処方から構成生薬を除く場合は、去生薬名を記載する。生薬を加味する場合は、加味生薬名と分量を記載する。

例 Rp 小柴胡湯加牡蛎3：小柴胡湯に牡蛎3gを加える。
　　Rp 小柴胡湯去生姜　：小柴胡湯の構成生薬から生姜を除く。

1-2-6 合方について

合方の場合、両処方に重複する生薬は、分量の多い生薬の量を基準とする。

例 Rp 柴胡桂枝湯合桂枝茯苓丸料： 重複生薬の桂枝と芍薬の分量は柴胡桂枝湯が共に2gなので桂枝茯苓丸料の桂枝と芍薬の4gを基準にする。

1-2-7 生薬分量の指示が必要な生薬と注意表示

①処方集に分量が指示されず、（　）で示された生薬（烏頭・附子・大黄・芒硝）は処方オーダー時に分量指示を行う。
　　例 Rp 牛車腎気丸料（附子1.0）：構成生薬に含まれる附子の分量は1g。
②分量指示生薬を加えない場合には、去生薬名（烏頭・附子・大黄・芒硝）を記載する。
　　例 Rp 大柴胡湯去大黄：構成生薬に含まれる大黄を加えない。
③大黄を別包装にし、必要時のみに用いる場合は「別大黄」と指示する。
　　例 Rp 大柴胡湯去大黄　別大黄1g：1日1gの大黄を使用する場合は1日分の目安分量を加え、日数分14gを別包装にする。
④烏頭・附子・大黄・芒硝・加工附子末・附子末・大黄末など薬理作用の強い生薬を用いる場合は使用量が過量にならないように注意する。

1-2-8 小児量（年齢14歳以下）および成人量の減量

小児量の指示は方剤名の接頭に2/3、1/2、1/3を記載し、成人の生薬重量を2/3、1/2、1/3倍量に減量して調剤を行う。成人量の減量も同様の方法で行う。

1-2-9 煎じ方

水の量と煎じる時間は、指示がなければ処方集の規約に従う（表3-4）。

小児量は生薬分量が成人量の①2/3　②1/2　③1/3倍量の場合は、煎じる水の量も2/3、1/2、1/3倍量と減量を行うが、煎出後の液が煮詰まる場合は煎じる前の水の量を増やす。規約以外の煎出方法は、水の量・時間・服用量の指示を処方箋に記載する。

　例Rp 黄連解毒湯加石膏20　800mL　⇒　400mL

表3-4　漢方薬の煎じ方

	水の量	煎じる時間	服用量
成人量	600mL	40～50分	300mL
小児量	①400mL	40分	200mL
	②300mL	30～40分	150mL
	③200mL	30分	100mL

1-2-10 特殊な煎じ方を指示する生薬

漢方薬を煎じる場合に特殊な指示が必要なものに阿膠・膠飴・ヒネ生姜・別大黄などがある。このような生薬を含む場合は指示が印字された用紙を別途配布し、患者に特殊な煎じ方の説明を行う。

阿膠と膠飴は古典の煎出方法に準じており、ヒネ生姜は生のショウガなので煎じる時に加える。大黄は瀉下作用が強いため、別包装にして必要時のみ分量を加減し、必要量を煎じ薬に加える指示を出す（表3-5）。

1-2-11 AとBの服用指示

治療目的が異なる2種類の処方を治療上必要とする場合は一般に2剤の合方は行わず、AとBなどの区別を行い、原則として1日おき、あるいは朝・夕の服用指示を行う。

　例Rp　A）朝服用　小柴胡湯10T　B）夕服用　麦門冬湯10T

表3-5　特殊な煎じ方の指示

阿膠

指　示：煎じてカスをこした後、別包の薬を加え溶かしてからお飲み下さい。
処方例：温経湯・黄連阿膠湯・芎帰膠艾湯・炙甘草湯・猪苓湯
説明例：煎じ終わったら、カスをこした熱い液に、別包装の薬1袋を少しずつ加えながら、割り箸などでかき混ぜて溶かしたものをお薬としてお飲み下さい。もし溶けなければ、もう一度カスをこした薬を火にかけて溶かして下さい。

膠飴

指　示：煎じてカスをこした後、別包装の飴を加え解かして下さい。
処方例：黄耆建中湯・小建中湯・大建中湯
説明例：煎じ終わったら、カスをこした熱い液に別包装の飴を加えて下さい。5分ほどしてから割り箸などでかき混ぜて下さい。しばらくすると溶けますから、飴を溶かしたものをお薬としてお飲み下さい。もし溶けなければ、かるく火にかけて溶かして下さい。

ヒネ生姜

指　示：親指の頭ぐらいの大きさのヒネ生姜(約4 g)を4切ぐらいにスライスして1日分のお薬に加えて煎じて下さい。
処方例：呉茱萸湯・生姜瀉心湯・小半夏加茯苓湯
説明例：料理に用いる生の生姜を、皮をむかずに親指の頭ぐらい(約4 g)を3、4枚にスライスして1日分のお薬に加えて煎じて下さい。

別大黄

指　示：別包の下剤は必要に応じて、1日の分量を加減し、お薬に加えて煎じて下さい。
処方例：乙字湯・大柴胡湯・桃核承気湯・防風通聖散
説明例：目安分を参考に1日分の煎じ薬に加えて煎じて下さい。ご自分でお通じの状態に合わせて、分量を加減して下さい。必要ないときは用いなくてもかまいません。

1-3　煎じ薬の調剤

1-3-1　合匕による調剤（写真3-2）

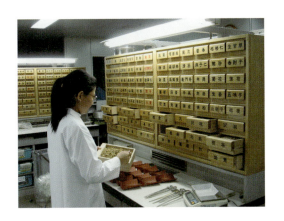

写真3-2　合匕による煎じ薬の調剤
（北里大学東洋医学総合研究所薬局）

○用具
① 百味箪笥：百味箪笥に入った開封生薬の長期保存による品質低下を防ぐために、また調剤が迅速に行えるように、使いやすい百味箪笥を用いる。
② 調剤台：通常調剤台の上には百味箪笥が置かれており、また煎じ薬の調剤はかさばるので、広めの調剤台を準備する。
③ 合　匕：調剤を素早く正確に行うため、石膏の重量を基準に作製された大きさの異なる合匕を数種類準備して用いると、煎じ薬の調剤が正確かつ迅速に行える（写真3-3）。
　　　　　例石膏10gを基準とした10号合匕は甘草4g、半夏4g、柴胡5g、茯苓6gなどの秤量が可能。
④ 計量皿：生薬は細かく切断され、かさばるため、計量皿に入れて分量を計る（写真3-4）。
⑤ はかり：ロット変更などにより同一生薬であっても生薬の密度が異なることがあるため、合匕による調剤を行う前に、合匕の分量が正確であるか秤量する。調剤終了後は該当方剤が誤差範囲内であるか、重量の監査を行う。
⑥ ふ　ね：投薬日数分のふね（容器）を調剤台に並べ、1日分の生薬分量をふね（容器）に加える。
⑦ 処方集：処方箋に指示された薬を処方集に基づき調剤を行う。
⑧ 薬包紙：調剤終了後ふね（容器）から薬包紙に入れ包装する（写真3-5）。生薬自動分包機を使用する場合は直接ホッパー内に投入し、迅速に包装する方法もある。

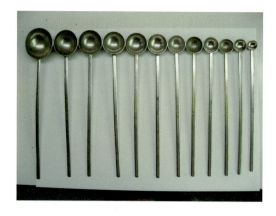

写真3-3　大きさの異なる12本の合匙

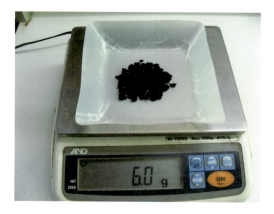

写真3-4　はかりの上に計量皿を置き生薬（地黄）を秤量

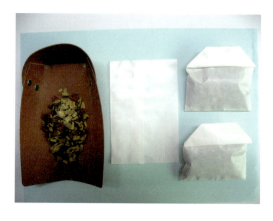

写真3-5　ふね、薬包紙、包装後の煎じ薬

○調剤順序
　①処方箋に指示された処方を、処方集に基づき該当生薬を百味箪笥より引き出す。
　→②処方中に含まれる生薬の中身と品目数を確認する。
　→③合匙を選択し生薬の重量を計量する。
　→④指示生薬をすべてふねに入れ終わった後、重量監査を行う。規定の誤差範囲内でな
　　　い場合は構成生薬を確認し、誤差範囲内になるように重量を調整する。
　→⑤薬包紙（または生薬自動分包機）にて分包し、数量を確認する。

Ⅰ-3-2　生薬自動分包機による調剤
○特徴
利点：①一度に大量の調剤が行えるため、調剤時間が短縮される。
　　　②合匙による調剤に比べ、調剤が簡素化され初心者にも比較的容易に行える。
　　　③包装紙が透明ビニールの場合、監査時に構成生薬の確認が容易に行える。
　　　④包装紙が和紙の場合はティーパック包装になり、煎じるのが簡便である。この場
　　　　合抽出効率を高めるため、和紙の袋は大きめのものを用いる。
欠点：①調剤に用いる生薬の形態が一律でないため、混合による方剤中の構成生薬重量比
　　　　の均一性が合匙調剤に比べてやや劣る。
　　　②和紙包装の場合、内容生薬の確認ができない。

○種類
　生薬自動分包機には機械の構造により、円筒型（**写真3-6**）、直列型（**写真3-7**）の2種類のタイプがある（**図3-2**）。その使用に際してはそれぞれ特徴があり、調剤スタイルにあった機種の選択が必要である。

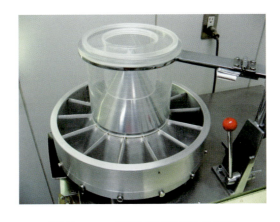

写真3-6　円筒型生薬自動分包機

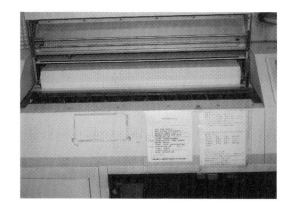

写真3-7　直列型生薬自動分包機

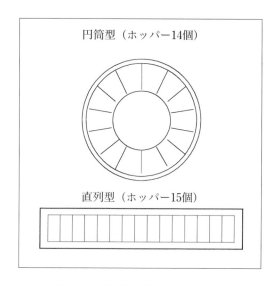

図3-2　生薬自動分包機の機種

○用具（**写真3-8、3-9**）
①生薬棚（500g包装の生薬が納入できる大きな棚）
②自動天秤
③計量用トレー（約500gの生薬が計量できる大きめなもの）
④混合用ステンレス性ボール
⑤ 篩（ふるい）
⑥調剤用スコップ
⑦混合生薬納入容器（14日分あるいは15日分の生薬分量）
⑧自動分包機用処方カード（**表3-6**）

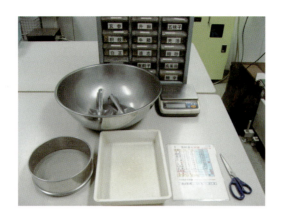

写真3-8　調剤に必要な用具

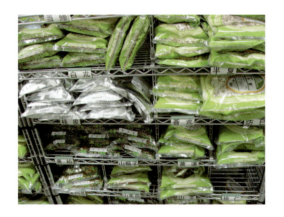

写真3-9　500g包装生薬棚

表3-6　生薬自動分包機用処方カード

処方名	小　柴　胡　湯			
生薬名	g/1日	g/14日	g/70日	g/140日
柴　胡	7	98	490	960
半　夏	5	70	350	700
黄　芩	3	42	210	420
人　参	3	42	210	420
大　棗	3	42	210	420
甘　草	2	28	140	280
生　姜	0.5	7	35	70
合　計	23.5	329	1645	3290

注：生姜を別入れする場合は、14日分重量は329g－7g＝322gである。

○調剤順序（小柴胡湯70日分、円筒型生薬自動分包機使用の場合）
　①調剤棚より該当生薬（柴胡・半夏・黄芩・人参・大棗・甘草・生姜）を取り出す。
　→②篩で生薬の粉をよく除き、処方カードより各生薬の指示日数の合計重量を秤量する。
　　　例小柴胡湯の場合、柴胡1日量は7gなので、柴胡の重量は柴胡70日＝490g。
　→③生姜を除く全ての生薬をボールに入れ、調剤用スコップでよく混合する。
　→④分割日数（14日）の合計重量を計量し、5個の容器に該当重量の混合生薬を入れる。このとき混合生薬量の不足や、多すぎる場合は生薬の計量が正確でないため、やり直すことになる。
　　　例小柴胡湯14日分の合計重量は、
　　　　小柴胡湯1日重量（23g）×14日＝322g。（生姜0.5g別入れ）
　→⑤機械の円筒型透明分割容器に混合生薬を投入する。重量誤差を少なくするため、高さを均一にする。均一にした後、レバーを素早く持ち上げホッパー内に分割する。
　→⑥包装紙のサイズを設定後、運転を開始する。
　→⑦分包後重量監査を行う。重量誤差範囲内を超えたものは、生薬内容の確認を行った後、重量を調整し再分包する。
注生薬自動分包機を用いた調剤では、混合性の悪い生薬、薬理作用の強い生薬、1日の生薬分量が少ない生薬などは他生薬と混合せずに、合匙などを用いてホッパー内に直接1日分の重量を正確に入れる（表3-7）。

表3-7　生薬自動分包機調剤時の注意生薬例

延胡索	烏頭	艾葉	藿香	栝楼仁	滑石	乾姜	金銀花	枸杞子
荊芥	決明子	紅花	粳米	呉茱萸	牛蒡子	五味子	胡麻	細辛
山椒	酸棗仁	車前子	縮砂	生姜	小麦	石膏	蘇葉	大黄
丁子	土別甲	杜仲	薄荷	附子	芒硝	牡蛎	麻黄	麻子仁
薏苡仁	竜骨	竜眼肉など						

1-4　エキス製剤の調剤

1-4-1　エキス製剤の服用量

　エキス製剤は通常アルミのヒートシールで包装されており、製薬会社毎に1日量および1回量の服用量が定められている。同一処方であっても製薬会社間によって服用量が異なっているので、注意が必要である（表3-8）。

表3-8　エキス製剤の1日服用量、1包分量、包数

1日量	1包分量	1日服用包数	該当処方製品番号
7.5g	2.5g	3包	下段に示す以外の処方
9.0g	3.0g	3包	19（小青竜湯）　29（麦門冬湯） 34（白虎加人参湯）　64（炙甘草湯） 77（芎帰膠艾湯）　90（清肺湯） 92（滋陰至宝湯）　108（人参養栄湯） 114（柴苓湯）
10.5g	3.5g	3包	97（大防風湯）
15.0g	2.5g	6包	99（小建中湯）　100（大建中湯）
18.0g	3.0g	6包	98（黄耆建中湯）

（ツムラ医療用漢方エキス製剤基準）

I-4-2　エキス製剤の合方

　漢方薬は数種類の生薬によって構成されており、さらに基本方剤の組み合わせによって新しい方剤として用いられているものも多い。このような漢方薬の特徴を生かし、幅広く治療に対応するため、限られた種類のエキス製剤を合方することにより、エキス製剤の品目に含まれていない方剤に近い形で用いることも可能である。また薬品在庫量の軽減を目的に、数種のエキス製剤合方により、他の種類のエキス剤として用いることも可能である。

①基本方剤の合方

　エキス製剤2種類の合方により、別の方剤としてエキス製剤を活用することができる。例えば、黄連解毒湯エキスと四物湯エキスの合方は温清飲エキスである（表3-9）。またエキス製剤に含まれていないが、煎じ薬では用いられる方剤を目的に、煎じ薬に近い方意でエキス製剤の合方が行われることも多い。例えば四物湯エキスと苓桂朮甘湯エキスの合方により連珠飲エキスとして応用できる（表3-10）。エキス製剤の合方をうまく組み合わせることによって幅広い応用が可能であり、煎じ薬に近い薬効が期待できる（表3-11）。ただし、エキス製剤の合方は1日の服用量が増えるため、服用が患者の負担となる場合は、1日量を減量して2剤を合方する。

②合方時の注意点

　このように合方された方剤は目的とする方剤に近い内容であるが、次のような理由でまったく同一の方剤とはいえない。

a）エキス製剤として単独で用いられる方剤に比べ、エキス製剤を合方した方剤は1日服薬量および賦形剤が増えているため、原末エキス量の比率が低くなる。四物湯エキス合猪苓湯エキスでは猪苓湯合四物湯エキスの単独製剤よりも原末エキス量の比率が1/2倍ほど低くなっている（表3-9）。

表3-9　エキス製剤中合方可能な方剤

基本方剤	＋基本方剤	＝合方方剤	単独方剤
原末エキス量g/1日服薬量g（原末エキスの比率）			
五苓散	＋平胃散	＝胃苓湯	胃苓湯
2.0/7.5	＋3.25/7.5	＝5.25/15（35％）	4.25/7.5（57％）
黄連解毒湯	＋四物湯	＝温清飲	温清飲
1.5/7.5	＋2.75/7.5	＝4.25/15（28％）	3.75/7.5（50％）
桂枝湯	＋麻黄湯	＝桂麻各半湯	※桂麻各半湯
3.0/7.5	＋1.75/7.5	＝4.75/15（32％）	3.0/4.5（67％）
桂枝湯	＋小柴胡湯	＝柴胡桂枝湯	柴胡桂枝湯
3.0/7.5	＋4.5/7.5	＝7.5/15（50％）	4.0/7.5（53％）
小柴胡湯	＋半夏厚朴湯	＝柴朴湯	柴朴湯
4.5/7.5	＋2.5/7.5	＝7.0/15（47％）	5.0/7.5（67％）
五苓散	＋小柴胡湯	＝柴苓湯	柴苓湯
2.0/7.5	＋4.5/7.5	＝6.5/15（43％）	6.0/9.0（67％）
四物湯	＋猪苓湯	＝猪苓湯合四物湯	猪苓湯合四物湯
2.75/7.5	＋2.5/7.5	＝5.0/15（33％）	5.0/7.5（67％）
半夏厚朴湯	＋茯苓飲	＝茯苓飲合半夏厚朴湯	茯苓飲合半夏厚朴湯
2.5/7.5	＋2.75/7.5	＝5.25/15（35％）	4.5/7.5（60％）

（ツムラ医療用漢方エキス製剤基準、ただし※は東洋薬行）

表3-10　煎じ薬の方意に近いエキス製剤合方

煎じ薬	エキス剤の合方
①桂姜棗草黄辛附湯	桂枝湯エキス　＋麻黄附子細辛湯エキス
②五虎二陳湯	五虎湯エキス　＋二陳湯エキス
③柴胡四物湯	小柴胡湯エキス＋四物湯エキス
④柴芍六君子湯	四逆散エキス　＋六君子湯エキス
⑤中建中湯	小建中湯エキス＋大建中湯エキス
⑥八珍湯	四君子湯エキス＋四物湯エキス
⑦連珠飲	四物湯エキス　＋苓桂朮甘湯エキス

注）煎じ薬では①の方剤中芍薬、④の方剤中枳実を含まない。

表3-11　よく用いられる合方方剤例

主方剤	合方される他方剤
加味逍遙散	①香蘇散　　②四物湯　　③半夏厚朴湯
桂枝茯苓丸	①黄連解毒湯
香砂六君子湯	①当帰芍薬散
柴胡桂枝湯	①黄連解毒湯　②桂枝茯苓丸　③半夏厚朴湯　④麻杏甘石湯
柴胡加竜骨牡蛎湯	①黄連解毒湯　②桂枝茯苓丸　③五苓散　　④八味地黄丸
柴胡桂枝乾姜湯	①半夏厚朴湯
四物湯	①猪苓湯
十全大補湯	①桂枝茯苓丸
十味敗毒湯	①黄連解毒湯
小柴胡湯	①黄連解毒湯　②桂枝加芍薬湯　③桂枝茯苓丸　④香蘇散　⑤五苓散　　⑥当帰芍薬散　⑦半夏厚朴湯　⑧麻杏甘石湯
消風散料	①黄連解毒湯　②五苓散
大柴胡湯	①黄連解毒湯　②桂枝茯苓丸　③半夏厚朴湯
桃核承気湯	①黄連解毒湯
当帰芍薬散	①香蘇散　　②桂枝茯苓丸
人参湯	①真武湯
半夏厚朴湯	①香蘇散　　②半夏瀉心湯　③茯苓飲
補中益気湯	①香蘇散　　②五苓散　　③当帰芍薬散　④六君子湯
六君子湯	①香蘇散　　②八味地黄丸　③半夏瀉心湯
抑肝散	①黄連解毒湯

b）重複生薬の分量が多くなり、構成生薬のバランスが崩れる。例えば、桂麻各半湯の方意で、桂枝湯と麻黄湯を合方する場合、桂皮と甘草が重複する。方剤中多く含まれている甘草や薬理作用の強い麻黄の重複は副作用の原因にもなり得るので、特に注意が必要である。

例補中益気湯と六君子湯の合方（煎じ薬とエキス製剤の違い）

　　煎じ薬：補中益気湯合六君子湯→補中益気湯加半夏4g、茯苓4gに同じ内容。
　　　　　　　　　　　　（重複生薬は分量の多い方剤を基準とする）
　　エキス：(①補中益気湯エキス7.5g＋六君子湯エキス7.5g)/1日
　　　　　　(②補中益気湯エキス7.5g＋小半夏加茯苓湯エキス5 g)/1日

　この①の場合六君子湯の構成生薬中人参、白朮、陳皮、甘草、大棗、生姜が重複しており、半夏と茯苓のみが異なる。煎じ薬では重複生薬が全て補中益気湯の分量となり、結果

的には補中益気湯に半夏と茯苓を加えたことになる。エキス製剤では補中益気湯エキスに六君子湯エキスを合方すると、多くの生薬が重複するため好ましくない。②のように六君子湯エキスよりも小半夏加茯苓湯エキスを合方すると、エキス製剤の合方であっても重複生薬は生姜のみで、かなり煎じ薬の方意に近いエキス製剤の合方になる。

1-5　煎じ方と服用方法

1-5-1　煎じ方

①煎じる容器の中に1日分の薬と指示された水の量を入れる。ティーバッグを用いる場合は小さいと、薬がふやけてティーバッグいっぱいに生薬が膨れ薬の抽出が悪くなるため、大きめのものを用いる。

②加熱の強さは最初からとろ火（10分ほどでコトコト沸騰するような火加減、電熱器を用いる場合は600ワットで使用）で、指示された時間煮詰める。強火で短時間に煮詰めると、薬の成分が十分抽出されないこともある。

③火を止めて熱いうちに茶漉しやガーゼなどでカスをこす。冷めてからカスをこすとカスの生薬がふやけて煎出液が少なくなる。

④人肌程度の温かさで1回分の量を服用する。

⑤残った薬は冷蔵庫に保存し、飲む時にレンジやガスで少し温めるか、あるいは熱いお湯を少し足して、人肌程度の温かさで服用する。

1-5-2　服用方法

①通常漢方薬の服用は1日3回（朝・昼・夕）の食間（食後1時間～食前30分：厳密に食間を食後2時間とするとコンプライアンスが下がる）に服用することが多い。

②昼の時間帯に服用困難であれば1日2回（朝・夕）でも良い。

③煎じ薬は1日分の服用量を服用回数2～3回にして、等分量を服用する。

④エキス剤は通常インスタントコーヒーを飲むような方法で熱いお湯に溶かして服用するように勧める。苦味などで、飲みにくい場合はぬるま湯や水で溶かさずに服用しても良い。またオブラートに包んで服用しても良い。

1-5-3　用具

①容器：土瓶（**写真3-10**）、耐熱ガラス、アルミ、アルマイト、ステンレス、ホーロー（大きなきずがないもの）等のやかん、なべ類を用いる。

②市販されている自動煎じ器は種々のものが販売されており、各機種の煎出方法などに特徴がある。

　「煎治（せんじ）」：600ワットの電熱器を用いて煎じる場合とほぼ変わらないタイプのもので、フタが茶漉しになっている（**写真3-11**）。

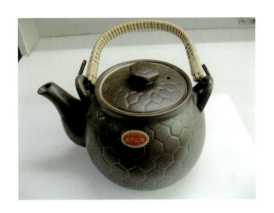

写真3-10　亀甲土瓶

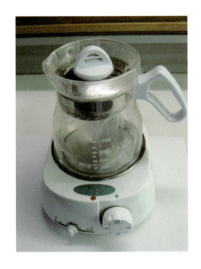

写真3-11　煎治

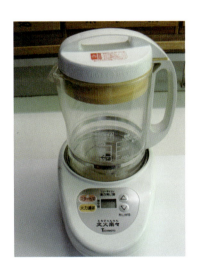

写真3-12　文火楽々

「文火楽々（とろびらんらん）」：環流方式により、精油や蒸気があまり蒸発せず、煎じる時のにおいが強くない（写真3-12）。

1-5-4　注意事項

　漢方薬は煎じることが不便であり、忙しい現代人には大変服用しづらい薬であることも事実であるため、事前に注意事項を伝えておく必要がある（表3-12）。自分の病気を治すためには与えられた簡便な薬を義務的に飲むのではなく、煎じることによって自分自身も治療に参加し、薬に対して興味を持ち、病気を治す意欲を高めることにもつながる。そのために1日24時間ある中で、1時間ぐらいは自分の病気を治してくれる薬に時間を割いても良いのではないだろうか。煎じることを苦にしない患者はコンプライアンスがかなり高く、治療効果も良い印象がある。

表3-12　患者への漢方薬の注意事項

①酸化鉄により生薬の有効成分であるタンニンの沈殿が懸念されるため、一般には鉄瓶のような鉄製の容器は用いない。

②小さな容器やフタを閉じたままだとふきこぼれるため、大きめの容器を用いてフタを少しずらして煎じる。

③煎じた薬の量は加熱前の水量の約半量（成人の場合約600mL→約250mL-350mL）になるように煮詰める。カスをこした後の液量が多い場合はもう少し煮詰める。また液量が少なすぎた場合はカスに不足分の水を加えて、2、3分沸騰させてから煎じ薬に加える。

④薬を焦がした場合は服用しない。

⑤火加減を調節して、指示された水の量と煎じる時間を守る。料理用のタイマー等を利用すれば便利である。

⑥煎じる水は水道水または飲料水として使用している水を用い、ミネラル含有量の多い水やアルカリイオン水などは抽出に影響を及ぼす可能性もあるため使用しない。

⑦カスをこしてしばらく保管すると、淀んだ粉のカスが底に沈む。かき混ぜても沈むカスは特に飲む必要はない。

⑧薬が飲みにくくても、薬に砂糖を入れたり、ジュースや牛乳と一緒に飲むのは好ましくない。服用回数を増やす、お湯などで薄める、服用後に苦味や甘味、あるいはヒリヒリ感で後口が悪いときは、服用後に水で口をすすぐ、少量の甘い物などで口直しをするなどで、対応する。

⑨コーヒーやお茶などはできれば服用後30分以上あけて飲むようにする。

⑩他病院の薬を併用するときは必ず担当医師または薬剤師に相談する。漢方薬と他薬の併用に問題がなければ、服用時間の間隔を1時間ぐらいあける。

⑪煎じ薬は毎日1日分ずつ煎じて24時間以内に服用する。1日以上保管すると腐敗することもあるので注意する。1日2回服用する場合は夜煎じたときに1回服用し残りを次の朝服用するのが比較的便利である。

⑫煎じ薬は高温、多湿の状態ではカビや虫の湧くことがあるため、かならず湿度の低い涼しい場所（冷蔵庫など）に保存する。

⑬煎じた薬をポットに入れたときはなるべく半日以内に服用する。保温力が弱いと腐敗することもあるので注意する。

⑭煎じる前の薬も長期間保存せずに、なるべく早く服用する。あまり長く保管するとカビや虫が湧いたり、生薬の品質が低下する。

⑮漢方薬の中には、糸を引いたり（杜仲）、カビが生えたように（蒼朮）見える薬もあるが、薬の成分なので心配いらない。また粘性生薬（地黄、大棗、竜眼肉）の周りに生薬が付着していることがある。患者が誤解しないように、このような生薬を含む煎じ薬は投薬時に説明する（大防風湯や当帰芍薬散など）。

⑯紙材質の再分包したエキス製剤は湿気を吸いやすいので、密閉容器（カン、タッパー類）に乾燥剤を入れて保存する。薬がサラサラしていれば服用できるが、黒っぽく変色して固まっている時は湿気を吸って薬が変化しているので服用しない。

2．漢方薬の服薬指導

2-1　処方目的の把握

　漢方薬は随証治療により処方が決定されるため、定まった単一処方のみを用いるのではなく、漢方医学的な診断に基づき患者の病態に適合した種々の方剤を用いることが多い。そのため単一の漢方薬であっても応用範囲は広く、西洋医学的には同一病名であっても、漢方医学では患者の症状や体質などによって様々な漢方薬を使用する。このような治療を「同病異治」と呼ぶ。一方、異なる病名に同一の漢方薬が用いられる場合もあり、このような治療は「異病同治」と呼ぶ。

　例えば皮膚疾患では、体質改善や免疫力を高めるため十全大補湯や補中益気湯などが用いられることも多い。小柴胡湯も肝臓疾患以外に呼吸器疾患や腎臓疾患など幅広い疾患に応用されている。このような理由により、漢方薬は服薬指導時に処方名のみで患者の症状を的確に把握することが困難な場合も多い。

　漢方薬の服薬指導は処方目的や治療方針をよく理解して行うことが重要であり、そのためには漢方薬の知識を十分に備えた上で、診察を行った医師と情報を共有し、服薬指導に対処しなければならない。

2-2　外来患者の服薬指導

2-2-1　初診患者の服薬指導

　初診患者に煎じ方や服用方法をイラスト入りの文章やビデオにて説明を行う。薬の待ち時間を利用して、ビデオを事前に見てもらうと複雑な漢方薬の煎じ方や服薬指導の説明がスムーズに行え、服薬指導時の説明時間も短縮され、漢方薬を初めて煎じる患者の理解度も高まる。漢方薬により阿膠や膠飴などの特殊な煎じ方（本書、第3章1項参照）の指示がある場合は使用方法の必要性を患者に理解してもらう。

2-2-2　処方名の意味と説明

　初診患者および再診患者の基本処方が変更された場合には、漢方薬の処方内容や薬の名称、合方、加減法など漢方的な意味が患者にとっては分かりにくいため、処方名についての説明を行う（表3-13）。

　薬剤師が薬効に関する服薬指導を行う場合は事前に医師と協議を行い、主訴について患者に確認を行い、医師の了承を得た上で、患者の主訴を理解した上で説明を行う。処方変更の目的を薬剤師が判断できない場合は、安易に一般的な説明は行わず、医師に処方目的を確認した上で、医師の処方目的に則った服薬指導を行う。煎じ薬の場合は特徴となる生薬の形態や味覚の説明を行う（本書、第2章参照）（表3-14）。

エキス剤は細粒あるいは顆粒剤など同一剤形の場合は鑑別が難しいが、種類によっては大まかな色調の違いがあり、エキス剤であっても患者がどのような色調のエキス剤を服用しているかを知る必要がある（表3-15）。特にヒートシール包装のエキス剤は内容が確認できないため、患者が服用時にエキス剤の色調の違いに気づくこともある。エキス剤の変

表3-13　漢方薬の処方名の意味

処方名	葛根湯（かっこんとう）
意　味	クズの根の葛根を中心とした薬ですが、他の生薬も含まれています。
処方名	黄連解毒湯加石膏（おうれんげどくとう　か　せっこう）
意　味	黄連解毒湯に石膏とよばれる生薬を加えた薬です。
処方名	香蘇散料去甘草（こうそさん　きょ　かんぞう）
意　味	香蘇散料に含まれる生薬の甘草を取り除いた薬です。
処方名	小柴胡湯合桂枝茯苓丸料（しょうさいことう　ごう　けいしぶくりょうがんりょう）
意　味	小柴胡湯と桂枝茯苓丸料と呼ばれる2種類の漢方薬を合わせた薬です。
処方名	補中益気湯合香蘇散料去甘草加附子（ほちゅうえっきとう　ごう　こうそさんりょう　きょ　かんぞう　か　ぶし）
意　味	2種類の漢方薬補中益気湯と香蘇散料を合わせた薬ですが、両方に含まれている甘草を除き、附子を加えた薬です。

表3-14　煎じ薬の服薬指導例

黄連解毒湯	
形態	3種類の黄色の薬（黄芩・黄柏・黄連）と1種類の赤い色の薬（山梔子）が混ざったものです。
味覚	この薬はとても苦みのある薬です。服用後に不快感が残る場合は水などでうがいをして下さい（口腔疾患の場合は例外）。
薬効	患部の炎症や漢方的な考え方で熱が原因と考えられる疾患に応用します（主訴に則った説明を行う）。
小柴胡湯	
形態	7種類の薬で構成されています。白い色の薬（半夏）や黄色の薬（黄芩・御種人参・甘草）、赤い色の薬（大棗）などが混ざったものです。
味覚	わずかに苦みもありますが、甘味があり比較的飲みやすい薬です。
薬効	免疫力を高め、微熱を除き、胸脇部の緊張感などを取り除きます（主訴に則った説明を行う）。
八味地黄丸	
形態	8種類の薬で構成されています。黒い色の薬（地黄）や白い色の薬（山薬）、赤い色の薬（山茱萸）などが混ざったものです。
味覚	煎じた薬は黒い色の液体で、酸味・甘味・渋みなどが混ざった味です。服用後に不快感が残る場合は水などでうがいをして下さい。
薬効	老化による視力低下、高血圧、足腰の筋力低下、泌尿器疾患などに用いる薬です（主訴に則った説明を行う）。

表3-15　漢方エキス剤の色調

色調	製剤
淡灰白色	黄耆建中湯(98)　桂枝茯苓丸加薏苡仁(125)　小建中湯(99)　四苓湯(SG-140) 猪苓湯(40)　木防已湯(36)
淡灰褐色	温経湯(106)　越婢加朮湯(28)　桔梗湯(138)　帰脾湯(65)　十味敗毒湯(6) 桂枝茯苓丸(25)　五虎湯(95)　呉茱萸湯(31)　五苓散(17)　酸棗仁湯(103) 四君子湯(75)　芍薬甘草湯(68)　小半夏加茯苓湯(21)　升麻葛根湯(101) 真武湯(30)　疎経活血湯(53)　大建中湯(100)　釣藤散(47)　当帰建中湯(123) 当帰芍薬散(23)　二陳湯(81)　人参湯(32)　排膿散及湯(122)　麦門冬湯(29) 白虎加人参湯(34)　茯苓飲(69)　麻杏薏甘湯(78)　抑肝散(54) 抑肝散加陳皮半夏(83)　六君子湯(43)　立効散(110)　苓姜朮甘湯(118)
灰褐色	八味地黄丸(7)　芎帰膠艾湯(77)　芎帰調血飲(TM-230)　九味檳榔湯(N-311) 桂枝加竜骨牡蛎湯(26)　香蘇散(70)　五積散(63)　牛車腎気丸(107) 三物黄芩湯(121)　滋陰降火湯(93)　四逆散(35)　七物降下湯(46)　四物湯(71) 炙甘草湯(64)　十全大補湯(48)　消風散(22)　治打撲一方(89) 猪苓湯合四物湯(112)　当帰飲子(86)　人参養栄湯(108) 半夏厚朴湯(16)　茯苓飲合半夏厚朴湯(116)　竜胆瀉肝湯(76)　六味丸(87)
暗灰色	大防風湯(97)　麻黄附子細辛湯(127)
淡褐色	安中散(5)　胃苓湯(115)　茵蔯蒿湯(135)　茵蔯五苓散(117)　葛根湯(1) 葛根湯加川芎辛夷(2)　甘草湯(EK-401)　甘麦大棗湯(72) 桂枝加芍薬湯(60)　桂枝加朮附湯(18)　桂枝加苓朮附湯(EK-18)　桂枝湯(45) 桂枝人参湯(82)　啓脾湯(128)　桂枝加黄耆湯(TY-026) 桂枝加葛根湯(TY-027)　桂枝加厚朴杏仁湯(TY-028) 柴胡桂枝乾姜湯(11)　柴胡桂枝湯(10)　柴朴湯(96)　滋陰至宝湯(92) 小青竜湯(19)　参蘇飲(66)　神秘湯(85)　清心蓮子飲(111) 川芎茶調散(124)　腸癰湯(N-320)　当帰四逆加呉茱萸生姜湯(38)　当帰湯(102) 平胃散(79)　防已黄耆湯(20)　補中益気湯(41)　薏苡仁湯(52) 苓甘姜味辛夏仁湯(119)　苓桂朮甘湯(39)
褐色	葛根加朮附湯(S-07)　桂芍知母湯(S-10)　芍薬甘草附子湯(S-05) 当帰芍薬散加附子(S-29)　附子理中湯(S-09)
淡黄褐色	乙字湯(3)　加味帰脾湯(137)　桂麻各半湯(TY-037)　小柴胡湯(9) 大柴胡湯(8)　小柴胡湯加桔梗石膏(109)　清暑益気湯(136)　調胃承気湯(74) 二朮湯(88)　半夏白朮天麻湯(37)　麻黄湯(27)　麻杏甘石湯(55)
黄褐色	温清飲(57)　黄芩湯(S-35)　黄連解毒湯(15)　黄連湯(120)　加味逍遙散(24) 荊芥連翹湯(50)　桂枝加芍薬大黄湯(134)　五淋散(56)　柴陥湯(73) 柴胡加竜骨牡蛎湯(12)　柴胡清肝湯(80)　柴苓湯(114)　三黄瀉心湯(113) 梔子柏皮湯(N-314)　辛夷清肺湯(104)　清上防風湯(58)　清肺湯(90) 大黄甘草湯(84)　大黄牡丹皮湯(33)　大柴胡湯去大黄(N-319) 大承気湯(133)　竹筎温胆湯(91)　治頭瘡一方(59)　通導散(105)　桃核承気湯(61) 女神散(67)　半夏瀉心湯(14)　防風通聖散(62)　麻子仁丸(126)
暗黄褐色	潤腸湯(51)

(番号はツムラ医療用エキス製剤基準。ただしEK：クラシエ、NおよびP：コタロー、S：サンワ、SG：大杉、TY：東洋薬行。)

更時には色調の変化について事前に説明を行うことが望ましい。

2-3 服薬指導の実際

2-3-1 患者からの問い合わせの対応例

患者からの問い合わせに関する薬剤師の対応は薬歴やカルテなどを参照し、事前に医師と協議を行い、薬剤師が対応できる範囲内で、以下の点に留意し、患者が望む情報の要点を的確に述べるようにする。

①病歴や主訴の確認

薬歴やカルテを参照して過去の病歴あるいは主訴を確認して対応する。患者は過度な訴えをすることもあるが、一方で説明不足による誤解を招くこともあるので慎重に対応する。

②特定季節に見られる疾患の対応

花粉症などは春や秋の季節に多く見られる疾患であり、喘息やアトピー性皮膚炎などは季節の変わり目に悪化する場合が多い。また夏の下痢や冬の風邪による発熱や咳などはその季節に発現しやすい症状ではあるが、患者は漢方薬の服用によりそのような症状が起こったと訴える場合があり、主訴との関連や漢方薬の服用が起因しているかの判断を行った上で対応する。

③本人か否かの確認

患者本人ではなく母親などによる代理の問い合わせでは、実際の症状よりも過剰な表現になり、本人の訴えが的確に伝わっていないこともある。直接患者に問い合わせが可能ならば、本人に確認を行った上で対応する。

2-3-2 一般的な問い合わせの対応例

①処方内容についての説明

構成生薬に関する説明では、漢方薬は含有生薬の総合作用によって薬効が見られるため、生薬単独の薬効だけでは説明できないことや異なる点もあることを理解させる。また他の機関での調剤を希望している患者には、漢方薬（特に煎じ薬）は同一処方であっても医療機関ごとの分量や生薬の品質などの違いによって、投薬されている薬と同じ薬効でない場合もあることを説明する。

②薬効の説明

まず、患者の主訴を尋ねる。主訴に関連した漢方薬の治療効果についてその内容を医師との協議によって作成した『薬剤部服薬指導マニュアル』（表3-16）などの情報資料を事前に準備し、医師・薬剤師両サイドが基本的事項に関して同様の服薬指導を行うようにする。ただし、漢方薬は応用範囲が広いので、さらに詳しい内容を患者が望む場合は主治医に尋ねるよう説明する。

表3-16 服薬指導マニュアル例

①処方解説編

安中散
- 目　標：脾胃に寒があり胃痛、悪心、胸焼けのするもの。虚証で冷えによる心下部痛や腹痛などに用いる。
- 応　用：神経性胃炎・慢性胃炎・胃アトニー・胃十二指腸潰瘍など
- 方　解：芳香性健胃薬・鎮痛薬（桂皮、延胡索、茴香、縮砂、甘草、良姜）で構成され牡蛎には制酸作用がある。
- 参　考：動悸を伴う場合は茯苓を加えることが多い。

②生薬解説編

阿　膠
- 効　能：滋養によって血液を補い、止血の作用がある。
- 処方例：温経湯・芎帰膠艾湯・炙甘草湯・猪苓湯

③漢方薬の味についての説明
○初診患者や処方変更時には漢方薬の味について説明を行う。初めて漢方薬を服用する患者は漢方薬特有のにおいや味に驚き、服薬をためらう場合や味の影響による胃部不快感を副作用として判断する場合も見受けられるので注意する。
○小児の皮膚疾患でよく見られるケースであるが、黄耆建中湯を服用している患者が温清飲や荊芥連翹湯などの黄連解毒湯を含む処方に変更された場合、苦みが強いため服用ができない場合がある。処方変更によって大きく味が異なるときには事前に漢方薬の味について説明を加え、患者に薬効との関連性を理解してもらう（表3-17）。
○同一処方であるがにおいや味が違うとの問い合わせの場合は、薬歴および処方箋などで薬の間違いはないかをまず確認する。薬に間違いがなければ、患者の体調や生薬の産地、煎じ方などによって若干味が変わる場合もあることを説明する。

④漢方薬の服用方法について
○指示された時間に服用できなければそれ以外の時間でも良い。服用できない場合は、どのような理由で服用できないかを尋ね、できる限り服用するように指導する。指示された時間に服用できなければ、指示された以外の時間でも良い。
○初めて漢方薬を服用する場合、特殊な味や苦味のため服用できない場合もあるが、患者に合った薬であれば徐々に服用できるようになる。しかし、どうしても服用が困難な場合は薬を少量お湯などで薄めて数回に分けて服用する。煎じ薬の場合、エキス製剤などの剤形変更も考慮する。エキス剤を直接服用する際に粉っぽく量が多いなどの理由で服用できない場合には、オブラートやゼリーなどで服用しても良い。
○小児の場合も上記に準じるが、においや苦みが強くて飲みにくい場合は、お湯などで少し薄めにして、飲める量を少量ずつ随時に服用する。また服用の後口が気になるときは

表3-17 漢方薬の味覚

飲みやすい方剤	安中散 桂枝加芍薬湯 柴胡桂枝湯 真武湯	黄耆建中湯 桂枝加竜骨牡蛎湯 四君子湯 当帰飲子	加味逍遙散 小建中湯 人参湯　など	桂枝湯 五虎二陳湯 小柴胡湯
飲みにくい方剤	温清飲 呉茱萸湯 小青竜湯 釣藤散	黄連解毒湯 柴胡清肝湯 消風散 当帰四逆加呉茱萸生姜湯	黄連湯 三黄瀉心湯 疎経活血湯 　など	荊芥連翹湯 三物黄芩湯 大柴胡湯
酸味がある方剤	牛車腎気丸 人参養栄湯 六味丸　など	小青竜湯 八味地黄丸	清暑益気湯 苓甘姜味辛夏仁湯	清肺湯
服用後舌がヒリヒリする方剤	黄連湯 小青竜湯 当帰四逆加呉茱萸生姜湯 附子理中湯 立効散	芎帰調血飲 大建中湯 半夏白朮天麻湯 苓甘姜味辛夏仁湯	桂枝人参湯 大防風湯 人参湯	柴胡桂枝乾姜湯 当帰湯 半夏瀉心湯 麻黄附子細辛湯 苓姜朮甘湯　など

（『漢方煎出液の味覚に関する検討』より）

　お茶やコーヒー、紅茶、牛乳などではなく、少量の水や飴などで口直しをする。あるいは治療上問題なければ少量の砂糖や矯味剤、好みの飲料水などに混ぜて服用してみるように指導する。
○母乳を飲んでいる乳児の場合は漢方薬を母親が服用して、母乳による経母乳投与なども考慮する。ただし、ミルクに混ぜることは、吸収の問題や薬による味の変化によってミルク嫌いになる可能性もあるため好ましくない。

2-3-3　漢方薬服用後の好ましくない症状についての対応例

　服用後の症状に関する対応は薬剤師独自の判断で行うのではなく、事前に医師と協議を行い、薬剤師が対応可能な範囲内で行う。対応した内容は必ず医師に報告する。薬剤師が対応できない内容の場合は主治医に連絡をとり指示に従う。
　以上の点を踏まえ、服用後に軽度の好ましくない症状が見られた場合は、症状があらわれるまでの経過を確認する。その症状が漢方薬の原因によるものか、他の原因（食事、生活習慣、特定の季節に起こりやすい疾患、他の薬剤など）によるものかを確認する。改善されない場合は受診するよう指導する。重篤な場合は服薬を中止し、直ちに受診するように勧める。

3．医療用漢方製剤ワンポイント服薬指導例

☆記載した内容は参考例です。患者の症状をよく理解した上で、適切な服薬指導を行いましょう。

ア行

安中散	冷えが原因で起こる胃痛や消化不良、腹部の痛みなどに用いる薬です。
胃苓湯	消化機能の低下による胃もたれや下痢、むくみなどに用いる薬です。
茵蔯蒿湯	便秘を伴った皮膚のかゆみや黄疸、胸やけなどに用いる薬です。
茵蔯五苓散	嘔吐やむくみ、黄疸などに用いる薬です。
温経湯	冷えや体力の低下による不正出血、月経不順、貧血などに用いる薬です。
温清飲	皮膚の炎症による痒みやカサカサなどに用いる薬です。
越婢加朮湯	関節の痛みや炎症、咳、むくみなどに用いる薬です。
黄耆建中湯	虚弱体質や体力の衰えによる皮膚の炎症やカサカサなどに用いる薬です。
黄芩湯	下痢や腹痛などに用いる薬です。
黄連解毒湯	体内の熱による炎症やかゆみ、のぼせなどに用いる薬です。
黄連湯	口内炎や腹部の痛みなどに用いる薬です。
乙字湯	痔疾や粘膜の炎症などに用いる薬です。

カ行

葛根加朮附湯	冷えによる項背部や関節の痛み、むくみ、カゼなどに用いる薬です。
葛根湯	項背部のこりを伴ったカゼや頭痛、悪寒、発熱などに用いる薬です。
葛根湯加川芎辛夷	鼻炎や花粉症などの鼻づまりに用いる薬です。
加味帰脾湯	体力の低下による消化不良や貧血、不眠、イライラなどに用いる薬です。
加味逍遙散	イライラ、のぼせ、発汗、動悸などに用いる薬です。
甘草湯	のどの炎症による痛みや咳などに用いる薬です。
甘麦大棗湯	緊張や興奮、不安、無気力などに用いる薬です。
桔梗石膏	消炎、排膿、去痰などの目的で加えられた薬です。
桔梗湯	のどの炎症による痛みや痰などに用いる薬です。
帰脾湯	体力の低下による消化不良や不眠、疲労、貧血などに用いる薬です。

芎帰膠艾湯	体内の冷えによる不正出血、下血などに用いる薬です。
芎帰調血飲	体力の低下による血行障害や腹痛などに用いる薬です。
九味檳榔湯	下肢のむくみ、動悸、呼吸困難などに用いる薬です。
荊芥連翹湯	耳や咽の炎症、皮膚の痒みや炎症などに用いる薬です。
桂枝加黄耆湯	のぼせや汗かき、皮膚のかゆみなどに用いる薬です。
桂枝加葛根湯	悪寒や頭痛、のぼせを伴った項背部のこりなどに用いる薬です。
桂枝加厚朴杏仁湯	悪寒を伴った咳などに用いる薬です。
桂枝加芍薬大黄湯	便秘を伴った腹部の緊張や痛みなどに用いる薬です。
桂枝加芍薬湯	腹部の緊張や痛みなどに用いる薬です。
桂枝加朮附湯	冷えによる関節の痛みやシビレなどに用いる薬です。
桂枝加竜骨牡蛎湯	体力の低下によるのぼせや不安、不眠などに用いる薬です。
桂枝加苓朮附湯	冷えやむくみのある関節の痛み、シビレなどに用いる薬です。
桂枝湯	冷えによる頭痛や寒気、のぼせ、腹痛などに用いる薬です。
桂枝人参湯	体力の低下による下痢、腹痛、のぼせなどに用いる薬です。
桂枝茯苓丸	血行障害による痛みや炎症、冷えのぼせなどに用いる薬です。
桂枝茯苓丸加薏苡仁	血行障害による皮膚の炎症や肌荒れなどに用いる薬です。
桂枝芍薬知母湯	炎症の強い関節の腫れや痛み、シビレなどに用いる薬です。
啓脾湯	消化不良や腹痛、下痢などに用いる薬です。
桂麻各半湯	頭痛や発熱、皮膚の炎症などに用いる薬です。
香蘇散	虚弱体質のカゼや消化不良、憂うつ、食欲不振、不眠などに用いる薬です。
五虎湯	むくみを伴った喘息発作などに用いる薬です。
五積散	冷えや循環障害による関節や筋肉の痛みなどに用いる薬です。
牛車腎気丸	体力の衰えによる腰や膝の痛み、冷え、手足のシビレなどに用いる薬です。
呉茱萸湯	冷えによる頭痛や嘔吐、腹部の痛みやなどに用いる薬です。
五淋散	膀胱炎や尿道炎などに用いる薬です。
五苓散	嘔吐や頭痛、むくみ、車酔い、二日酔いなどに用いる薬です。

サ行

柴陥湯	胸の痛みを伴った咳や痰などに用いる薬です。
柴胡加竜骨牡蛎湯	ストレスやイライラ、不眠などに用いる薬です。
柴胡桂枝乾姜湯	冷えによる動悸や腹痛、カゼなどに用いる薬です。
柴胡桂枝湯	微熱や食欲不振、腹痛などに用いる薬です。
柴胡清肝湯	炎症性疾患や皮膚疾患などに用いる薬です。

柴朴湯	体力の低下による咳や呼吸困難などに用いる薬です。
柴苓湯	体力の低下による微熱やむくみ、嘔吐、下痢などに用いる薬です。
三黄瀉心湯	のぼせや炎症、高血圧などに用いる薬です。
酸棗仁湯	体力の低下による不眠などに用いる薬です。
三物黄芩湯	手足のほてりやのぼせなどに用いる薬です。
滋陰降火湯	体力の低下による夜間の咳などに用いる薬です。
滋陰至宝湯	体力の低下による慢性の咳などに用いる薬です。
紫雲膏	皮膚のカサカサや炎症、肌荒れなどに用いる薬です。
四逆散	腹直筋の緊張や脇腹部の痛みなどに用いる薬です。
四君子湯	体力の低下による倦怠感や食欲不振などに用いる薬です。
梔子柏皮湯	皮膚の痒みや軽度の黄疸などに用いる薬です。
七物降下湯	のぼせや高血圧などに用いる薬です。
四物湯	血液の不足による冷えや貧血などに用いる薬です。
炙甘草湯	動悸や息切れ、不整脈などに用いる薬です。
芍薬甘草湯	筋肉のけいれんや腹部の痛み、腰痛などに用いる薬です。
芍薬甘草附子湯	冷えを伴った筋肉のけいれんや痛みなどに用いる薬です。
十全大補湯	体力の低下に伴う倦怠感や貧血、皮膚疾患、術後などに用いる薬です。
十味敗毒湯	化膿性疾患や皮膚の痒みなどに用いる薬です。
潤腸湯	便秘を伴った腹痛などに用いる薬です。
小建中湯	体力の低下による倦怠感、腹部の緊張や痛みなどに用いる薬です。
小柴胡湯	微熱や食欲不振、カゼ、炎症性疾患などに用いる薬です。
小柴胡湯加桔梗石膏	微熱や咳、炎症などに用いる薬です。
小青竜湯	くしゃみや鼻水、咳などに用いる薬です。
小半夏加茯苓湯	吐き気や胃部不快感、つわりなどに用いる薬です。
消風散	分泌物の多い皮膚疾患などに用いる薬です。
升麻葛根湯	肩こりや皮膚のかゆみ、カゼなどに用いる薬です。
四苓湯	むくみや排尿困難などに用いる薬です。
辛夷清肺湯	鼻づまりや鼻炎などに用いる薬です。
参蘇飲	胃腸の虚弱な感冒や咳などに用いる薬です。
神秘湯	発作性の呼吸困難や咳などに用いる薬です。
真武湯	冷えによる下痢や腹痛などに用いる薬です。
清上防風湯	炎症の強いニキビなどに用いる薬です。
清暑益気湯	夏バテによる疲労倦怠感や食欲不振などに用いる薬です。
清心蓮子飲	冷えや体力の低下による膀胱炎などに用いる薬です。

清肺湯	体力の衰えた慢性の咳などに用いる薬です。
川芎茶調散	カゼによる頭痛や悪寒、発熱などに用いる薬です。
疎経活血湯	血行障害による筋肉や関節の痛みなどに用いる薬です。

タ行

大黄甘草湯	食欲や体力のある便秘症などに用いる薬です。
大黄牡丹皮湯	体力の充実した下腹部の炎症などに用いる薬です。
大建中湯	体力が低下し、冷えによる腹痛や便秘、腹部の膨満などに用いる薬です。
大柴胡湯	体力の充実した腹部の炎症や便秘、高血圧などに用いる薬です。
大柴胡湯去大黄	体力の充実した腹部の炎症や高血圧などに用いる薬です。
大承気湯	体力の充実した便秘や腹部の膨満などに用いる薬です。
大防風湯	体力の衰えた慢性関節痛やシビレなどに用いる薬です。
竹茹温胆湯	微熱の伴った慢性の咳や不眠などに用いる薬です。
治頭瘡一方	頭部の分泌物の多いオデキなどの皮膚疾患に用いる薬です。
治打撲一方	打撲による腫れや痛みなどに用いる薬です。
調胃承気湯	体力の衰えた便秘などに用いる薬です。
釣藤散	のぼせ感のある頭痛や頭重、めまいなどに用いる薬です。
腸癰湯	腹部の炎症による腹痛などに用いる薬です。
猪苓湯	排尿痛や血尿などに用いる薬です。
猪苓湯合四物湯	冷えや貧血を伴った排尿痛、血尿などに用いる薬です。
通導散	打撲による内出血や下腹部の炎症などに用いる薬です。
桃核承気湯	冷えのぼせを伴った下腹部の痛みや便秘などに用いる薬です。
当帰飲子	皮膚の乾燥によるかゆみなどに用いる薬です。
当帰建中湯	貧血を伴った腹痛などに用いる薬です。
当帰四逆加呉茱萸生姜湯	冷えを伴った腹痛や頭痛、月経痛などに用いる薬です。
当帰芍薬散	冷えを伴ったむくみや腹痛、めまい、月経痛などに用いる薬です。
当帰芍薬散加附子湯	強い冷えを伴ったむくみや腹痛、月経痛などに用いる薬です。
当帰湯	冷えによる腹痛などに用いる薬です。

ナ行

二朮湯	腕や肩の痛み、むくみなどに用いる薬です。
二陳湯	吐き気や嘔吐などに用いる薬です。
女神散	体力の低下によるのぼせや不眠、イライラなどに用いる薬です。
人参湯	体力の低下による冷えや倦怠感、腹部の痛みなどに用いる薬です。

| 人参養栄湯 | 体力の低下による倦怠感、慢性の咳や疲労などに用いる薬です。 |

ハ行

排膿散及湯	痛みを伴う化膿性疾患などに用いる薬です。
麦門冬湯	のどの乾燥による発作性のせきなどに用いる薬です。
八味地黄丸	老化による高血圧や腰痛、夜間頻尿などに用いる薬です。
半夏厚朴湯	咽喉部の不快感を伴った不安神経症や嚥下困難などに用いる薬です。
半夏瀉心湯	みぞおちのつかえや胃痛、下痢などに用いる薬です。
半夏白朮天麻湯	胃腸機能の低下による頭痛やめまいなどに用いる薬です。
白虎加人参湯	口の渇きや胸部の熱を伴った不快感、皮膚の炎症などに用いる薬です。
茯苓飲	腹部の膨満感や食欲不振、吐き気などに用いる薬です。
茯苓飲合半夏厚朴湯	咽喉部の不快感を伴った食欲不振、吐き気などに用いる薬です。
附子人参湯	冷えが強く、体力の低下した食欲不振や腹痛などに用いる薬です。
平胃散	胃部不快感や消化不良などに用いる薬です。
防已黄耆湯	汗をかきやすく、下肢のむくみや膝の痛みなどに用いる薬です。
防風通聖散	体力の充実した便秘や皮膚疾患、高血圧、肥満などに用いる薬です。
補中益気湯	体力の衰えによる食欲不振や倦怠感などに用いる薬です。

マ行

麻黄湯	カゼによる初期の発熱や悪寒などに用いる薬です。
麻黄附子細辛湯	冷えを伴ったカゼや花粉症などに用いる薬です。
麻杏甘石湯	咳や喘息の発作などに用いる薬です。
麻杏薏甘湯	筋肉痛や関節痛などに用いる薬です。
麻子仁丸	胃腸機能の低下した排便障害などに用いる薬です。
木防已湯	呼吸困難やむくみ、排尿困難などに用いる薬です。

ヤ行

薏苡仁湯	関節や筋肉の痛み、むくみなどに用いる薬です。
抑肝散	ストレスによるイライラや不安などに用いる薬です。
抑肝散加陳皮半夏	ストレスによる胃部不快感やイライラなどに用いる薬です。

行

| 六君子湯 | 胃腸機能の低下による食欲不振や嘔吐などに用いる薬です。 |

立効散	歯の痛みなどに用いる薬です。
竜胆瀉肝湯	熱感を伴った膀胱炎や尿道炎などに用いる薬です。
苓甘姜味辛夏仁湯	体力の低下による咳やむくみなどに用いる薬です。
苓姜朮甘湯	冷えによる腰痛などに用いる薬です。
苓桂朮甘湯	めまいや動悸などに用いる薬です。
六味丸	排尿異常や腰痛、発育不良などに用いる薬です。

散剤と婦人疾患

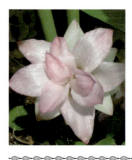

　古典で散剤として取り扱われているものの多くが婦人疾患や即効性を期待する薬剤である。医療用漢方製剤に収載されている方剤中、安中散、茵蔯五苓散、加味逍遙散、香蘇散、五積散、五苓散、消風散、釣藤散、当帰芍薬散、女神散、平胃散、抑肝散、立効散などが該当する。これら散剤中婦人疾患に用いる薬剤が多い理由として、女性は痛みを伴う疾患が多く、また手間暇のかかる煎じ薬を服用することが、女性にとってはなかなか困難だったからではないだろうか。

4．服薬指導 Q&A（患者事例）

　近年、薬に関する内容は薬剤師に尋ねる患者が増えている。患者からの薬に関する問い合わせは多種多様である。時には薬剤師が想像もしないような問い合わせも見られる。問い合わせに対する返答は的確な内容を分かりやすく、臨機応変に手短な回答が必要である。丁寧に答えるために、話が長くなると別の方向に話が流れてしまうこともある（患者との信頼関係を保つために時には長話も必要であるが…）。
　医師と協議の上、薬剤師が対応すべき漢方薬の服薬指導 Q&A を以下に示す。

4-1　症状に関する問い合わせ

Q　漢方薬を服用したら症状が悪化したが、続けて服用して良いか。

A　①漢方薬の特徴として漢方薬の作用が強く、服用開始後少し症状の悪化が見られた後改善することがしばしばある。症状の悪化が軽度の場合であれば、まず1日分を2日分に薬用量を減らし、症状の悪化が見られないかもう少し経過を観察する。それで症状が落ち着くようであれば、そのまま服用を続ける。悪化するようであれば服薬を中止して受診を勧める。
　②症状の悪化がひどい場合はすぐに服薬を中止し、主治医に連絡をとり、適切な対応を行う。

Q　漢方薬を飲んだら下痢（または腹痛）になった。

A　①漢方薬には胃腸の働きを活発にする生薬を多く含むため、漢方薬服用後軟便になることがある。軽度の軟便で排便の後に脱力感などの症状がなく、特に生活に支障がないようであれば、もう少し様子を見る。それでも軟便症状が続く場合は、1日分の薬を2日分で服用して経過観察する。
　②排便作用のある生薬（大黄・麻子仁・芒硝など）が処方中に含まれていないか確認する。含まれている場合は瀉下作用が強くて下痢症状が見られる場合もある。薬用量を減量することにより改善が見られるため、1日分の薬を2日分で服用して経過観察する。
　③夏期などは冷房や冷たい食品など漢方薬以外の原因も考えられるので、そのようなことが原因ではないかを確認した後、漢方薬との関連性を判断する。

Q　服用後便秘になった。

A　①参耆剤や附子剤などを服用した後便秘を訴える場合がある。軽度の便秘症状であれば経過観察を行う。

②症状が激しく腹痛などを伴う場合は漢方薬以外の原因も考えられるので、受診するように勧める。

> **Q 症状は良くなっているが、服用後胃もたれがある。**

A 胃もたれなど胃部不快感の原因と考えられる地黄や当帰、石膏などの生薬が原因かを確認する。症状が軽度であれば服用時間を食間から食後に変更することにより改善することが多い。食後に服用しても改善しないようであれば、服用回数を増やして少量ずつ服用するか、1日分を2日に分けて服用するように指導する。

> **Q 漢方薬を飲みだしてから、のぼせや血圧の上昇が見られる。**

A 附子・人参・甘草を配合する処方では血圧の上昇やのぼせなどの訴えも見られるが、軽度の場合は経過観察し、改善しない場合は服薬を中止して主治医に相談するように指導する。甘草が原因と思われる場合は浮腫や脱力感などの症状がないかを確認する。

> **Q 漢方薬の服用を開始して、体重が増えた。むくむ感じがする。**

A ①処方中に甘草が含まれているかを確認する。患者に不安感を与えず、主治医に報告する。症状が重篤な場合は服用中止を勧め、主治医より適切な指示を行う。
②軽度な症状であれば漢方薬の休薬により症状が改善する。漢方薬の休薬により症状が改善せず、漢方薬が原因と考えられない場合は他の原因（他疾患、月経、飲食の不摂生など）によるものかを判断する。

> **Q 服用後湿疹が見られた。**

A ①桂皮、荊芥、防風、薄荷などを含む種々の漢方薬によって軽度の発疹が見られることもある。主訴の改善が見られ、症状が軽度の場合は、経過観察するように指導する。
②清上防風湯などの処方は、薬効目的が皮膚内の病因と考えられる物質を体表部に発散させて治療を行うことを目的としている。そのため、服用後一時的に皮膚症状の悪化が見られることもあるので、投薬時患者に説明を行い、湿疹が軽度であれば服薬を中断せず経過観察が必要な場合もある。
③患者に食物アレルギーの確認を行い、漢方薬との関連を調べる。

> **Q せき込むことが多くなったが副作用ではないか。（例：麦門冬湯）**

A 麦門冬湯は副作用情報として間質性肺炎の注意事項が記載されている。一方でこの薬は咳に用いられる代表的な漢方薬である。患者は漢方薬服用後も咳が続いたため、副作用報告の記載事項でさらに不安が広がり、悪化したように感じることもある。医師

に報告を行い、特に問題がない場合は薬に対する患者の不安を取り除く必要がある。

4-2　併用に関する問い合わせ

Q 他の病院で薬をもらったが、漢方薬と服用して良いか。

A ①併用薬の内容を確認し、同一成分の重複や相互作用などの問題がない場合は服用時間を1時間以上あけて服用する。

②葛根湯や小青竜湯など（身体を温め免疫力を高め、発汗を促すことによって解熱）の漢方薬を風邪薬として用いた場合、西洋薬の解熱剤と作用機序が相反することもあり、構成生薬を確認後、併用可能か医師に問い合わせる。併用する場合は1時間以上服用間隔をあけて併用する。

③漢方薬の普及に伴い、漢方を専門としない一般病院でもらった薬が西洋薬でなく漢方薬のこともあり得る。患者は西洋薬と考えて漢方薬のエキス製剤を服用していることもあるので、漢方薬の併用にも注意が必要である。

Q 民間薬をもらったが飲んで良いか。

A ①漢方薬服用前からお茶代わりに服用しているハトムギ茶などのようなもので、治療に影響がなければ特に問題はない。

②霊芝、冬虫夏草、アガリクスなどのように薬効を期待した民間薬や人参など漢方薬でも用いられる民間薬は、漢方薬の構成生薬と重複し、治療効果に影響が見られる場合もあるので、主治医に相談して対応する。

Q おみやげでもらった漢方薬を飲んで良いか。

A ①煎じ薬の場合は構成生薬の鑑定を行い、主治医に相談して判断する。

②丸薬の場合は構成生薬が表示内容と異なり不明な場合も多い。薬の内容を正確に把握できない場合は服用を避けるべきである。

4-3　薬の内容に関する問い合わせ

Q 古い薬が残っているが服用して良いか。

A 症状が変わっている可能性もあり、また薬が変質していることもあるので破棄を勧める。

Q 煎じ薬を室温で保存して良いか。

A 室温で保存すると香りが弱くなるなど薬の品質が悪くなる。また、カビや虫がわくこともあるので冷蔵保存する。

Q 同じ薬なのに前回の薬と内容（味）が変わった気がする。

A ①処方内容（分量）に変更がない場合、煎じ薬の場合は構成生薬を確認する。エキス剤の場合は色や味などにより、同じ薬かどうかを確認する。
②同じ薬と確認できたときは、使用生薬のロット変更がある場合には、生薬のロット変更などにより生薬の色調や味が少し変化する場合もあることを説明する。

Q 薬の量が以前より少ないように思う。

A 煎じ薬の場合このような問い合わせが多い。例えば1日量の合計分量が33gの十全大補湯から合計分量9gの人参湯に変わった場合、あまりにも分量差が大きいため、患者は不安に思う。内容を確かめ、間違いがなければ処方変更により大きく分量が異なったことを説明する。

Q 下剤をいれると言われたが、下剤が入っていない。

A 処方内容変更により大黄や芒硝が含まれている処方であれば、漢方薬自体に瀉下作用があることを説明する。

4-4　煎じ方・服用方法などの問い合わせ

Q 煎じた後のカスを食べて良いか。

A えぐみのあるものや繊維質のため胃腸に負担となることもあるので勧められない。

Q 煎じた後の薬をもう一度煎じて良いか。

A お茶代わりとして飲むことに問題はない。2番煎じは100～200mLほどの熱湯を加え、2、3分沸騰させれば良い。

Q 煎じ薬を煮詰めてしまった。焦がしてしまった。煮詰まらない。

A ①煮詰めた場合は不足分の水をカスの入った容器に加えて5分ほど沸騰させて付け加える。
②焦がした場合は成分が変化しているので廃棄する。
③煮詰まらなかった場合は薬をカスの入った容器にもどし、さらに10分ほど加熱する。

Q 煎じる水はミネラルウォーターを使って良いか。

A 水道水に近いミネラル成分のものであれば問題はない。ミネラル成分の含有量が多いものやアルカリイオン水は漢方薬の成分に影響を及ぼす可能性も考えられるので用いない。

Q 強火で短時間煎じて良いか。
A 最初から強火で煎じると澱粉のようなものが膜をつくり抽出が悪くなる、様々な成分の相互反応が弱くなる、精油成分が短時間に蒸発して他の成分と反応できないなどの理由から、古典に記載されているようにとろ火で煎じるほうが良い。

Q 煎じる容器は土瓶が一番良いのか。
A 土瓶以外の容器でも問題はない。ただし、鉄製の容器は鉄サビが漢方薬の成分であるタンニンと反応して沈殿物を生成するとされており、用いないほうが良い。

Q 漢方薬の服用間隔はどれくらいにすれば良いか。
A 一般に服用回数が1日2回であれば朝・夕方、1日3回であれば朝・昼・夕方に服用することが多い。ところが、飲み忘れや生活が不規則なため時間通り服用間隔が守れないこともある。このような場合は1日分を一度に飲みきるのではなく、服用間隔を少なくとも3〜4時間ほどあけて服用する。

Q 1回（または1日）の服用量が多すぎて飲めない。
A 副作用の心配がない場合は1日分を飲みきるように、指示された回数以上に増やし、少量ずつ服用する。それでも飲みきれない場合は2日に分けて服用する。

Q 服用後口の中がヒリヒリしたり、服用後のどが熱く感じ、せき込む気がする。
A このような症状は副作用と間違えやすい。構成生薬中、刺激性生薬（遠志・乾姜・桂皮・細辛・山椒・生姜・良姜など）が含まれている場合にこのような症状による問い合わせが多い。生薬の味覚が原因と考えられる場合は副作用でないことを説明し、服用後に水でうがいをするように勧める。このような生薬が原因と考えられない場合は、附子の副作用や他の原因が考えられるため休薬して受診を勧める。

Q 食前や食間に漢方薬を飲むとお腹が張って食欲がなくなる。
A 食後に服用するよう勧める。それでも改善しない場合は、服用回数を増やし、1回の服薬量を減らす。

4-5　その他の問い合わせ

Q 妊娠したが漢方薬を続けて服用して良いか。
A 妊娠によって体質が変化し、従来の薬剤が適応しない場合もあるため、どのような漢方薬であっても妊娠が判明した時点で服用を中止し、主治医に受診するよう指導する。

Q 授乳中に漢方薬を飲んでも良いか。

A 大黄などのように、漢方薬の成分が授乳を通じて、胎児に悪影響を及ぼす場合もあり得るため、主治医に問い合わせる。

Q 抜歯をするが服用して良いか。

A 抜歯後の鎮痛目的で漢方薬を服用するのでなければ、抜歯後の炎症が強い2、3日の間は休薬するように勧める。

Q 生理中に桂枝茯苓丸を服用すると出血が多くなるので、飲まないほうが良いと言われた。

A 桂枝茯苓丸は駆瘀血剤なのでそのような可能性も考えられるが、生理痛にも用いる漢方薬でもあるため、一般論では判断できない。服用中に出血が多くなるようであれば中止する。

Q 煎じ薬にプラスチックが入っている気がする。

A ①煎じ薬の場合、患者は今まで見たこともない細かく刻んだものがたくさん混じっているといった印象を受ける。プラスチックと思われたものは、石膏を砕いたものが白いプラスチックのかけらに似ていたためであった。特殊な形状と思われるような生薬については投薬時に説明が必要である。
②石膏の他に牡蛎、竜骨、滑石なども砕いたものは石ころなどと間違いやすい。また消風散の構成生薬である蝉退は細かく刻んでいないものはセミの形状が判別されて、それが原因で服薬拒否につながることもあるので注意する。

Q 透析を受けることになったが、今まで通り漢方薬を飲んで良いか。

A 医師に問い合わせを行い、問題がなければ服用して良い。水分摂取制限の指示がある場合には煎出時の薬液量を摂取可能な量に減量して服用する。

Q 検便・検尿時に漢方薬を服用しても良いか。

A 特に問題はないが、黄連、山梔子、大黄などの色素を多く含む漢方薬の服用時には尿や便の色に影響が見られることがあるため、検査当日は休薬を勧める。

Q 予防接種を受けるが服用しても良いか。

A 特に漢方薬が予防接種に影響を与えることは少ないと思われるが、予防接種後不測の事態もあり得るので、予防接種当日は休薬を勧め、接種後に発熱などの異常症状が見られない場合は服薬を再開する。

Q 同じ名前の漢方薬であればどこでもらっても同じ薬効か。

A 原則的には同じ薬効といえるが、厳密には同じ薬効ではない。その理由は①生薬の産地やロットが異なる、②構成生薬や分量が異なる場合もある、③調剤や製造方法が異なるなどである。

生薬の解説

分類項目の説明

> 名　称：生薬名と読み仮名、ラテン名（英名）を記した。

基　原：漢方薬の基原となる植物名を和名で示し、和名で表されないものは学名のみで記した。学名を省略した場合はピリオドを記した。
品　質：五官による基本的な品質を簡略に記した。
薬味薬性：本草書に記された薬性と薬味を記したが、薬味は煎液味覚と一致しない場合もある。
煎液味覚：生薬3gを200mLから100mLに煎じた液の味覚を記した。
主要成分：主要な含有成分を記した。
主要薬理：実験レベルで認められた主要薬理を記したが、臨床応用と一致しない場合もある。
主要薬効：生薬学的な薬効と漢方医学的な薬効を記した。
参　考：その他参考になると思われる内容を示した。
副作用：添付文書に収載されている副作用（使用上の注意）の内容を記した。
該当方剤：該当生薬を含む方剤名を記した（北里大学東洋医学総合研究所薬剤部編『漢方処方集』を基準）。

ア行

阿膠（あきょう）　ASINI CORII COLLAS

基　　原：ウマ科（*Equidae*）ロバ *Equus asinus* Linné の毛を去った皮、骨、ケン、又は靱帯を水で加熱抽出し、脂肪を去り濃縮乾燥したもの。
品　　質：淡黄色から茶褐色の半透明で、乾燥品は強い異臭がなく、温度の高い夏に軟化しないものが良い。
薬味薬性：甘・平（微温）
煎液味覚：煎じているときの臭いが生臭く、不快なまずい味。
主要成分：collagen、glutin、chondrin、アミノ酸
主要薬理：未詳
主要薬効：鎮痛、止血、排膿作用があり、滋陰止血、血液を補う働きがある。
参　　考：①煎じ薬の場合は阿膠以外の薬を煎じた後に、細かく砕いた阿膠を熱いうちに少しずつ加え、良くかき混ぜて溶かしてから服用する。
　　　　　②代用品としてゼラチンを使用する場合もある。
該当方剤：温経湯　芎帰膠艾湯　炙甘草湯　猪苓湯　猪苓湯合四物湯

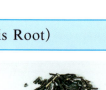

阿膠（山東）

威霊仙（いれいせん）　CLEMATIDIS RADIX（Clematis Root）

基　　原：キンポウゲ科（*Ranunculaceae*）サキシマボタンヅル *Clematis chinensis* Osbeck、*C. manshurica* Ruprecht 又は *C. hexapetala* Pallas の根及び根茎。
品　　質：根が細く、外皮が黒くて充実したものが良い。
薬味薬性：辛・温
煎液味覚：薄味で苦みは強くないが、少し芳香があって不快な味。
主要成分：トリテルペノイド anemonine、その他 oleanolic acid
主要薬理：降圧作用
主要薬効：利尿、鎮痛作用があり、血行を促し浮腫や痛みを取り除く。
参　　考：①名称の由来は性質が猛々しく（威）、効果が速やか（霊仙）な意味。
　　　　　②希エタノールエキス15.0％以上を含む。
　　　　　③ヒ素5 ppm以下。
該当方剤：疎経活血湯　二朮湯

威霊仙

茵蔯蒿（いんちんこう）　ARTEMISIAE CAPILLARIS FLOS（Artemisia Capillaris Flower）

基　　原：キク科（*Compositae*）カワラヨモギ *Artemisia capillaris* Thunberg の頭花。
品　　質：青臭みが強くなく、緑黄色で香りが良く、茎の混ざっていないものが良い。
薬味薬性：苦・平（微寒）
煎液味覚：芳香の香りと苦みが強く、服用後苦みが残り飲みにくい。
主要成分：精油 capillarisin、capillin、その他 esculetin、（＋）dimetyl ether
主要薬理：①血管拡張作用　②利胆作用　③抗炎症作用　④抗腫瘍作用
主要薬効：消炎、利胆、利尿、解熱作用があり、浮腫や黄疸などの症状に用いる。
参　　考：①中医学では若い茎葉を綿茵蔯（めんいんちん）として用いる。
　　　　　②希エタノールエキス15.0％以上を含む。
　　　　　③径2 mm 以上の茎を含まない。
該当方剤：茵蔯蒿湯　茵蔯五苓散

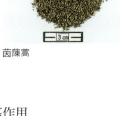
茵蔯蒿

茴香（ういきょう）　FOENICULI FRUCTUS（Fennel）

基　　原：セリ科（*Umbelliferae*）ウイキョウ *Foeniculum vulgare* Miller の果実。
品　　質：あまり青くなく、緑黄色で果柄の少ない香りのあるものが良い。
薬味薬性：辛・平
煎液味覚：薄味で苦味はないが、芳香があり口に残る。
主要成分：精油 anethole、estragole、d-fenchone、limonene、脂肪酸
主要薬理：①消化機能亢進作用　②抗消化性潰瘍作用
主要薬効：健胃鎮痛、去痰作用があり、消化を助け、冷えによる痛みを取り除く。
参　　考：①小茴香（しょううきょう）と呼ぶ場合もある。
　　　　　②精油含量は0.7mL/50.0g 以上である。
　　　　　③果柄3.0％以上を含まない。
該当方剤：安中散

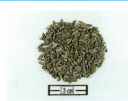
茴香

鬱金（うこん）　CURCUMAE RHIZOMA（Turmeric）

基　　原：ショウガ科（*Zingiberaceae*）ウコン *Curcuma longa* Linné の根茎をそのまま又は通例湯通ししたもの。
品　　質：重質で鮮やかな黄色のものが良い。
薬味薬性：辛（苦）・微寒
煎液味覚：見た目の色より薄味だが、芳香の臭みを感じる。
主要成分：黄色色素 curcumin、その他 turmerone、zingiberene

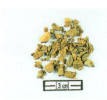
鬱金

主要薬理：①健胃作用　②利胆作用
主要薬効：健胃利胆、整腸、鎮痛作用があり、軟膏剤として皮膚疾患にも用いる。
参　　考：①宇金とも書き、別名を姜黄（きょうおう）と呼ぶ。
　　　　　②カレー粉の黄色色素ターメリックの原料である。
　　　　　③希エタノールエキス9.0％以上を含む。
　　　　　④重金属10ppm以下、ヒ素5ppm以下。
　　　　　⑤総クルクミノイド1.0〜5.0％を含む。
該当方剤：軟膏の原料として中黄膏に用いる。

烏頭（うず）　ACONITI TUBER

・附子の項参照。

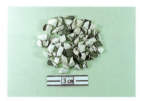

烏頭

烏薬（うやく）　LINDERAE RADIX（Lindera Root）

基　　原：クスノキ科（*Lauraceae*）テンダイウヤク *Lindera strychniforia* Fernandez-Villar の根。
品　　質：良く肥大し、内部が軟らかく香りの強いものが良い。
薬味薬性：辛・温
煎液味覚：やや芳香の香りがするが、苦みが強く後に残る。
主要成分：モノテルペン l-borneol、フランセスキテルペン linderane、アルカロイド laurolistine
主要薬理：血小板凝集抑制作用
主要薬効：芳香健胃、順気、鎮痛作用があり、気の巡りを良くすることにより痛みを取り除く。
参　　考：①天台産烏薬の品質が優れていることより、植物名になっている。
　　　　　②希エタノールエキス6.0％以上を含む。
　　　　　③重金属10ppm以下、ヒ素5ppm以下。
該当方剤：芎帰調血飲

烏薬

延胡索（えんごさく）　CORYDALIS TUBER（Corydalis Tuber）

基　　原：ケシ科（*Papaveraceae*）*Corydalis turtschaninovii* Besser forma *yanhusuo* Y.H. Chou et C.C. Hsu の塊茎を、通例、湯通ししたもの。
品　　質：大粒の重質で、黒っぽくなく黄褐色が鮮やかなものが良い。
薬味薬性：辛・温

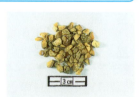

延胡索

煎液味覚：苦みが強く飲んだ後、少し舌がヒリヒリする。
主要成分：アルカロイド l-corydaline、protopine、dehydrocorydaline、α-tetrahydropalmatine
主要薬理：①鎮静鎮痛作用　②血液凝固抑制作用　③抗消化性潰瘍作用
　　　　　④抗炎症、抗アレルギー作用
主要薬効：鎮痛、鎮痙、通経作用があり、胃や関節の痛みを取り除く。
参　　考：①別名を玄胡索（げんこさく）と呼ぶ。
　　　　　②デヒドロコリダリン（硝酸デヒドロコリダリンとして）0.08％以上を含む。
　　　　　③重金属10ppm 以下、ヒ素 5 ppm 以下。
該当方剤：安中散　折衝飲

黄耆（おうぎ）　ASTRAGALI RADIX（Astragalus Root）

基　原：マメ科（*Leguminosae*）*Astragalus membranaceus* Bunge 又は *A. mongholicus* Bunge の根。
品　質：質が柔軟かつ緻密で、香気が良く甘味のあるもの。
薬味薬性：甘・微温
煎液味覚：甘味もそれほど強くなく飲みやすい。
主要成分：l-canavanine、フェノール配糖体、サポニン、イソフラボン
主要薬理：①免疫賦活作用　②血圧降下作用
　　　　　③抗炎症、抗アレルギー作用
主要薬効：補気、固表、止汗、利尿、強壮作用があり、気力を補い皮膚を丈夫にして蘇生する働きがある。
参　　考：①局外生薬である晋耆（しんぎ）が良品とされている。
　　　　　②重金属10ppm 以下、ヒ素 5 ppm 以下、総 BHC 及び DDT 各0.2ppm 以下。
　　　　　③黄耆と人参を含む処方を「参耆剤」と呼ぶ。
該当方剤：黄耆建中湯　加味帰脾湯　帰脾湯　桂枝加黄耆湯　七物降下湯
　　　　　十全大補湯　清暑益気湯　清心蓮子飲　大防風湯　当帰湯　当帰飲子
　　　　　人参養栄湯　半夏白朮天麻湯　防已黄耆湯　補中益気湯

黄耆（晋耆）

黄芩（おうごん）　SCUTELLARIAE RADIX（Scutellaria Root）

基　原：シソ科（*Labiatae*）コガネバナ *Scutellaria baicalensis* Georgi の周皮を除いた根。
品　質：重質で鮮横色のものが良い。木心が腐ったいわゆるアンコ（内部が黒く腐食）を含まない。また乾燥が不十分だと内部が緑色に変化してくる場合がある。
薬味薬性：苦・平（大寒）
煎液味覚：やや苦みはあるが口当りは良く、黄連、黄柏に比べて苦みも弱く飲みやすい。
主要成分：フラボノイド wagonin、baicalin、baicalein
主要薬理：①体温調節作用　②血圧降下作用　③利胆作用　④抗炎症作用
　　　　　⑤抗アレルギー作用　⑥抗腫瘍作用

黄芩

主要薬効：消炎、解熱作用があり、肝臓や胃の機能を改善する。
参　　考：①コガネバナ（黄金花）の由来は根が黄色いことからで、花は紫色である。
　　　　　②バイカリン10.0％以上を含む。
　　　　　③重金属10ppm以下、ヒ素5ppm以下。
該当方剤：温清飲　黄芩湯　黄連解毒湯　乙字湯　荊芥連翹湯　五淋散
　　　　　柴陥湯　柴胡加竜骨牡蛎湯　柴胡桂枝湯　柴胡桂枝乾姜湯　柴胡清肝散
　　　　　柴朴湯　柴苓湯　三黄瀉心湯　三物黄芩湯　潤腸湯　小柴胡湯
　　　　　小柴胡湯加桔梗石膏　辛夷清肺湯　清上防風湯　清心蓮子飲　清肺湯
　　　　　大柴胡去大黄湯　大柴胡湯　二朮湯　女神散　半夏瀉心湯
　　　　　防風通聖散　竜胆瀉肝湯

黄柏（おうばく）　PHELLODENDRI CORTEX（Phellodendron Bark）

基　　原：ミカン科（*Rutaceae*）キハダ *Phellodendron amurense* Ruprecht 又は *Phellodendron chinense* Schneider の周皮を除いた樹皮。
品　　質：皮部が厚く切断面が鮮黄色で、苦味の強いものが良い。
薬味薬性：苦・寒
煎液味覚：黄連よりも濁った感じの苦さで、苦みが後に残る。
主要成分：アルカロイド berberine、palmatine、magnoflorine、苦味成分 obakunone
主要薬理：①健胃作用　②抗消化性潰瘍作用　③止瀉作用　④抗炎症作用
　　　　　⑤血圧降下作用　⑥抗菌作用
主要薬効：消炎、健胃、整腸作用があり、高血圧や高ぶった気分を鎮め、止血の働きもある。
参　　考：①ベルベリン（ベルベリン塩化物として）1.2％以上を含む。
　　　　　②民間薬として健胃薬、うがい薬、打撲の湿布薬として用いられ、濃縮エキスを陀羅尼助（だらにすけ）と呼ぶ。
該当方剤：温清飲　黄連解毒湯　荊芥連翹湯　柴胡清肝散　滋陰降火湯
　　　　　梔子柏皮湯　七物降下湯　清暑益気湯　半夏白朮天麻湯　竜胆瀉肝湯

黄柏

桜皮（おうひ）　PRUNI JAMASAKURA CORTEX

基　　原：バラ科（*Rosaceae*）ヤマザクラ *Prunus jamasakura* Siebold ex Koidzumi 又はカスミザクラ *Prunus verecunda* Koehne の樹皮。

・樸樕の項参照

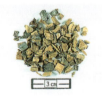

桜皮

黄連（おうれん）　COPTIDIS RHIZOMA（Coptis Rhizome）

- 基　　原：キンポウゲ科（*Ranunculaceae*）オウレン *Coptis japonica* Makino、*C. chinensis* Franchet、*C. deltoidea* C.Y. Cheng et Hsiao 又は *C. teeta* Wallich の根をほとんど除いた根茎。
- 品　　質：太くて切断面が鮮黄色で、苦味の強いものが良い。
- 薬味薬性：苦・寒
- 煎液味覚：刺激的な強い苦さで、苦みが後に残る。
- 主要成分：アルカロイド berberine、palmatine、coptisine
- 主要薬理：①中枢抑制作用　②止瀉作用　③抗消化性潰瘍作用　④血圧降下作用　⑤抗菌作用
- 主要薬効：消炎、苦味健胃、鎮静作用があり、高血圧や高ぶった気分を鎮め、止血の働きもある。
- 参　　考：①ベルベリン（ベルベリン塩化物として）4.2%以上を含む。
　　　　　　②ヒ素5 ppm以下。
- 該当方剤：温清飲　黄連湯　黄連解毒湯　荊芥連翹湯　柴陥湯　柴胡清肝散　三黄瀉心湯　清上防風湯　竹筎温胆湯　女神散　半夏瀉心湯　竜胆瀉肝湯

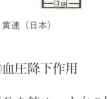

黄連（日本）

遠志（おんじ）　POLYGALAE RADIX（Polygala Root）

- 基　　原：ヒメハギ科（*Polygalaceae*）イトヒメハギ *Polygala tenuifolia* Willdenow の根又は根皮。
- 品　　質：木心を除いた肉厚のものが良い。
- 薬味薬性：苦・温
- 煎液味覚：芳香の香りが強く、飲んだ後に喉を刺す刺激を感じる。
- 主要成分：サポニン onjisaponin、キサントン誘導体
- 主要薬理：①鎮静、催眠作用　②抗痴呆作用　③去痰作用
- 主要薬効：強壮、鎮静、去痰作用があり、不安や不快な気分を取り除く。
- 参　　考：①イトヒメハギ（糸姫萩）の名称の由来はヒメハギより葉が細いことによる。
　　　　　　②茎10.0%以上を含まない。
　　　　　　③重金属10ppm以下、ヒ素5 ppm以下、総BHC及びDDT各0.2ppm以下。
- 該当方剤：加味帰脾湯　帰脾湯　人参養栄湯

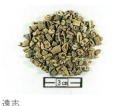

遠志

カ行

艾葉（がいよう）　ARTEMISIAE FOLIUM

基　　原：キク科（*Compositae*）ヨモギ *Artemisia princeps* Pampanini 又はオオヨモギ *A. Montana* Pampanini の葉及び枝先。
品　　質：緑色で香りが良く、茎の部分は多く含まず、細切時綿のようにふわふわしたものが良い。
薬味薬性：苦・微温
煎液味覚：焦げたような苦みで、後によもぎの味が残る。
主要成分：精油 cineol・α-thujone
主要薬理：①脂質過酸化抑制作用　②補体活性化作用　③ヒスタミン遊離抑制作用
主要薬効：収斂、鎮痛、止血作用があり、身体を温め痛みを取り除き、子宮出血や下血に用いる。
参　　考：①葉の裏面についた白い部分だけを集めたものがお灸に使われるモグサである。
　　　　　②希エタノールエキス13.0％以上を含む。
　　　　　③径3 mm以上の茎3.0％以上を含まない。
該当方剤：芎帰膠艾湯

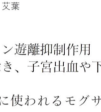
艾葉

何首烏（かしゅう）　POLYGONI MULTIFLORI RADIX（Polygonum Root）

基　　原：タデ科（*Polygonaceae*）ツルドクダミ *Polygonum multiflorum* Thunberg の塊根。
品　　質：良く肥大し充実したものが良い。
薬味薬性：苦（甘）・温
煎液味覚：少しこってりした甘味のある味で、渋みが残る。
主要成分：アントラキノン類 chrysophanol・emodin・physcion
主要薬理：①抗高脂血症作用　②肝障害抑制作用
主要薬効：緩下、強精、強壮作用があり、血行を促す働きがある。
参　　考：①唐代の中国では不老長寿の薬として有名だった。
　　　　　②名称の由来は何公という王が服用したところ、頭（首）の毛が烏の羽のように黒くなったことによる。
　　　　　③希エタノールエキス17.0％以上を含む。
　　　　　④重金属10ppm以下、ヒ素5 ppm以下。
該当方剤：当帰飲子

何首烏

藿香（かっこう） POGOSTEMOMI HERBA（Pogostemon Herb）

- 基　　原：シソ科（*Labiatae*） *Pogostemon cablin* Bentham の地上部。
- 品　　質：香りが良く茎を多く含まないものが良い。
- 薬味薬性：辛・微温
- 煎液味覚：芳香の味が強く、苦くてまずい。
- 主要成分：精油 patchoulialcohol・eugenol・cinnamic aldehyde
- 主要薬理：健胃作用
- 主要薬効：胃腸機能を改善し、健胃、止瀉の働きがある。
- 参　　考：①精油成分は香水の調合に用いられる。
　　　　　　②精油0.3mL/50.0g以上を含む。
- 該当方剤：生薬原料として藿香正気散、香砂六君子湯などに用いる。

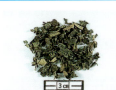
藿香

葛根（かっこん） PUERARIAE RADIX（Pueraria Root）

- 基　　原：マメ科（*Leguminosae*）クズ *Pueraria lobata* Ohwi の周皮を除いた根。
- 品　　質：黒っぽくなく、折面が白くデンプン質の多いものが良い。
- 薬味薬性：甘・平
- 煎液味覚：苦みの中に甘味を感じる。
- 主要成分：フラボノイド puerarin・daidzin・daidzein、デンプン
- 主要薬理：①解熱作用　②鎮痙作用　③消化管運動亢進作用　④嫌酒作用
- 主要薬効：発汗、解熱、筋弛緩作用があり、悪寒・頭痛・首筋の強ばり・肩こり・筋肉の痛みなどに用いる。
- 参　　考：①良質の葛（くず）は和菓子の原料として用いる。
　　　　　　②重金属10ppm以下、ヒ素5 ppm以下。
　　　　　　③プエラリン2.0％以上を含む。
- 該当方剤：葛根湯　葛根湯加川芎辛夷　葛根加朮附湯　桂枝加葛根湯
　　　　　　升麻葛根湯　参蘇飲

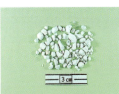
葛根

滑石（かっせき） KASSEKI（Aluminum Silicate Hydrate with Silicon Dioxide）

- 基　　原：鉱物であり、主として含水ケイ酸アルミニウム及び二酸化ケイ酸からなる。鉱物学上の滑石とは異なる。
- 品　　質：土臭くなくスベスベしたものが良い。
- 薬味薬性：甘・寒
- 煎液味覚：五味の味は感じないが、硬質性のまずい味。
- 主要成分：hallosite として含水ケイ酸アルミニウム、二酸化ケイ酸など。
- 主要薬理：抗腫瘍作用
- 主要薬効：消炎、利尿、止渇作用があり、泌尿器系の炎症性疾患に用いる。

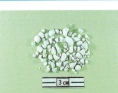
滑石（砕き）

参　考：①他の白色鉱物性生薬に比べ、滑石の粉末は皮膚にスベスベ（滑る石）した感触があるため鑑別可能。
　　　　②別名を白陶土（はくとうど）と呼ぶ。
　　　　③重金属40ppm 以下、ヒ素2 ppm 以下。
該当方剤：五淋散　猪苓湯　猪苓湯合四物湯　防風通聖散

栝楼根（かろこん）　TRICHOSANTHIS RADIX（Trichosanthes Root）

基　原：ウリ科（*Cucurbitaceae*）*Trichosanthes kirilowii* Maximowicz、キカラスウリ *T. kirilowii* Maximowicz var. *japonicum* Kitamura 又はオオカラスウリ *T. bracteata* Voigt の皮層を除いた根。
品　質：白色肥大したもので、苦味のないものが良い。
薬味薬性：甘（苦）・寒
煎液味覚：山薬の味に似ているが、苦みが強くまずい。
主要成分：脂肪酸 trichosanic acid、デンプン、アミノ酸
主要薬理：①アルコール代謝促進作用　②血糖降下作用
主要薬効：止渇、解熱作用があり、身体を潤し咽の乾きを取り除く。
参　考：①別名を天花粉（てんかふん）と呼ぶ。
　　　　②重金属10ppm 以下、ヒ素5 ppm 以下。
該当方剤：柴胡桂枝乾姜湯　柴胡清肝散

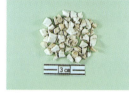
栝楼根

栝楼仁（かろにん）　TRICHOSANTHIS SEMEN

基　原：ウリ科（*Cucurbitaceae*）*Trichosanthes kirilowii* Maximowicz、キカラスウリ *T. kirilowii* Maximowicz var. *japonicum* Kitamura 又はオオカラスウリ *T. bracteata* Voigt の種子。
品　質：充実した油分の多いものが良い。
薬味薬性：苦・寒
煎液味覚：初めやや甘味を感じるが後に苦みがあって、全体に油っぽい生臭い味。
主要成分：脂肪酸 oleic acid・linolic acid・trichosanic acid
主要薬理：①抗消化性潰瘍作用　②血小板機能抑制作用　③アルコール代謝促進作用
主要薬効：解熱、鎮咳、去痰、鎮痛薬作用があり、身体を潤して胸部の痛みを取り除く。
参　考：栝楼実は果実であるが、中医学では果実を全栝楼、果殻を栝楼皮に区分。
該当方剤：柴陥湯

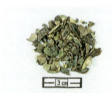
栝楼仁（砕き）

乾姜（かんきょう）　ZINGIBERIS PROCESSUM RHIZOMA（Processed Ginger）

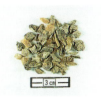
乾姜

- 基　　原：ショウガ科（*Zingiberaceae*）ショウガ *Zingiber officinale* Roscoe の根茎を湯通し又は蒸したもの。
- 品　　質：切断面があまり白くなく、茶褐色のものが良い。
- 薬味薬性：辛・温
- 煎液味覚：生姜よりもやや辛みが強いが、あっさりした辛みなので飲みやすい。
- 主要成分：精油 zingiberene、辛味成分 zingerone・shogaol
- 主要薬理：①解熱作用　②鎮痛作用　③抗痙攣作用　④強心作用
- 主要薬効：祛寒、健胃、鎮嘔、鎮咳作用があり、冷えによる痛みや下痢などに用いる。
- 参　　考：①中医学では加熱修治したショウガを炮姜（ほうきょう）と呼ぶ。
  ②乾姜を多く含む方剤は服用後口中にヒリヒリ感が残る。
  ③希エタノールエキス8.0％以上。
  ④ヒ素5 ppm 以下。
  ⑤[6]-ショーガオール0.10％以上を含む。
- 該当方剤：黄連湯　芎帰調血飲　桂枝人参湯　柴胡桂枝乾姜湯　小青竜湯
  大建中湯　大防風湯　当帰湯　人参湯　半夏瀉心湯　半夏白朮天麻湯
  附子理中湯　苓甘姜味辛夏仁湯　苓姜朮甘湯

（波線は乾姜を3 g 以上含む処方）

甘草（かんぞう）　GLYCYRRHIZAE RADIX（Glycyrrhiza）

甘草

- 基　　原：マメ科（*Leguminosae*）*Glycyrrhiza uralensis* Fisher 又は *G. glabra* Linné の根及びストロン（走根）。
- 品　　質：太く充実し、内部が鮮黄色で甘味が強く苦味の少ないものが良い。
- 薬味薬性：甘・平
- 煎液味覚：甘味がだんだん増してくるようで、強い甘味が残る。
- 主要成分：トリテルペノイド配糖体 glycyrrhizin、フラボノイド liquiritin
- 主要薬理：①鎮静、鎮痙作用　②抗消化性潰瘍作用　③肝障害改善作用　④抗炎症作用
  ⑤ステロイドホルモン様作用　⑥血小板凝集抑制作用
- 主要薬効：緩和、緩解、鎮痙、去痰作用があり、矯味薬としても用いる。急迫症状を緩め、痛みや筋肉の緊張を取り除き、咽の炎症にも用いる。
- 参　　考：①グリチルリチン酸2.5％以上を含む。
  ②希エタノールエキス25.0％以上を含む。
  ③滋養緩和を目的とする場合は火で炙った炙甘草（しゃかんぞう）を用いる。
  ④粉末にする場合は皮を去り、うがい薬として用いる。
  ⑤甘草は薬物相互の作用を調和（百薬を和す）するので、別名を國老（こくろう）と呼ぶ。
  ⑥重金属10ppm 以下、ヒ素5 ppm 以下、総 BHC 及び DDT 各0.2ppm 以下。
- 副作用：①禁忌（甘草2.5g 以上）としてアルドステロン症、ミオパシー、低カリウム血症のある患者には投与しない。

②甘草含有製剤、グリチルリチン酸及びその塩類を含有する製剤、ループ系利尿剤（フロセミド・エタクリン酸）、チアジド（サイアザイド）系利尿剤（トリクロルメチアジド）などと併用注意。

③低カリウム血症、血圧上昇、ナトリウム・体液の貯留、浮腫、体重増加等の偽アルドステロン症があらわれることがあるので、観察（血清カリウム値の測定など）を十分に行い、異常が認められた場合に投与を中止し、カリウム剤の投与等の適切な処置を行うこと。

④低カリウム血症の結果としてミオパシーがあらわれることがあるので観察を十分に行い、脱力感、四肢痙攣・麻痺等の異常が認められた場合には投与を中止し、カリウム剤の投与など適切な処置を行うこと。

該当方剤：安中散　胃苓湯　温経湯　越婢加朮湯　黄耆建中湯　黄芩湯
黄連湯　乙字湯　葛根湯　葛根湯加川芎辛夷　葛根加朮附湯
加味帰脾湯　加味逍遙散　甘草湯　甘麦大棗湯　桔梗湯　帰脾湯
芎帰膠艾湯　芎帰調血飲　九味檳榔湯　荊芥連翹湯　桂枝湯
桂枝加黄耆湯　桂枝加葛根湯　桂枝加厚朴杏仁湯　桂枝加芍薬湯
桂枝加芍薬大黄湯　桂枝加朮附湯　桂枝加竜骨牡蛎湯
桂枝加苓朮附湯　桂枝人参湯　啓脾湯　桂麻各半湯　香蘇散　五虎湯
五積散　五淋散　柴陥湯　柴胡桂枝湯　柴胡桂枝乾姜湯　柴胡清肝散
柴朴湯　柴苓湯　酸棗仁湯　滋陰降火湯　滋陰至宝湯　四逆散
四君子湯　梔子柏皮湯　炙甘草湯　芍薬甘草湯　芍薬甘草附子湯
十全大補湯　十味敗毒湯　潤腸湯　小建中湯　小柴胡湯
小柴胡湯加桔梗石膏　小青竜湯　消風散　升麻葛根湯　参蘇飲　神秘湯
清上防風湯　清暑益気湯　清心蓮子飲　清肺湯　川芎茶調散
疎経活血湯　大黄甘草湯　大防風湯　竹筎温胆湯　治頭瘡一方
治打撲一方　調胃承気湯　釣藤散　通導散　桃核承気湯　当帰湯
当帰飲子　当帰建中湯　当帰四逆加呉茱萸生姜湯　二朮湯　二陳湯
女神散　人参湯　人参養栄湯　排膿散及湯　麦門冬湯　半夏瀉心湯
白虎加人参湯　附子理中湯　平胃散　防已黄耆湯　防風通聖散
補中益気湯　麻黄湯　麻杏甘石湯　麻杏薏甘湯　薏苡仁湯　抑肝散
抑肝散加陳皮半夏　六君子湯　立効散　竜胆瀉肝湯
苓甘姜味辛夏仁湯　苓姜朮甘湯　苓桂朮甘湯

（波線は甘草を2.5g以上含む処方）

桔梗（ききょう）　PLATYCODI RADIX　(Platycodon Root)

基　　原：キキョウ科（*Campanulaceae*）キキョウ *platycodon grandiforum* A. De Candolle の根。
品　　質：外皮がついた充実したもので、えぐみのある白色のものが良い。
薬味薬性：辛（苦）・微温
煎液味覚：最初はやや甘く、後に苦みが口中に残る。
主要成分：サポニン platycodin D・A・C
主要薬理：①鎮咳、去痰作用　②抗炎症作用　③抗菌作用
主要薬効：鎮咳去痰、排膿作用があり、咽の痛みに用いる。
参　　考：①希エタノールエキス25.0％以上を含む。

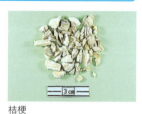

桔梗

②重金属10ppm 以下、ヒ素5 ppm 以下。
該当方剤：桔梗湯　荊芥連翹湯　五積散　柴胡清肝散　十味敗毒湯
　　　　　小柴胡湯加桔梗石膏　参蘇飲　清上防風湯　清肺湯
　　　　　竹茹温胆湯　排膿散及湯　防風通聖散

菊花（きくか）　CHRYSANTHEMI FLOS（Chrysanthemum Flower）

基　原：キク科（*Compositae*）キク *Chrysanthemum morifolium* Ramatulle 又はシマカンギク *C. indicum* Linné の頭花。
品　質：新鮮な芳香があり、苦味の中に甘味のあるものが良い。
薬味薬性：甘（苦）・微寒
煎液味覚：苦みが強く、菊花独特の香りがする。
主要成分：精油 bolneol、その他 adenine・choline
主要薬理：①中枢抑制作用　②毛細血管抵抗性増強作用
主要薬効：清涼、鎮痛、鎮静作用があり、めまいや頭痛、視力障害に用いる。
参　考：①別名を甘菊花（かんぎくか）と呼ぶ。
　　　　②希エタノールエキス30.0％以上を含む。
該当方剤：釣藤散

菊花

枳実（きじつ）　AURANTII FRUCUTUS IMMATURUS（Immature Orange）

基　原：ミカン科（*Rutaceae*）ダイダイ *Citrus aurantium* Linné var. *daidai* Makino、*C. aurantium* Linné 又はナツミカン *C. natsudaidai* Hayata の未熟果実をそのまま又は半分に横切したもの。
品　質：果肉が厚く、芳香があり苦味の強いものが良い。
薬味薬性：苦（酸）・寒
煎液味覚：①枳実は枳殻（きこく）と同じような味で、とても苦い。柑橘類の酸っぱさと渋さを感じる。
　　　　②枳殻は酸っぱさ、渋さが枳実よりも強く、枳実よりも飲みにくい。
主要成分：精油 d-limonene、フラボノイド naringin・hesperidin
主要薬理：①血液凝固抑制作用　②抗炎症作用　③抗アレルギー作用
主要薬効：芳香性健胃、鎮痛作用があり、胸腹満や胸腹痛に用いる。
参　考：大型の未熟果である枳殻と区別する。枳殻は枳実と同じ薬効であるが、作用が枳実より緩やかであるとされている。
該当方剤：荊芥連翹湯　五積散　四逆散　潤腸湯　参蘇飲　清上防風湯
　　　　　大柴胡去大黄湯　大柴胡湯　大承気湯　竹茹温胆湯　通導散
　　　　　排膿散及湯　茯苓飲　茯苓飲合半夏厚朴湯　麻子仁丸

枳実

橘皮（きっぴ）　TACHIBANA PERICARPIUM

基　　原：ミカン科タチバナ又はその他近縁植物の成熟した果皮。
品　　質：芳香があり、新鮮なもの。
薬味薬性：未詳
煎液味覚：苦味はあまりないが陳皮よりも芳香が強い。
主要成分：精油、フラボン配糖体 hesperidin
主要薬理：未詳
主要薬効：芳香性健胃、鎮嘔、鎮咳、去痰作用がある。
参　　考：①精油0.3mL/50.0g 以上を含む。
　　　　　②陳皮よりも健胃作用は弱く鎮咳去痰作用が強いとされる。
該当方剤：陳皮に準じる。

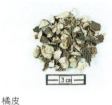

橘皮

羌活（きょうかつ）　NOTOPTERYGII RHIZOMA（Notopterygium）

基　　原：セリ科（*Umbelliferae*）*Notopterygium incisum* Ting et H.T. Chang 又は *N. forbesii* Boissieu の根茎及び根。
品　　質：肥大し、質の充実した芳香性の強いものが良い。
薬味薬性：辛（苦）・温
煎液味覚：①羌活(中国産)：甘味はあまりなく、香りと後口の渋みが和羌活よりも強い。
　　　　　②羌活(日本産)：苦みの少ない薄味で、わずかに甘味を感じるが、後口がやや渋い。
主要成分：精油 limonene・α-pinene、その他 arginine
主要薬理：①鎮痛作用　②脂質過酸化抑制作用
主要薬効：発汗、解熱、鎮痛、鎮痙作用があり、関節や筋肉の痛みに用いる。
参　　考：①羌活（ARALIAE CORDATAE RADIX 日本産：局外）はウドの若根の皮を除いたもの。
　　　　　②希エタノールエキス20.0％以上を含む。
　　　　　③重金属10ppm 以下、ヒ素 5 ppm 以下。
該当方剤：川芎茶調散　疎経活血湯　大防風湯　二朮湯

羌活（中国）

羌活（日本）

杏仁（きょうにん）　ARMENIACAE SEMEN（Apricot kernel）

基　　原：バラ科（*Rosaceae*）ホンアンズ *Prunus armeniaca* Linné 又はアンズ *P. armeniaca* Linné var. *ansu* Maximowicz の種子。
品　　質：比較的丸みのある形で、ベンズアルデヒドの香りがあり、敗油臭のないものが良い。
薬味薬性：甘（苦）・温
煎液味覚：独特の香りは桃仁と同じだが、苦みと渋みは桃仁よ

杏仁

り少し強い。
主要成分：青酸配糖体 amygdalin、脂肪油
主要薬理：①鎮咳作用　②解熱作用
主要薬効：鎮咳、去痰、利尿作用があり、呼吸器疾患の咳嗽や浮腫に用いる。
　参　考：①潤腸湯に用いられているように排便作用もあり、鎮咳を目標とした方剤に杏仁を含む場合は軟便が見られることもあるので注意を要する。
　　　　　②本品に熱湯を加えて砕くとき、敗油性のにおいを発しない。
　　　　　③アミグダリン2.0%以上を含む。
該当方剤：桂枝加厚朴杏仁湯　桂麻各半湯　五虎湯　潤腸湯　神秘湯　清肺湯
　　　　　麻黄湯　麻杏甘石湯　麻杏薏甘湯　麻子仁丸　苓甘姜味辛夏仁湯

金銀花（きんぎんか）　LONICERAE FLOS

　基　原：スイカズラ科（*Caprifoliaceae*）スイカズラ *Lonicera japonica* Thunberg のつぼみ。
　品　質：黄色であまり堅くなく、茎が混ざっていないものが良い。
薬味薬性：辛・平
煎液味覚：強い苦みが服用後口中に残り飲みにくい。
主要成分：フラボノイド luteolin、糖類 inositol
主要薬理：抗ストレス潰瘍作用

金銀花

主要薬効：利尿、消炎、解毒作用があり、咽喉部や下腹部、皮膚などの炎症性疾患に用いる。
　参　考：①金銀花の茎葉部位は忍冬である。
　　　　　②花の色が白色（銀）から黄色（金）に変化するため金銀花と名付けられた。
該当方剤：煎剤として托裏消毒飲、荊防敗毒散などに用いる。

枸杞子（くこし）　LYCII FRUCTUS（Lycium Fruit）

　基　原：ナス科（*Solanaceae*）クコ *Lycium chinense* Miller
　　　　　又は *L. barbarum* Linné の果実。
　品　質：良く乾燥した赤味の強いものが良い。
薬味薬性：苦（甘）・寒（平）
煎液味覚：薄味の熟した柿のような甘味だが、少しくどい味。
主要成分：カロチノイド zeaxanthin・physalien、その他 betaine
主要薬理：脂質代謝改善作用

枸杞子

主要薬効：鎮咳、強壮作用があり、老化による高血圧や腰痛、膝の痛み、視力障害などに用いる。
　参　考：①根皮を地骨皮（じこっぴ）として用いる。
　　　　　②乾燥が不十分だと虫が湧きやすい。
　　　　　③希エタノールエキス35.0%以上を含む。
　　　　　④果柄及びその他の異物2.0%以上を含まない。
該当方剤：生薬原料として杞菊地黄丸などに用いる。

苦参（くじん） SOPHORAE RADIX（Sophora Root）

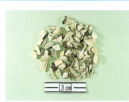
苦参

基　　原：マメ科（*Leguminosae*）クララ *Sophora flavescens* Aiton の通例周皮を除いた根。
品　　質：内部が黄白色で充実しており、苦味の強いものが良い。
薬味薬性：苦・寒
煎液味覚：苦味がかなり強くて飲みにくい。
主要成分：アルカロイド matrine、sophoranol、anagyrine
主要薬理：①血圧降下作用　②抗消化性潰瘍作用
　　　　　③中枢抑制作用
主要薬効：健胃、解熱、利尿、鎮静、鎮痒、駆虫作用があり、皮膚瘙痒を取り除く。汗疹や陰部瘙痒に煎液を洗浄湿布剤として用いる。
参　　考：①目がクラクラと眩むほど苦いので、クララと名付けられた。
　　　　　②茎10.0％以上を含まない。
　　　　　③名称の由来は形状が人参に似ていて、苦味が強いことによる。
　　　　　④重金属10ppm 以下、ヒ素 5 ppm 以下。
該当方剤：三物黄芩湯　消風散

荊芥（けいがい） SCHIZONEPETAE SPICA（Schizonepeta Spike）

荊芥

基　　原：シソ科（*Labiatae*）ケイガイ *Schizonepeta tenuifolia* Briquet の花穂。
品　　質：青臭みが少なくて、香りが良く茎や種子を含まないものが良い。
薬味薬性：辛・温
煎液味覚：薄味だが、苦みと渋みがあり、服用後に渋みが残る。
主要成分：モノテルペノイド d-menthone、l-pulegone、d-limonene
主要薬理：①鎮痛作用　②抗炎症作用　③抗酸化作用
主要薬効：発汗、解熱、消炎、鎮痒、解毒作用があり、皮膚の炎症や痒みを取り除く。
参　　考：①花穂の部分を荊芥穂（けいがいすい）と呼ぶ。
　　　　　②希エタノールエキス8.0％以上
該当方剤：荊芥連翹湯　十味敗毒湯　消風散　清上防風湯　川芎茶調散
　　　　　治頭瘡一方　当帰飲子　防風通聖散

桂皮（けいひ） CINNAMOMI CORTEX（Cinnamon Bark）

桂皮

基　　原：クスノキ科（*Lauraceae*）*Cinnamomum cassia* Blume の樹皮又は周皮の一部を除いたもの。
品　　質：辛味が強く甘味もあり、渋味の少ないものが良い。
薬味薬性：辛・温
煎液味覚：シナモンの香りが爽やかでやや甘く飲みやすいが、服用後わずかにヒリヒリ感が残る。

主要成分：精油 cinnamaldehyde、cinnamyl acetate、cinnamic acid
主要薬理：①発汗解熱作用　②鎮静・鎮痙作用　③抗血栓作用　④抗潰瘍作用
　　　　　⑤抗炎症・抗アレルギー作用
主要薬効：順気、祛寒、健胃、駆風、解熱、鎮痛、去痰作用があり、悪寒悪風や関節の痛み、血行障害、のぼせなどに用いられる。
参　　考：①精油0.5mL/50.0g以上を含む。
　　　　　②中医学では桂皮と桂枝（若枝）を区分するが、日本漢方では桂枝を用いない。
　　　　　③シナモンの香を好まない患者には桂皮を含む処方が適さない場合がある。
　　　　　④総BHC及びDDT各0.2ppm以下。
副作用　：過敏症として発疹、発赤、瘙痒等があらわれることがあるので、このような症状があらわれた場合には投与を中止すること。
該当方剤：安中散　胃苓湯　茵陳五苓散　温経湯　黄耆建中湯　黄連湯　葛根湯
　　　　　葛根加朮附湯　葛根湯加川芎辛夷　九味檳榔湯　桂枝湯
　　　　　桂枝加黄耆湯　桂枝加葛根湯　桂枝加厚朴杏仁湯　桂枝加芍薬湯
　　　　　桂枝加芍薬大黄湯　桂枝加朮附湯　桂枝加竜骨牡蛎湯
　　　　　桂枝加苓朮附湯　桂枝人参湯　桂枝茯苓丸　桂枝茯苓丸加薏苡仁
　　　　　桂芍知母湯　桂麻各半湯　五積散　牛車腎気丸　五苓散
　　　　　柴胡加竜骨牡蛎湯　柴胡桂枝湯　柴胡桂枝乾姜湯　柴苓湯
　　　　　炙甘草湯　十全大補湯　小建中湯　小青竜湯　治打撲一方
　　　　　桃核承気湯　当帰湯　当帰建中湯　当帰四逆加呉茱萸生姜湯　女神散
　　　　　人参養栄湯　八味地黄丸　麻黄湯　木防已湯　薏苡仁湯　苓桂朮甘湯
　　　　　　　　　　　　　　　　　　　　　　　（波線は桂皮を4g以上含む方剤）

決明子（けつめいし）　CASSIAE SEMEN（Cassia Seed）

基　　原：マメ科（*Leguminosae*）エビスグサ *Cassia obtusifolia*
　　　　　Linné 又は *C. tora* Linné の種子。
品　　質：茶褐色の光沢があり、充実したものが良い。
薬味薬性：甘（苦）・微寒
煎液味覚：薄味で飲みやすいが、服用後わずかに渋みと苦みを感じる。
主要成分：アントラキノン類 emodin、obtusifolin、obtusin
主要薬理：①血圧降下作用　②血小板凝集抑制作用
主要薬効：緩下、消炎、利尿作用があり、視力の衰えた症状に用いる。
参　　考：①別名を草決明（そうけつめい）と呼ぶ。
　　　　　②焙じた決明子を民間ではハブ茶として用いる。
該当方剤：生薬原料として洗肝明目湯などに用いる。

決明子

玄参（げんじん）　SCROPHULARIAE RADIX

基　　原：ゴマノハグサ科（*Scrophulariaceae*） *Scrophularia ningpoensis* Hemsley 又はゴマノハグサ *S. buergeriana* Miquel の根。
品　　質：肉質で破折面が黒色のものが良い。
薬味薬性：苦・寒
煎液味覚：甘味のある焦げたようなこってりした味で、苦みが少し残る。
主要成分：イリドイド配糖体 harpagoside、糖類、アミノ酸、その他 phytosterol
主要薬理：①強心作用　②血管拡張作用　③降圧作用
主要薬効：消炎、解熱、止渇、鎮痛作用があり、虚熱による口渇、舌の荒れや痛みに用いる。
参　　考：名称の由来は黒い根の形状が人参に似ていることによる。
該当方剤：煎剤として加味温胆湯、清熱補気湯などに用いる。

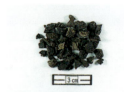
玄参

膠飴（こうい）　KOI（Koi）

基　　原：デンプン又はイネの種皮を除いた種子を加水分解し、糖化したもの。
品　　質：黄褐色でしょ糖を含まないものが良い。
薬味薬性：甘・微温
煎液味覚：ほどよい甘味でとても飲みやすい。
主要成分：maltose、dextrin、タンパク質、脂肪
主要薬理：未詳
主要薬効：滋養、緩和作用があり、過労や虚弱による体力低下や胃腸機能を改善する。
参　　考：①煎じ薬では他薬を煎じてカスをこした後、熱いうちに膠飴を加え、良く溶かして服用する。
　　　　　②重金属10ppm 以下、ヒ素 2 ppm 以下。
該当方剤：黄耆建中湯　小建中湯　大建中湯

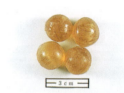
膠飴

紅花（こうか）　CARTHAMI FLOS（Safflower）

基　　原：キク科（*compositae*）ベニバナ *Carthamus tinctorius* Linné の管状花。
品　　質：黄色のものが少なく、鮮やかな赤色で香りのあるものが良い。
薬味薬性：辛・温
煎液味覚：独特の臭いがあり、酸味のある不快な味がする。
主要成分：色素 carthamin・saflor yellow
主要薬理：①血圧降下作用　②血流改善作用　③抗炎症作用　④鎮痛作用

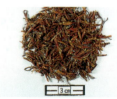
紅花

主要薬効：駆瘀血薬として血行を促し、月経痛や下腹部の痛みを取り除く。
参　　考：①花は黄色から赤色に変化する。
　　　　　②食品の着色料としても用いられる。
　　　　　③妊婦又は妊娠している可能性のある婦人には投与しないことが望ましい。流早産の危険性がある。
　　　　　④遮光して保存する。
　　　　　⑤子房、茎、葉及びその他の異物2.0％以上を含まない。
該当方剤：治頭瘡一方　通導散

紅参（こうじん）　GINSENG RADIX RUBRA（Red Ginseng）

・人参の項参照

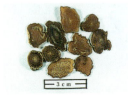

紅参

香附子（こうぶし）　CYPERI RHIZOMA（Cyperus Rhizome）

基　　原：カヤツリグサ科（*Cyperaceae*）ハマスゲ *Cyperus rotundus* Linné の根茎。
品　　質：大粒で充実した芳香の良いものが良い。
薬味薬性：甘・微寒
煎液味覚：薄味だが苦みがあり、服用後に渋みが口に残る。
主要成分：セスキテルペン類 α-cyperone、cyperolundone、cyperolone
主要薬理：プロスタグランジン生合成阻害作用
主要薬効：芳香性健胃、順気作用があり、気の流れを促し、新陳代謝を高め神経性の症状を改善する。
参　　考：①精油0.3mL/50.0g 以上を含む。
　　　　　②香る附子と書くが、トリカブトの附子とは異なったものである。
　　　　　③重金属10ppm 以下、ヒ素5 ppm 以下、総 BHC 及び DDT 各0.2ppm 以下。
該当方剤：芎帰調血飲　香蘇散　滋陰至宝湯　川芎茶調散　竹筎温胆湯　二朮湯　女神散

香附子

粳米（こうべい）　ORYZAE FRUCTUS（Brown Rice）

基　　原：イネ科（*Gramineae*）イネ *Oryza sativa* Linné の種子で籾を去った玄米。
品　　質：新鮮なものより少し保存したもので、半透明のものが良い。
薬味薬性：甘・平
煎液味覚：わずかに甘味のある薄い米のとぎ汁のような味。

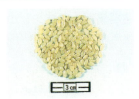

粳米

主要成分：dextrin、デンプン、vitamin B$_1$
主要薬理：血糖降下作用
主要薬効：滋養強壮、緩和、止渇剤として口渇や煩躁、咽の乾燥に用いる。
参　考：別名を玄米と呼ぶ。
該当方剤：麦門冬湯　白虎加人参湯

厚朴（こうぼく）　MAGNOLIAE CORTEX（Magnolia Bark）

基　原：モクレン科（*Magnoliaceae*）ホオノキ *Magnolia obovata* Thunberg、*M. officinalis* Rehder et Wilson 又は *M. officinalis* Rehder et Wilson var. *biloba* Rehder et Wilson の樹皮。
品　質：茶褐色の色が濃く、厚くて香りのあるものが良い。
薬味薬性：苦・温
煎液味覚：苦みが強く、芳香の香りがあり、服用後渋みが残り飲みにくい。
主要成分：精油 β-eudesmol、ジフェニル化合物 honokiol・magnolol
主要薬理：①筋弛緩・抗痙攣作用　②抗炎症・抗アレルギー作用　③抗消化性潰瘍作用　④抗菌作用
主要薬効：健胃、整腸剤作用があり、気の流れを促し胸満、腹満、筋肉の緊張などに用いる。
参　考：①マグノロール0.8％以上を含む。
　　　　②市場では和厚朴（日本産）と唐厚朴（中国産）が流通している。
　　　　③希エタノールエキス11.0％以上。
該当方剤：胃苓湯　九味檳榔湯　桂枝加厚朴杏仁湯　五積散　柴朴湯　潤腸湯
　　　　　神秘湯　大承気湯　通導散　当帰湯　半夏厚朴湯
　　　　　茯苓飲合半夏厚朴湯　平胃散　麻子仁丸

厚朴

牛膝（ごしつ）　ACHYRANTHIS RADIX（Achyranthes Root）

基　原：ヒユ科（*Amaranthaceae*）ヒナタイノコズチ *Achyranthes fauriei* Leveillé et Vaniot 又は *A. bidentata* Blume の根。
品　質：太くて飴色を呈し、質は軟らかくて潤いのあるものが良い。
薬味薬性：甘・平
煎液味覚：甘くて少し苦みがあり、不快な味である。
主要成分：昆虫変態ホルモン inokosterone、サポニン、カリウム塩
主要薬理：①抗アレルギー作用　②抗腫瘍作用
主要薬効：利尿、鎮痛作用があり、駆瘀血剤として月経痛や関節痛、老化による脚腰の痛みに用いる。
参　考：①名称の由来は根の節が牛の膝に似ていることによる。
　　　　②妊婦又は妊娠している可能性のある婦人には投与しないことが望ましい。流

牛膝

　　　　　早産の危険性がある。
　　　　③茎5.0%以上を含まない。
　　　　④重金属10ppm以下、ヒ素5 ppm以下。
該当方剤：牛車腎気丸　疎経活血湯　大防風湯

呉茱萸（ごしゅゆ）　EVODIAE FRUCTUS（Evodia Fruit）

基　原：ミカン科（*Rutaceae*）ゴシュユ *Evodia rutaecarpa* Bentham、*E. officinalis* Dode 又は *E. bodinieri* Dode の果実。
品　質：青臭みがなく果柄や小枝を含まず、小粒で黒褐色を呈した香りのあるものが良い。
薬味薬性：辛・温
煎液味覚：芳香の香りがあり、くさみのある苦みがいつまでも舌に残っている。
主要成分：アルカロイド evodiamine・rutaecarpine・higenamine、精油 limonene、その他 cyclic GMP
主要薬理：①抗酸素欠乏活性作用　②体温上昇作用　③子宮収縮作用
主要薬効：温性の健胃、利尿、祛寒、鎮痛剤として、冷えや水毒による頭痛、嘔吐、生理痛、腹痛などに用いる。
参　考：①六陳薬なので、あまり新鮮なものは不快な香気が強すぎる。
　　　　②果柄5.0%以上を含まない。
該当方剤：温経湯　呉茱萸湯　当帰四逆加呉茱萸生姜湯

呉茱萸

牛蒡子（ごぼうし）　ARCTII FRUCTUS（Burdock Fruit）

基　原：キク科（*Compositae*）ゴボウ *Arctium lappa* Linné の果実。
品　質：あまり白っぽくなく、黒く質の充実したものが良い。
薬味薬性：辛（苦）・寒
煎液味覚：苦みはそれほど強くないが、まずくて飲みにくく、不快な味である。
主要成分：リグナン誘導体 arctigenin、arctiin、lappaol A～F
主要薬理：①子宮筋収縮作用　②抗腫瘍作用
主要薬効：解熱、消炎、解毒作用があり、扁桃腺や皮膚の炎症に用いる。
参　考：①日本では根の部分を食用としているが、他の国ではあまり食用として用いない。
　　　　②希エタノールエキス15.0%以上を含む。
　　　　③本品100粒の質量は1.0～1.5である。
該当方剤：柴胡清肝湯　消風散

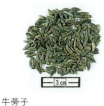

牛蒡子

胡麻（ごま）　SESAMI SEMEN（Sesame）

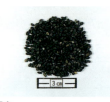
胡麻

- **基　原**：ゴマ科（*Pedaliaceae*）ゴマ *Sesamum indicum* Linné の種子。
- **品　質**：通常黒ゴマを用いるため、色が黒くて充実したものが良い。
- **薬味薬性**：甘・平
- **煎液味覚**：全体に薄味で、少し渋みが残る。
- **主要成分**：脂肪酸 linoleic acid、その他 sesamin・sesamol
- **主要薬理**：①抗酸化作用　②脂質代謝改善作用
- **主要薬効**：緩和、滋潤、粘滑作用があり、皮膚を潤す働きがある。
- **参　考**：胡麻油は紫雲膏の基剤として用いる。
- **副作用**：胡麻油の過敏症として皮膚または局所に発疹、瘙痒等があらわれることがあるのでこのような症状があらわれた場合には投与を中止すること。
- **該当方剤**：消風散

五味子（ごみし）　SCHISANDRAE FRUCTUS（Schisandra Fruit）

五味子

- **基　原**：マツブサ科（*Schisandraceae*）チョウセンゴミシ *Schisandra chinensis* Baillon の果実。
- **品　質**：赤黒い褐色の小粒で白い粉があまり吹いていなく、肉が厚く潤いがあり酸味の強いものが良い。
- **薬味薬性**：酸・微温
- **煎液味覚**：酸味がとっても強いため飲みにくく、山茱萸よりかなり酸っぱい。
- **主要成分**：リグナン類 schizandrin・gomisin、アミノ酸 arginine
- **主要薬理**：①鎮咳作用　②抗胃潰瘍作用　③平滑筋収縮抑制作用　④肝障害改善作用
- **主要薬効**：収斂、鎮咳、去痰、止渇作用があり、咽を潤し、乾燥による咽喉痛や咳嗽に用いる。
- **参　考**：①名称の由来は皮肉に酸・甘、種子にわずかな辛・苦・鹹の五味が感じられることによると思われる。
　　　　　②果たく、果柄及びその他の異物1.0%以上を含まない。
- **該当方剤**：小青竜湯　清暑益気湯　清肺湯　人参養栄湯　苓甘姜味辛夏仁湯

サ行

柴胡（さいこ）　BUPLEURI RADIX（Bupleurum Root）

基　　原：セリ科（*Umbelliferae*）ミシマサイコ *Bupleurum falcatum* Linné の根。
品　　質：外面暗褐色、内部淡黄色で潤いがあり柔軟なものが良い。
薬味薬性：苦・平（微寒）
煎液味覚：やや苦くて、後に渋みが残る。
主要成分：サポニン saikosaponin a〜f、脂肪酸
主要薬理：①中枢抑制作用　②抗消化性潰瘍作用
　　　　　③肝障害改善作用　④抗炎症作用　⑤抗腫瘍作用
主要薬効：解熱、健胃、鎮痛作用があり、免疫力を高め、胸脇部の張った感じや不快感(胸脇苦満)、微熱や炎症を取り除く。
参　　考：①希エタノールエキス11.0%以上を含む。
　　　　　②唐柴胡（中国産）に比べ和柴胡（日本産）は根が太く、潤いがある。
　　　　　③小柴胡湯などの柴胡剤に間質性肺炎の副作用情報が報告されている。
　　　　　④茎及び葉10.0%以上を含まない。
　　　　　⑤本品は総サポニン0.35%（サイコサポニンa及びd）以上を含む。
該当方剤：乙字湯　加味帰脾湯　加味逍遙散　九味半夏湯　荊芥連翹湯　柴陥湯　柴胡加竜骨牡蛎湯　柴胡桂枝湯　柴胡桂枝乾姜湯　柴胡清肝散　柴朴湯　柴苓湯　滋陰至宝湯　四逆散　十味敗毒湯　小柴胡湯　小柴胡湯加桔梗石膏　神秘湯　大柴胡去大黄湯　大柴胡湯　竹茹温胆湯　補中益気湯　抑肝散　抑肝散加陳皮半夏

（波線は柴胡5g以上を含む方剤）

柴胡

細辛（さいしん）　ASIASARI RADIX（Asiasarum Root）

基　　原：ウマノスズクサ科（*Aristolochiaceae*）ウスバサイシン *Asiasarum sieboldii* F. Maekawa 又はケイリンサイシン *A. heterotropoides* F. Maekawa var. *mandshuricum* F. Maekawa の根及び根茎。
品　　質：根が細く辛味の強いもので、地上部の残茎基を含まないもの。
薬味薬性：辛・温
煎液味覚：服用後に舌やのどが痺れるような辛みと渋みを感じる。
主要成分：精油 methyleugenol・safrole、リグナン l-asaricin
主要薬理：①抗アレルギー作用　②鎮咳作用
主要薬効：解熱、鎮咳、祛寒、鎮痛作用があり、咽喉痛や鼻炎、歯痛、冷えによる腹部の痛みを取り除く。
参　　考：①精油0.6mL/30.0g以上を含む。
　　　　　②細辛を含む方剤は服用後ヒリヒリ感が残る。

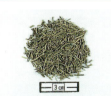

細辛

③少量を口に含み、口臭薬として用いる場合もある。
④葉及び葉柄などの地上部は認めない。
⑤アリストロキア酸Ⅰを含まない。
⑥ヒ素5 ppm 以下、総 BHC 及び DDT 各0.2ppm 以下。
該当方剤：小青竜湯　当帰四逆加呉茱萸生姜湯　麻黄附子細辛湯　立効散
　　　　　苓甘姜味辛夏仁湯

（波線は細辛を3g以上含む方剤）

山査子（さんざし）　CRATAEGI FRUCTUS（Crataegus Fruit）

基　　原：バラ科（*Rosaceae*）サンザシ *Crataegus cuneata* Siebold et Zuccarini 又はオオミサンザシ *C. pinnatifida* Bunge var. *major* N.E. Brown の偽果。
品　　質：大粒で赤味のあるものが良い。
薬味薬性：酸（甘）・微温
煎液味覚：薄味で飲みやすいが、服用後に少し渋みを感じる。
主要成分：トリテルペノイド crataegolic acid・ursolic acid、フラボノイド quercetin
主要薬理：鎮痛作用
主要薬効：健胃、整腸、止瀉作用があり、消化機能を高める。
参　　考：①大型の果実の種子を除いたものを山査肉（さんざにく）と呼ぶ。
　　　　　②希エタノールエキス8.0％以上を含む。
該当方剤：啓脾湯

山査子

山梔子（さんしし）　GARDENIAE FRUCTUS（Gardenia Fruit）

基　　原：アカネ科（*Rubiaceae*）クチナシ *Gardenia jasminoides* Ellis の果実。
品　　質：黄色の部分が少なく、鮮やかな赤褐色のものが良い。
薬味薬性：苦・寒
煎液味覚：やや酸味を含んだ苦さだが、苦みはそれほど強くない。
主要成分：イリドイド配糖体 geniposide・geniposidic acid、カロチノイド色素 crocin
主要薬理：①利胆作用　②血圧降下作用　③脂質代謝改善作用
主要薬効：消炎、解熱、止血作用があり、腹部や皮膚の炎症を取り除き、気分を鎮める働きがある。
参　　考：①大型の細長い果実を水梔子（すいしし）と呼ぶ。
　　　　　②本品はゲニポシド3.0％以上を含む。
副作用：①消化器症状として食欲不振、胃部不快感、下痢等があらわれることがある。
　　　　②長期投与により、腸管膜静脈硬化症があらわれることがある。
該当方剤：茵蔯蒿湯　温清飲　黄連解毒湯　加味帰脾湯　加味逍遙散
　　　　　荊芥連翹湯　五淋散　柴胡清肝散　梔子柏皮湯　辛夷清肺湯
　　　　　清上防風湯　清肺湯　防風通聖散　竜胆瀉肝湯

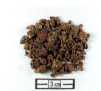
山梔子

山茱萸（さんしゅゆ） CORNI FRUCTUS (Cornus Fruit)

基　　原：ミズキ科（*Cornaceae*）サンシュユ *Cornus officinalis* Siebold et Zuccarini の偽果の果肉。
品　　質：赤味の強い赤黒色で、肉が厚く種を除いた酸味の強いものが良い。
薬味薬性：酸・平
煎液味覚：酸味は強いが口当りは良い。
主要成分：イリドイド配糖体 loganin・morroniside・sweroside
主要薬理：①抗糖尿病作用　②抗アレルギー作用
　　　　　③肝障害改善作用
主要薬効：滋養強壮、収斂薬として、老化による陰萎、遺精、尿利頻数に用いる。
参　　考：①古くなると赤色よりも黒みが強くなり表面に白い粉を吹く。
　　　　　②希エタノールエキス35.0%以上を含む。
　　　　　③果柄及びその他の異物2.0%以上を含まない。
　　　　　④総 BHC 及び DDT 各0.2ppm 以下。
該当方剤：牛車腎気丸　八味地黄丸　六味丸

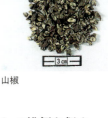
山茱萸

山椒（さんしょう） ZANTHOXYLI FRUCTUS (Zanthoxylum Fruit)

基　　原：ミカン科（*Rutaceae*）サンショウ *Zanthoxylum piperitum* De Candolle の成熟した果皮で、果皮から分離した種子をできるだけ除いたもの。
品　　質：大粒で種子を多く含まず、香りの強いものが良い。
薬味薬性：辛・温
煎液味覚：香りが強く少し辛くて渋い。
主要成分：精油 citronellal・limonene、辛味成分 sanshool
主要薬理：①血流増加作用　②抗菌作用
主要薬効：健胃、祛寒、整腸、駆虫作用があり、腸の働きを活発にして排便を促す。
参　　考：①精油1.0mL/30.0g 以上を含む。
　　　　　②別名を蜀椒（しょくしょう）と呼ぶ。
　　　　　③種子20.0%以上、果柄及び枝5.0%以上を含まない。
該当方剤：大建中湯　当帰湯

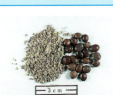
山椒

酸棗仁（さんそうにん） ZIZYPHI SEMEN (Jujube Seed)

基　　原：クロウメモドキ科（*Rhamnaceae*）サネブトナツメ *Zizyphus jujuba* Miller var. *spinosa* (Bunge) Hu ex H.F. Chou の種子。
品　　質：粒の充実した赤褐色の潤沢なものが良い。
薬味薬性：酸・平
煎液味覚：薄味でやや苦みもあるが、少し甘味もある。
主要成分：ステロイド β-sitosterol、サポニン jujuboside、脂肪酸 palmitic acid

酸棗仁（左砕き）

主要薬理：①中枢抑制作用　②抗ストレス作用
主要薬効：鎮静、催眠作用があり、虚弱やストレスによる不眠に用いる。
参　　考：①催眠目的では微炙（わずかに加熱）したものを用いる。
　　　　　②調剤時には砕いて用いることもある。
　　　　　③胃腸の虚弱な患者は食欲不振、腹痛、下痢等があらわれるおそれがあるので慎重投与。
　　　　　④希エタノールエキス9.0%以上を含む。
　　　　　⑤本品100粒の質量は3.0〜4.5gである。
副作用：消化器症状として食欲不振、腹痛、下痢等があらわれるおそれがある。
該当方剤：加味帰脾湯　帰脾湯　酸棗仁湯

山薬（さんやく）　DIOSCOREAE RHIZOMA（Dioscorea Rhizome）

基　　原：ヤマノイモ科（*Dioscoreaceae*）ヤマノイモ *Dioscorea japonica* Thunberg 又はナガイモ *D. batatas* Decaisne の周皮を除いた根茎（担根体）。
品　　質：酸味がなく白色で、質が充実したものが良い。
薬味薬性：甘・温
煎液味覚：やや甘く、口当りは桔梗に似ている。

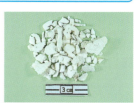
山薬

主要成分：ステロール cholesterol・ergosterol、デンプン、アミノ酸、糖タンパク質、その他 allantoin・choline
主要薬理：①血糖降下作用　②男性ホルモン増強作用
主要薬効：滋養強壮、止渇、止瀉作用があり、消化機能を高める。
参　　考：①別名を薯蕷（しょよ）と呼ぶ。
　　　　　②重金属10ppm以下、ヒ素5ppm以下。
該当方剤：啓脾湯　牛車腎気丸　八味地黄丸　六味丸

地黄（じおう）　REHMANNIAE RADIX（Rehmannia Root）

基　　原：ゴマノハグサ科（*Scrophulariaceae*）アカヤジオウ *Rehmannia glutinosa* Liboschitz var. *purpurea* Makino 又は *R. glutinosa* Liboschitz の根（乾ジオウ）又はそれを蒸したもの（熟ジオウ）。
品　　質：やや甘味があり、外面は灰褐色で内部が黒褐色の肥大した柔軟なものが良い。

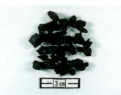
地黄

薬味薬性：甘（苦）・寒
煎液味覚：甘さとわずかに酸っぱさの混じった甘酸っぱい味である。
主要成分：イリドイド配糖体 catalpol、アミノ酸 mannitol、糖類 stachyose
主要薬理：①血糖降下作用　②血液凝固抑制作用　③降圧作用　④免疫調節作用　⑤緩下作用
主要薬効：補血、強壮、解熱、止血作用があり、熟地黄は滋養強壮作用、乾（生）地黄は抗炎症作用が強い。
参　　考：①生地黄（生のもの）、乾地黄（そのまま乾燥）、熟地黄（蒸して乾燥）に区分。

　　　　　　日本漢方では通常乾地黄を用いる。
　　　　②著しく胃腸虚弱な患者は食欲不振、胃部不快感、悪心、嘔吐、下痢等があら
　　　　　われるおそれがある。また食欲不振、悪心、嘔吐のある患者はこれらの症状
　　　　　が悪化するおそれがあるため慎重投与。
　　　　③重金属10ppm以下、ヒ素5ppm以下。
副 作 用：消化器症状として食欲不振、胃部不快感、悪心、嘔吐、下痢等があらわれるこ
　　　　　とがある。
該当方剤：温清飲　芎帰膠艾湯　芎帰調血飲　荊芥連翹湯　牛車腎気丸　五淋散
　　　　　柴胡清肝散　三物黄芩湯　滋陰降火湯　七物降下湯　四物湯
　　　　　炙甘草湯　十全大補湯　潤腸湯　消風散　疎経活血湯　大防風湯
　　　　　猪苓湯合四物湯　当帰飲子　人参養栄湯　八味地黄丸　竜胆瀉肝湯
　　　　　六味丸
　　　　　　　　　　　　　　　　　　　（波線は地黄を4g以上含む方剤）

地骨皮（じこっぴ）　LYCII CORTEX（Lycium Bark）

基　　原：ナス科（*Solanaceae*）クコ *Lycium chinense* Miller
　　　　　又は *L. barbarum* Linné の根皮。
品　　質：皮の厚い木心を含まないものが良い。
薬味薬性：苦・寒
煎液味覚：甘味はあるが、渋みが強くまずい味である。
主要成分：ステロイド sitosterol、脂肪酸 linolic acid、その他
　　　　　betaine
主要薬理：①解熱作用　②血圧降下作用
主要薬効：清涼、消炎、解熱、強壮作用があり、炎症を取り除く。
参　　考：①別名を枸杞皮（くこひ）と呼び、種子は枸杞子である。
　　　　②希エタノールエキス10.0％以上を含む。
　　　　③重金属10ppm以下、ヒ素5ppm以下。
該当方剤：滋陰至宝湯　清心蓮子飲

地骨皮

紫根（しこん）　LITHOSPERMI RADIX（Lithospermum Root）

基　　原：ムラサキ科（*Boraginaceae*）ムラサキ *Lithospermum*
　　　　　erythrorhizon Siebold et Zuccarini の根。
品　　質：黒紫色の強い皮の部分が厚く、木部の太くないもの
　　　　　が良い。
薬味薬性：苦・寒
煎液味覚：少し甘くて飲みやすいが、服用後わずかに渋みが残
　　　　　る。
主要成分：色素 shikonin、青酸配糖体 lithospermoside
主要薬理：①抗炎症作用　②補体活性化作用
主要薬効：解熱、解毒、利尿作用があり、皮膚を蘇生する働きがある。
参　　考：①別名を紫草（しそう）と呼ぶ。
　　　　②中医学では硬紫根や軟紫根などあるが、局方品は硬紫根のみである。

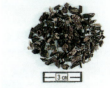

紫根

　　　　　　　③重金属10ppm 以下、ヒ素 5 ppm 以下。
該当方剤：紫雲膏（軟膏）

紫蘇子（しそし）　PERILLAE SEMEN

基　　原：シソ科（*Labiatae*）シソ *Perilla frutescens* Britton var. *acuta* Kudo 又はその他近縁植物の果実。
品　　質：小粒であるが、内部の充実したものが良い。
薬味薬性：辛・温
煎液味覚：薄味で苦みもなく飲みやすい。
主要成分：精油 perillaldehyde・l-limonene
主要薬理：未詳
主要薬効：解熱、鎮咳去痰作用がある。
参　　考：①蘇葉に比べ鎮咳作用が強いとされる。
　　　　　②別名を蘇子（そし）と呼ぶ。
該当方剤：生薬原料としては華蓋散、喘四君子湯などに用いる。

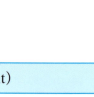
紫蘇子

蒺藜子（しつりし）　TRIBULI FRUCTUS（Tribulus Fruit）

基　　原：ハマビシ科（*Zygophyllaceae*）ハマビシ *Tribulus terrestris* Linné の果実。
品　　質：内部の充実したものが良い。
薬味薬性：辛（苦）・微温
煎液味覚：薄味だが、服用後やや苦みを感じる。
主要成分：アルカロイド harmine、フラボノイド kampferol、タンニン
主要薬理：①鎮痙作用　②血管透過性抑制作用
主要薬効：鎮痒、強壮作用があり、皮膚瘙痒に用いる。
参　　考：①トゲが鋭いので、調剤時取り扱いに注意する。
　　　　　②果柄4.0％以上を含まない。
　　　　　③希エタノールエキス8.5％以上を含む。
該当方剤：当帰飲子

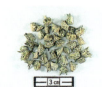
蒺藜子

芍薬（しゃくやく）　PAEONIAE RADIX（Paeony Root）

基　　原：ボタン科（*Paeoniaceae*）シャクヤク *Paeonia lactiflora* pallas の根。
品　　質：内部が充実した白色で柔軟性のあるものが良い。
薬味薬性：苦（酸）・平（微寒）
煎液味覚：やや甘味も感じられるが苦味を含んだ味である。
主要成分：モノテルペン配糖体 paeoniflorin、モノテルペン paeoniflorigenone・paeonilactones、ガロタンニン
主要薬理：①鎮静・鎮痙・鎮痛作用　②抗炎症作用
　　　　　③抗アレルギー作用　④免疫賦活作用　⑤筋弛緩作用

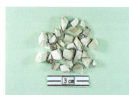
芍薬

主要薬効：収斂、緩和、鎮痙作用があり、血液の鬱滞や筋肉の痙攣による痛みを取り除く。
参　　考：①ペオニフロリン2.0%以上を含む。
　　　　　②重金属10ppm以下、ヒ素5ppm以下。
該当方剤：

胃苓湯	温経湯	温清飲	黄耆建中湯
黄芩湯	葛根湯	葛根加朮附湯	
葛根湯加川芎辛夷	加味逍遙散	芎帰膠艾湯	荊芥連翹湯
桂枝湯	桂枝加黄耆湯	桂枝加葛根湯	桂枝加厚朴杏仁湯
桂枝加芍薬湯	桂枝加芍薬大黄湯		桂枝加朮附湯
桂枝加竜骨牡蛎湯	桂枝加苓朮附湯	桂枝茯苓丸	
桂枝茯苓丸加薏苡仁	桂芍知母湯	桂麻各半湯	五積散
五淋散	柴胡桂枝湯	柴胡清肝散	滋陰降火湯
滋陰至宝湯	四逆散	七物降下湯	四物湯
芍薬甘草湯	芍薬甘草附子湯	十全大補湯	小建中湯
小青竜湯	升麻葛根湯	真武湯	疎経活血湯
大柴胡去大黄湯	大柴胡湯	大防風湯	猪苓湯合四物湯
当帰湯	当帰飲子	当帰建中湯	
当帰四逆加呉茱萸生姜湯		当帰芍薬散	
当帰芍薬散加附子	人参養栄湯	排膿散及湯	防風通聖散
麻子仁丸	薏苡仁湯	竜胆瀉肝湯	

車前子（しゃぜんし）　PLANTAGINIS SEMEN（Plantago Seed）

基　　原：オオバコ科（*Plantaginaceae*）オオバコ *Plantago asiatica* Linné の種子。
品　　質：黒色の光沢があり、質の充実したものが良い。
薬味薬性：甘・寒
煎液味覚：味はあまりなく、液状は糊を黒くしたような泥泥した粘液状である。
主要成分：粘液性多糖類 plantasan、イリドイド配糖体 aucubin
主要薬理：①利胆作用　②免疫賦活作用　③血糖降下作用
主要薬効：消炎、利尿、鎮咳、去痰、止瀉作用があり、水毒症状を取り除く。
参　　考：①オオバコの全草（車前草）も薬用として用いる。
　　　　　②名称の車前とは人通りの多い道を意味するが、夜露に湿った粘性の種が靴底について人通りに運ばれて生えることによる。
　　　　　③本品100粒の質量は約0.05g である。
該当方剤：牛車腎気丸　五淋散　清心蓮子飲　竜胆瀉肝湯

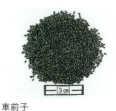
車前子

十薬（じゅうやく）　HOUTTUYNIAE HERBA（Houttuynia Herb）

- 基　原：ドクダミ科（*Saururaceae*）ドクダミ *Houttuynia cordata* Thunberg の花期の地上部。
- 品　質：葉部を多く含むものが良い。
- 薬味薬性：辛・微寒
- 煎液味覚：苦味はなく、どろっとした麦茶のような味。
- 主要成分：フラボノイド quercitrin、精油 decanoyl acetaldehyde
- 主要薬理：①血小板凝集抑制作用　②抗炎症作用　③抗菌作用
- 主要薬効：消炎、利尿作用があり、腹部の炎症や皮膚疾患に用いられる。
- 参　考：①希エタノールエキス10.0%以上を含む。
  ②葉汁が魚の腐った（腥）ような味なので、別名を魚腥草（ぎょせいそう）と呼ぶ。
  ③体内の毒を除く作用があるので民間ではドクダミと呼ばれ、健康茶として愛用されている。
  ④根茎、根及びその他の異物2.0%以上を含まない。
- 該当方剤：煎剤として五物解毒湯に用いる。

十薬

縮砂（しゅくしゃ）　AMOMI SEMEN（Amomum Seed）

- 基　原：ショウガ科（*Zingiberaceae*）*Amomum xanthioides* Wallich の種子の塊。
- 品　質：芳香があり辛味が強く充実したものが良い。
- 薬味薬性：辛・温
- 煎液味覚：芳香の味が強く、やや渋みがある。
- 主要成分：精油 d-camphol・borneol・linalool
- 主要薬理：①制酸作用　②利胆作用　③筋弛緩作用
- 主要薬効：芳香性健胃薬として消化機能を高める。
- 参　考：①精油0.6mL/30.0g 以上を含む。
  ②調剤時には砕いて用いた方が良い。
- 該当方剤：安中散

縮砂

生姜（しょうきょう）　ZINGIBERIS RHIZOMA（Ginger）

- 基　原：ショウガ科（*Zingiberaceae*）ショウガ *Zingiber officinale* Roscoe の根茎で、ときに周皮を除いたもの。
- 品　質：黒ずんでなく、黄白色で辛味の強いものが良い。
- 薬味薬性：辛・微温
- 煎液味覚：辛みが強く飲みにくい。
- 主要成分：精油 α-zingiberene、辛味成分 gingerol・shogaol
- 主要薬理：①中枢抑制作用　②解熱・鎮痛作用　③抗痙攣作用
  ④鎮咳作用　⑤抗消化性潰瘍作用
- 主要薬効：芳香性辛味健胃薬として健胃、鎮吐作用があり、消化力を高め、また多くの方

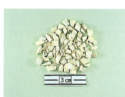

生姜

参　考：①古典医書や中医学で用いる生姜は生のヒネショウガである。
　　　　②乾燥した生姜は生のショウガの約1/3～1/4の量である。
　　　　③生姜を多く含む方剤は服用後ヒリヒリ感が残る。
　　　　④重金属10ppm以下、ヒ素5 ppm以下。
　　　　⑤[6]-ギンゲロール0.3％以上を含む。
該当方剤：胃苓湯　温経湯　越婢加朮湯　黄耆建中湯　葛根湯　葛根加朮附湯
　　　　葛根湯加川芎辛夷　加味帰脾湯　加味逍遙散　帰脾湯　九味檳榔湯
　　　　桂枝湯　桂枝加黄耆湯　桂枝加葛根湯　桂枝加厚朴杏仁湯
　　　　桂枝加芍薬湯　桂枝加芍薬大黄湯　桂枝加朮附湯　桂枝加竜骨牡蛎湯
　　　　桂枝加苓朮附湯　桂芍知母湯　桂麻各半湯　香蘇散　呉茱萸湯
　　　　柴胡加竜骨牡蛎湯　柴胡桂枝湯　柴朴湯　柴苓湯　四君子湯　炙甘草湯
　　　　十味敗毒湯　小建中湯　小柴胡湯　小柴胡湯加桔梗石膏
　　　　小半夏加茯苓湯　升麻葛根湯　参蘇飲　真武湯　清肺湯　疎経活血湯
　　　　大柴胡去大黄湯　大柴胡湯　竹筎温胆湯　釣藤散　当帰建中湯
　　　　当帰四逆加呉茱萸生姜湯　二朮湯　二陳湯　排膿散及湯　半夏厚朴湯
　　　　半夏白朮天麻湯　茯苓飲　茯苓飲合半夏厚朴湯　平胃散　防已黄耆湯
　　　　防風通聖散　補中益気湯　六君子湯

（波線は生姜を1.5g以上を含む方剤）

生姜の区分	中医学(中国)	生姜	乾姜	炮姜
	漢方医学(日本)	ヒネ生姜	生姜（乾生姜）	乾姜

小麦（しょうばく）　TRITICI SEMEN

基　原：イネ科（Gramineae）コムギ Triticum aestivum Linné の種子。
品　質：黄褐色の光沢があり、質が充実したものが良い。
薬味薬性：甘・微寒
煎液味覚：わずかに甘味のある薄味で飲みやすい。
主要成分：dextrin、糖、デンプン、タンパク質、脂肪
主要薬理：①中枢抑制作用　②抗腫瘍作用　③筋弛緩作用
主要薬効：緩和、滋養、鎮静作用があり、緊張を緩める。
参　考：方剤中に含まれる含有量が膠飴とともに最も多い(20g)。
該当方剤：甘麦大棗湯

小麦

升麻（しょうま）　CIMICIFUGAE RHIZOMA（Cimicifuga Rhizome）

基　原：キンポウゲ科（Ranunculaceae）サラシナショウマ Cimicifuga simplex Wormskjord、C. dahurica (Turcz.) Maximmowicz、C. foetida Linné 又は C. heracleifolia Komarov の根茎。
品　質：外面が黒褐色で肥大し、苦味のあるものが良い。
薬味薬性：甘（苦）・平（微寒）
煎液味覚：味の濃い苦みと渋さで、後味が悪い。

升麻

主要成分：トリテルペノイド cimigenol、cimicifugoside
主要薬理：①鎮静・鎮痙作用　②解熱作用　③抗炎症作用　④肝障害改善作用
主要薬効：解熱、発汗、解毒、升提（気を上げる）作用があり、虚弱による脱肛や胃下垂などに用いる。
参　考：①希エタノールエキス18.0%以上を含む。
　　　　　　②重金属10ppm以下、ヒ素 5 ppm以下。
　　　　　　③民間薬として煎液を口内の炎症の含嗽薬、あるいは湿疹や汗疹の塗布薬として用いる。
該当方剤：乙字湯　升麻葛根湯　辛夷清肺湯　補中益気湯　立効散

辛夷（しんい）　MAGNOLIAE FLOS（Magnolia Flower）

基　原：モクレン科（*Magnoliaceae*）タムシバ *Magnolia salicifolia* Maximowicz、コブシ *M. kobus* De Candoll、*M. biondii* Pampanini、*M. sprengeri* Pampanini 又はハクモクレン *M. denudata* Desrousseaux のつぼみ。
品　質：花茎を含まない香りの強いものが良い。
薬味薬性：辛・温
煎液味覚：芳香の香りが強く苦みもあり、服用後少しひりひり感がある。
主要成分：アルカロイド d-coclaurine・d-reticuline、精油 cineol、有機酸
主要薬理：①筋弛緩作用　②抗アレルギー作用　③抗炎症作用
主要薬効：解熱、発散、鎮痛薬で、気剤として鼻閉（鼻づまり）、頭痛に用いる。
参　考：①コブシは日本特産であるが、市場品はほとんどタムシバである。
　　　　　　②精油0.5mL/50.0g以上を含む。
　　　　　　③希エタノールエキス13.0%以上を含む。
該当方剤：葛根湯加川芎辛夷　辛夷清肺湯

辛夷

神麴（しんきく）　MASSA MEDICATA FERMENTAT

基　原：白麴、青蒿汁、蒼耳子汁、赤小豆、杏仁、野蓼汁を混ぜたものにコウジカビで発酵後乾燥させたもの。
品　質：良く乾燥した砕けやすく新鮮なものが良い。
薬味薬性：辛（甘）・温
煎液味覚：苦味はなく、わずかに甘味があり、ややどろっとした重湯のような味。
主要成分：精油、配糖体、酵母、タンパク、ビタミン類
主要薬理：未詳
主要薬効：健胃薬として消化を助ける。
参　考：別名を六神麴（ろくしんきく）と呼ぶ。
該当方剤：半夏白朮天麻湯

神麴

石膏（せっこう） GYPSUM FIBROSUM（Gypsum）

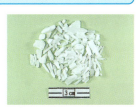
石膏

基　　原：天然の含水硫酸カルシウム（組成 $CaSO_4 \cdot 2H_2O$）である。
品　　質：砕くと色が白く細かく砕けるものが良い。
薬味薬性：辛（甘）・微寒（大寒）
煎液味覚：薄味だが、まずい水を飲んだような味である。
主要成分：含水硫酸カルシウム
主要薬理：①止渇作用　②利尿作用
主要薬効：収斂、解熱、止渇薬で、体内部の熱による口渇を除く。
参　　考：①胃腸の虚弱な患者は食欲不振、胃部不快感、軟便、下痢等があらわれるおそれがある。また著しく体力の衰えている患者は副作用があらわれやすくなるので慎重投与。
　　　　　②重金属20ppm、ヒ素5 ppm以下。
副作用　：消化器症状として食欲不振、胃部不快感、軟便、下痢等があらわれることがある。
該当方剤：越婢加朮湯　五虎湯　小柴胡湯加桔梗石膏　消風散　辛夷清肺湯
　　　　　釣藤散　白虎加人参湯　防風通聖散　麻杏甘石湯　木防已湯
　　　　　　　　　　　　　　　　　（波線は石膏を10g以上含む処方）

川芎（せんきゅう） CNIDII RHIZOMA（Cnidium Rhizome）

川芎

基　　原：セリ科（*Umbelliferae*）センキュウ *Cnidium officinale* Makino の根茎を通例湯通ししたもの。
品　　質：飴色を呈し、充実した香りのあるものが良い。
薬味薬性：辛・温
煎液味覚：苦みと甘味を少し感じるが、後味はやや辛い。
主要成分：精油 cnidilide・ligustilide・senkyunolide、その他 ferulic acid
主要薬理：①中枢抑制作用　②抗血栓作用　③鎮痙作用
　　　　　④免疫賦活作用
主要薬効：袪寒、補血、鎮静、鎮痛薬として血行を促し、身体を温め冷えによる痛みや頭痛、鼻閉を取り除く。
参　　考：①別名を芎藭（きゅうきゅう）と呼ぶ。
　　　　　②重金属10ppm以下、ヒ素5 ppm以下。
副作用　：著しく胃腸虚弱な患者は食欲不振、胃部不快感、悪心、嘔吐、下痢等があらわれるおそれがある。また食欲不振、悪心、嘔吐のある患者はこれらの症状が悪化するおそれがあるため慎重投与。
該当方剤：温経湯　温清飲　葛根湯加川芎辛夷　芎帰膠艾湯　芎帰調血飲
　　　　　荊芥連翹湯　五積散　柴胡清肝散　酸棗仁湯　七物降下湯　四物湯
　　　　　十全大補湯　十味敗毒湯　清上防風湯　川芎茶調散　疎経活血湯
　　　　　大防風湯　治頭瘡一方　治打撲一方　猪苓湯合四物湯　当帰飲子
　　　　　当帰芍薬散　当帰芍薬散加附子　女神散　防風通聖散　抑肝散
　　　　　抑肝散加陳皮半夏　竜胆瀉肝湯

前胡（ぜんこ）　PEUCEDANI RADIX　(Peucedanum Root)

基　　原：セリ科（*Umbelliferae*）*Peucedanum praeruptorum* Dunn 又はノダケ *Angerica decursiva* Franchet et Savatier（*p. decursivum* Maximowicz）の根。
品　　質：芳香性の強いものが良い。
薬味薬性：苦（辛）・微寒
煎液味覚：芳香が強く、渋みと苦みが残る。
主要成分：クマリン誘導体 praeruptorin、その他 mannitol・nodakenin
主要薬理：抗炎症作用
主要薬効：解熱、鎮痙、鎮咳、去痰作用があり、咳嗽に用いる。
参　　考：①臨床では柴胡の目標で去痰を目的とする場合に前胡を用いる。
　　　　　②希エタノールエキス20.0％以上を含む。
該当方剤：参蘇飲

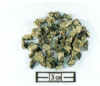
前胡

川骨（せんこつ）　NUPHARIS RHIZOMA　(Nuphar Rhizome)

基　　原：スイレン科（*Nymphaeaceae*）コウホネ *Nuphar japonicum* DE Candoll の根茎。
品　　質：質が充実し、切面が白く粉性のものが良い。
薬味薬性：未詳
煎液味覚：苦みがとても強く、少しヒリヒリ感もあって飲みにくい。
主要成分：アルカロイド nupharidine・nupharamine、タンニン
主要薬理：①鎮静作用　②利尿作用
主要薬効：鎮痛、消炎、駆瘀血作用があり、打撲による痛みを取り除く。
参　　考：①生薬名センコツはコウホネの別名カワホネ（川骨）に由来する。
　　　　　②葉柄3.0％以上を含まない。
　　　　　③重金属10ppm 以下、ヒ素5 ppm 以下。
該当方剤：治打撲一方

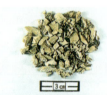
川骨

蟬退（せんたい）　CICADAE PERIOSTRACUM

基　　原：セミ科（*Cicadidae*）スジアカクマゼミ *Cryptotympana tustulata* Fabricius 又はその他近縁動物の幼虫のぬけがら（皮殻）。
品　　質：淡褐色で光沢のあるものが良い。
薬味薬性：鹹（甘）・寒
煎液味覚：わずかに苦みを感じるが、薄味で飲みやすい。
主要成分：キチン質
主要薬理：①抗痙攣作用　②鎮静作用
主要薬効：解熱薬として消炎、鎮痒作用があり、皮膚の痒みや炎症に用いる。
参　　考：別名を蟬蛻（せんぜい）、蟬殻（せんかく）とも呼ぶ。

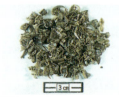
蟬退

該当方剤：消風散

蒼朮（そうじゅつ）　ATRACTYLODIS LANCEAE RHIZOMA（Atractylodes Lancea Rhizome）

- 基　原：キク科（Compositae）ホソバオケラ *Atractylodes lancea* DE Candoll 又はそれらの雑種の根茎。
- 品　質：横切面は潤いがあり、低温保存時表面にカビのような白色の結晶が析出するもので、芳香の強いものが良い。
- 薬味薬性：苦・温
- 煎液味覚：味自体は白朮に似ているが、苦みは弱く白朮より飲みやすい。
- 主要成分：精油 hinesol・β-eudesmol・atractylodin
- 主要薬理：①抗消化性潰瘍作用　②平滑筋弛緩作用　③中枢抑制作用
- 主要薬効：健胃、鎮痛、利尿、袪湿薬として、関節部や体内の水分を取り除く。
- 参　考：①精油0.7mL/50.0g 以上を含む。
  ②古典医書では朮と書かれ、蒼朮と白朮を区別しない場合もある。
  ③煎じ薬では、患者が表面の白色結晶をカビとまちがえやすいので服薬指導時に説明する。
  ④重金属10ppm 以下、ヒ素 5 ppm 以下。
- 該当方剤：胃苓湯　越婢加朮湯　葛根加朮附湯　桂枝加朮附湯　桂枝加苓朮附湯　桂芍知母湯　啓脾湯　五積散　消風散　真武湯　疎経活血湯　大防風湯　治頭瘡一方　当帰芍薬散　二朮湯　半夏白朮天麻湯　茯苓飲合半夏厚朴湯　平胃散　防已黄耆湯　薏苡仁湯　抑肝散　抑肝散加陳皮半夏

蒼朮

桑白皮（そうはくひ）　MORI CORTEX（Mulberry Bark）

- 基　原：クワ科（Moraceae）マグワ *Morus alba* Linné の根皮。
- 品　質：内面が白色で柔軟なものが良い。
- 薬味薬性：甘・寒
- 煎液味覚：わずかに甘味のある少し気持ち悪い味。
- 主要成分：トリテルペン、フラボノイド morusin・kuwanone
- 主要薬理：①抗炎症作用　②鎮咳作用　③血圧降下作用
- 主要薬効：消炎、利尿、鎮咳作用があり、咳嗽による浮腫を取り除く。
- 参　考：①中国では葉を桑葉（そうよう）、幼枝を桑枝（そうし）、果実を桑椹子（そうじんし）と呼ぶ。
  ②根の木部及びその他の異物1.0%を含まない。
  ③重金属10ppm 以下、ヒ素 5 ppm 以下。
- 該当方剤：五虎湯　清肺湯

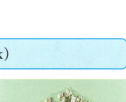

桑白皮

蘇木（そぼく） SAPPAN LIGNUM（Sappan Wood）

基　原：マメ科（*Leguminosae*）*Caesalpinia sappan* Linné の心材。
品　質：赤色の鮮明なものが良い。
薬味薬性：甘（鹹）・平
煎液味覚：赤い鮮やかな色だが、味は薄味である。
主要成分：カルコン brazilin、色素 brasilin、タンニン
主要薬理：①高脂血症改善作用　②肝細胞保護作用
主要薬効：収斂、止血、駆瘀血薬として、血液の鬱滞による痛みを取り除く。
参　考：①別名を蘇方木（そほうぼく）と呼ぶ。
　　　　②希エタノールエキス7.0％以上を含む。
該当方剤：通導散

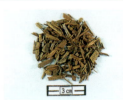

蘇木

蘇葉（そよう） PERILLAE HERBA（Perilla Herb）

基　原：シソ科（*Labiatae*）シソ *Perilla frutescens* Britton var. *acuta* Kudo 又はチリメンジソ *P. frutescens* Britton var. *crispa* Decaisne の葉及び枝先。
品　質：茎を多く含まなく両面が黒紫色で、シソの香りの強いものが良い。
薬味薬性：辛・温
煎液味覚：シソの香りと味はするが、渋みが残る。
主要成分：精油 perillaldehyde・pinene・l-limonene、色素 shisonin
主要薬理：①鎮静作用　②免疫賦活作用　③抗アレルギー作用
主要薬効：発汗、解熱、鎮咳、解毒、鎮静、順気薬で、気剤として気鬱症に用いる。
参　考：①ペリルアルデヒド0.08％以上を含む。
　　　　②別名を紫蘇葉（しそよう）と呼び、種子は紫蘇子である。
　　　　③径 3 mm 以上の茎3.0％以上を含まない。
　　　　④総 BHC 及び DDT 各0.2ppm 以下。
該当方剤：九味檳榔湯　香蘇散　柴朴湯　参蘇飲　神秘湯　半夏厚朴湯
　　　　茯苓飲合半夏厚朴湯

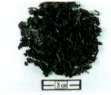

蘇葉

タ行

大黄（だいおう） RHEI RHIZOMA（Rhubarb）

基　原：タデ科（*Polygonaceae*） *Rheum palmatum* Linné、
　　　　R. tanguticum Maximowicz、*R. officinale* Baillon、
　　　　R. coreanum Nakai 又はそれらの種間雑種の根茎。

品　質：市場では重質の錦紋（きんもん）大黄と軽質の雅黄
　　　　（がおう）大黄に区分される。錦紋系では重質で錦紋
　　　　がよく分かるもの、雅黄系ではあまり軽質ではなく
　　　　黄土色の濃いものが良いとされている。

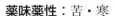
大黄

薬味薬性：苦・寒
煎液味覚：やや焦げたような苦みがじわじわと口に広がり飲みにくい。
主要成分：ジアントロン類 sennoside、アントラキノン類 emodin・rhein、タンニン類 rhatannin
主要薬理：①瀉下作用　②抗菌作用　③血中尿素窒素低下作用　④抗炎症作用
　　　　　⑤血液凝固抑制作用
主要薬効：消炎性健胃、抗菌整腸、緩下作用があり、また鎮静、清熱、抗炎症の目的でも
　　　　　用いる。
参　考：①センノシドA　0.25%以上を含む。
　　　　②希エタノールエキス30%以上を含む。
　　　　③重金属10ppm 以下、ヒ素5 ppm 以下。
　　　　④煎出時長く加熱すると緩下作用は弱くなるとの報告がある。
　　　　⑤別名を将軍（しょうぐん）と呼ぶ。
　　　　⑥エキス剤の場合同一処方名であっても製薬会社によって大黄を含むものと含
　　　　　まないものがある。　例）柴胡加竜骨牡蛎湯
　　　　⑦ロット変更時成分含有量の変動に注意する。
　　　　⑧下痢、軟便のある患者はこれらの症状が悪化するおそれがある。また胃腸の
　　　　　虚弱な患者は食欲不振、腹痛、下痢等があらわれるおそれがあり、著しく体
　　　　　力の衰えている患者は副作用があらわれやすくなるため慎重投与。
　　　　⑨他の漢方製剤を併用する場合は、含有生薬の重複に注意すること。大黄を含
　　　　　む製剤との併用には特に注意する。
　　　　⑩大黄の瀉下作用には個人差が認められるので用法・用量に注意する。
　　　　⑪大黄の子宮収縮作用及び骨盤内臓器の充血作用により流早産の危険性がある
　　　　　妊婦又は妊娠している可能性のある婦人には投与しないことが望ましい。ま
　　　　　た大黄中のアントラキノン誘導体が母乳中に移行し、乳児の下痢を起こすこ
　　　　　とがある授乳中の婦人には慎重に投与すること。
副作用：消化器症状として食欲不振、腹痛、下痢等があらわれるおそれがある。
該当方剤：茵蔯蒿湯　乙字湯　九味檳榔湯　桂枝加芍薬大黄湯
　　　　　柴胡加竜骨牡蛎湯　三黄瀉心湯　潤腸湯　大黄甘草湯　大黄牡丹皮湯
　　　　　大柴胡湯　大承気湯　治頭瘡一方　治打撲一方　調胃承気湯　通導散
　　　　　桃核承気湯　防風通聖散　麻子仁丸
　　　　　　　　　　　　　　　　　　（波線は大黄を2 g以上含む方剤）

大棗（たいそう）　ZIZYPHI FRUCTUS（Jujube）

- **基　原**：クロウメモドキ科（*Rhamnaceae*）ナツメ *Zizyphus jujuba* Miller var. *inermis* Rehder の果実。
- **品　質**：大粒で果肉が厚く柔軟で甘味のあるものが良い。
- **薬味薬性**：甘・平
- **煎液味覚**：こってりした甘さだが、薄味で飲みやすい。
- **主要成分**：5環性トリテルペン、ダンマラン型トリテルペンサポニン、配糖体、cyclic AMP
- **主要薬理**：①抗アレルギー作用　②抗消化性潰瘍作用　③抗ストレス作用
- **主要薬効**：緩和、滋養強壮作用があり、また筋肉や身体の緊張を緩める。
- **参　考**：①湿気を吸いやすいので開封後は保管に注意する。
②不快な又は変敗したにおい及び味がない。
③総 BHC 及び DDT 各0.2ppm 以下。
- **該当方法**：胃苓湯　越婢加朮湯　黄耆建中湯　黄芩湯　黄連湯　葛根湯　葛根加朮附湯　葛根湯加川芎辛夷　加味帰脾湯　甘麦大棗湯　帰脾湯　芎帰調血飲　桂枝湯　桂枝加黄耆湯　桂枝加葛根湯　桂枝加厚朴杏仁湯　桂枝加芍薬湯　桂枝加芍薬大黄湯　桂枝加朮附湯　桂枝加竜骨牡蛎湯　桂枝加苓朮附湯　桂麻各半湯　五積散　呉茱萸湯　柴陥湯　柴胡加竜骨牡蛎湯　柴胡桂枝湯　柴朴湯　柴苓湯　四君子湯　炙甘草湯　小建中湯　小柴胡湯　小柴胡湯加桔梗石膏　参蘇飲　清肺湯　大柴胡去大黄湯　大柴胡湯　大防風湯　当帰建中湯　当帰四逆加呉茱萸生姜湯　排膿散及湯　麦門冬湯　半夏瀉心湯　平胃散　防已黄耆湯　補中益気湯　六君子湯

大腹皮（だいふくひ）　ARECAE PERICARPIUM

- **基　原**：ヤシ科（*Palmae*）ビンロウ *Areca catechu* Linné 又はその他近縁植物の果皮。
- **品　質**：厚くて繊維性で香りのあるものが良い。
- **薬味薬性**：辛・微温
- **煎液味覚**：苦みも甘味もあまり感じないが、わずかに渋みがあって不快な味。
- **主要成分**：アルカロイド arecoline
- **主要薬理**：未詳
- **主要薬効**：利尿、健胃、整腸薬として体内の浮腫を取り除く。
- **参　考**：檳榔子（びんろうじ）の皮の部分。
- **該当方剤**：生薬原料として藿香正気散、導水茯苓湯などに用いる。

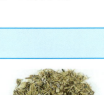
大腹皮

沢瀉（たくしゃ）　ALISMATIS RHIZOMA（Alisma Rhizome）

基　原：オモダカ科（*Alismataceae*）サジオモダカ *Alisma orientale* Juzepczuk の塊茎。
品　質：肥大し外面が白っぽく、切面が黄白色で重質のものが良い。
薬味薬性：甘・寒
煎液味覚：苦みはあまりなく、やや甘味と酸味を帯びたまずい味。
主要成分：トリテルペノイド alisol、セスキテルペノイド alismol、その他 lecithin、choline、アミノ酸、デンプン
主要薬理：①利尿作用　②血液凝固抑制作用　③抗脂肪肝作用　④コレステロール血症改善作用
主要薬効：利尿、祛湿作用があり、水分の代謝を促し浮腫を取り除く。
参　考：①名称の由来は沢で生育し、水を除く（瀉）作用があることによる。
　　　　②重金属20ppm 以下、ヒ素 5 ppm 以下。
該当方剤：胃苓湯　茵蔯五苓散　啓脾湯　牛車腎気丸　五淋散　五苓散　柴苓湯　猪苓湯　猪苓湯合四物湯　当帰芍薬散　当帰芍薬散加附子　八味地黄丸　半夏白朮天麻湯　竜胆瀉肝湯　六味丸

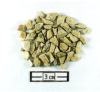
沢瀉

竹筎（ちくじょ）　BAMBUSAE CAULIS

基　原：イネ科（*Gramineae*）*Bambusa tuldoides* Munro、ハチク *Phyllostachys nigra* Munro var. *henonis* Stapf et Rendle 又はマダケ *P. bambusoides* Siebold et Zuccarini の茎部の表皮を除いた内層。
品　質：明るい黄色を呈した新鮮で香りのあるものが良い。
薬味薬性：苦・微寒
煎液味覚：薄い麦茶のような味。
主要成分：トリテルペノイド arundoin・friedelin、アミノ酸、ビタミン
主要薬理：ホスフォジエステラーゼ活性阻害作用
主要薬効：解熱、鎮咳、去痰、鎮吐、清涼薬として高齢の慢性咳嗽に用いる。
参　考：ハチクを火で炙って得た液汁を竹瀝（ちくれき）と呼ぶ。
該当方剤：清肺湯　竹筎温胆湯、生薬原料として加味温胆湯などに用いる。

竹筎

竹節人参（ちくせつにんじん）　PANACIS JAPONICI RHIZOMA（Panacus Japonicus Rhizome）

- 基　　原：ウコギ科（*Araliaceae*）トチバニンジン *Panax japonicus* C.A. Meyer の根茎を通例湯通ししたもの。
- 品　　質：黒ずんでいなく、黄灰白色の肥大したものが良い。
- 薬味薬性：未詳
- 煎液味覚：わずかにニンジンのような味を感じるが、苦味がとても強く渋味も残り、大変飲みにくい。
- 主要成分：サポニン chikusetsusaponin
- 主要薬理：①抗潰瘍作用　②鎮咳去痰作用　③抗炎症作用　④育毛作用
- 主要薬効：健胃、去痰作用があり、人参と併用して去痰作用を高める。
- 参　　考：①希エタノールエキス30.0％以上を含む。
　　　　　　②地上部は人参に類似しているが、根茎は細長く結節がある。
　　　　　　③重金属10ppm 以下、ヒ素 5 ppm 以下。
- 該当方剤：人参の使用目標で主に去痰を目的とする場合に用いる。

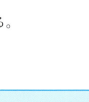
竹節人参

竹葉（ちくよう）　PHYLLOSTACHYSIS FOLIUM

- 基　　原：イネ科（*Gramineae*）ハチク *Phyllostachys nigra* Munro var. *henonis* Stapf ex Rendle、又はササクサ *Lophatherum gracile* Brongn の葉。
- 品　　質：新鮮で緑色の濃いものが良い。
- 薬味薬性：甘淡・寒
- 煎液味覚：濃い麦茶のような味で後に渋みが残る。
- 主要成分：トリテルペノイド arundoin・cylindrin、アミノ酸、クロロフィル
- 主要薬理：①解熱作用　②抗炎症作用　③鎮咳作用
- 主要薬効：鎮咳、去痰作用があり、微熱や口渇を取り除く。
- 参　　考：別名を淡竹葉（たんちくよう）と呼ぶ。
- 該当方剤：生薬原料として清肺湯、麦門冬飲子などに用いる。

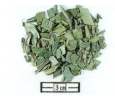
竹葉

知母（ちも）　ANEMARRHENAE RHIZOMA（Anemarrhena Rhizome）

- 基　　原：ユリ科（*Liliaceae*）ハナスゲ *Anemarrhena asphodeloides* Bunge の根茎。
- 品　　質：肥大し充実したもので、内部が淡黄色の軟らかいものが良い。
- 薬味薬性：苦・寒
- 煎液味覚：苦みは強くないが、飲んだ後すこし渋みと苦みが残る。
- 主要成分：サポニン timosaponin、キサントン配合体 mangiferin、その他 nicotinic acid

知母

主要薬理：①血糖降下作用　②抗消化性潰瘍作用
主要薬効：解熱、止渇、利尿、鎮咳、清熱、消炎作用があり、関節や皮膚などの炎症、疲労による気分の高ぶりに清熱目的で用いる。
参　　考：①ハナスゲの名称は葉がスゲに似ていて、花が美しいことによる。
　　　　　②葉の繊維及びその他の異物3.0％以上を含まない。
　　　　　③重金属10ppm以下、ヒ素5 ppm以下。
該当方剤：桂芍知母湯　酸棗仁湯　滋陰降火湯　滋陰至宝湯　消風散　辛夷清肺湯
　　　　　白虎加人参湯

茶葉（ちゃよう）　THEAE FOLIUM

基　　原：ツバキ科（*Theaceae*）*Thea sinensis* Linné の葉。
品　　質：緑茶加工時の残部を用いるが、茶の香りのするものが良い。
薬味薬性：苦・寒
煎液味覚：とても苦いお茶の味。
主要成分：アルカロイド caffeine、アミノ酸、ビタミン類
主要薬理：①中枢興奮作用　②抗動脈硬化作用
主要薬効：利尿、強心、鎮痛、止瀉作用があり、感冒の頭痛に用いる。
参　　考：別名を細茶（さいちゃ）と呼ぶ。
該当方剤：川芎茶調散

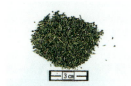

茶葉

丁子（ちょうじ）　CARYOPHYLLI FLOS（Clove）

基　　原：フトモモ科（*Myrtaceae*）チョウジ *Syzygium aromaticum* Merrill et Perry（*Eugenia coryophyllata* Thunberg）のつぼみ。
品　　質：茶褐色の肥大した香りの強いものが良い。
薬味薬性：辛・温
煎液味覚：苦みと芳香があり、飲んだ後清涼感がある。
主要成分：精油 eugenol・caryophyllen、タンニン、脂肪油
主要薬理：①抗炎症作用　②抗菌・抗ウイルス作用
　　　　　③活性酸素生成抑制作用
主要薬効：芳香性健胃として消化を助け、また鎮痛、鎮静作用があり、気の巡りを促し痛みを取り除き、気分を鎮める働きがある。
参　　考：①精油1.6mL/10.0g以上を含む。
　　　　　②別名を丁香（ちょうこう）と言い、蕾の形が釘に似ているため丁子と呼ぶ。
　　　　　③スパイスに用いるクローブである。
　　　　　④茎5.0％以上を含まない。
該当方剤：治打撲一方　女神散

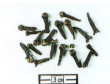

丁子

釣藤鈎（ちょうとうこう） UNCARIAE UNCIS CUM RAMULUS（Uncaria Hook）

基　　原：アカネ科（*Rubiaceae*）カギカズラ *Uncaria rhyncho-phylla* Miquel、*U. sinensis* Haviland 又は *U. macro-phylla* Wallich の通例とげ（鈎棘）で、ときに湯通し又は蒸したもの。
品　　質：肥大し茶褐色が濃く、中軸が少なく鈎棘の部分の多いものが良い。
薬味薬性：苦・微寒
煎液味覚：やや苦みがあり、わずかに酸味を感じる。
主要成分：アルカロイド hirsutine・rhynchophylline
主要薬理：①血圧降下作用　②睡眠延長作用　③抗セロトニン作用
主要薬効：鎮痙、鎮静、鎮痛作用があり、身体の緊張を緩め頭痛や痛みを取り除き、また黄耆との組み合わせで血圧を下げる目的で用いる。
参　　考：①鈎棘が対のものと単一のものがあるが品質には関係ない。
　　　　　②希エタノールエキス8.5％以上を含む。
　　　　　③総アルカロイド（リンコフィリン及びヒルスチン）0.03％以上を含む。
該当方剤：七物降下湯　釣藤散　抑肝散　抑肝散加陳皮半夏

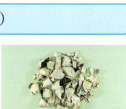

釣藤鈎

猪苓（ちょれい） POLYPORUS（Polyporus Sclerotium）

基　　原：サルノコシカケ科（*Polyporaceae*）チョレイマイタケ *Polyporus umbellatus* Fries の菌核。
品　　質：肥大充実した軽質のもので、外面が黒褐色、内面が白いものが良い。
薬味薬性：甘（苦）・平
煎液味覚：やや甘苦いが、味自体は薄味で飲みやすい。
主要成分：ergosterol 誘導体、多糖体、polyporusterone 類
主要薬理：利尿作用
主要薬効：消炎、利尿作用があり、下腹部の炎症や浮腫に用いる。
参　　考：①ハンノキ、ナラ類、カラコギカエデ、カシワなどの生きた根に付着形成される。
　　　　　②重金属10ppm以下、ヒ素5 ppm以下。
該当方剤：胃苓湯　茵陳五苓散　五苓散　柴苓湯　猪苓湯　猪苓湯合四物湯

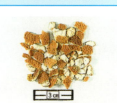

猪苓

陳皮（ちんぴ） CITRI UNSHIU PERICARPIUM（Citrus Unshiu Peel）

基　　原：ミカン科（*Rutaceae*）ウンシュウミカン *Citrus unshiu* Markovich 又は *C. reticulata* Blanco の成熟した果皮。
品　　質：濃い橙色で香りの良いものが良い。
薬味薬性：辛・温
煎液味覚：香りは良いが、飲むとやや苦みがある。

陳皮

主要成分：精油 d-limonene、フラボン配糖体 hesperidin、その他 synephrine
主要薬理：①中枢抑制作用　②抗炎症作用　③健胃作用
主要薬効：芳香性健胃、鎮嘔、鎮咳、去痰作用があり、胃部不快感を取り除く。
参　　考：①精油0.2mL/50.0g 以上を含む。
　　　　　②希エタノールエキス30.0%以上を含む。
　　　　　③六陳薬の一つであるが、あまり古くて香りのないものは良くなく、採集後自然乾燥によって1年ぐらい経過したものが良い。
　　　　　④総 BHC 及び DDT 各0.2ppm 以下。
　　　　　⑤ヘスペリジン4.0%以上を含む。
該当方剤：胃苓湯　芎帰調血飲　九味檳榔湯　啓脾湯　香蘇散　五積散
　　　　　滋陰降火湯　滋陰至宝湯　参蘇飲　神秘湯　清暑益気湯　清肺湯
　　　　　疎経活血湯　竹筎温胆湯　釣藤散　通導散　二朮湯　二陳湯
　　　　　人参養栄湯　半夏白朮天麻湯　茯苓飲　茯苓飲合半夏厚朴湯　平胃散
　　　　　補中益気湯　抑肝散加陳皮半夏　六君子湯

天南星（てんなんしょう）　ARISAEMATIS TUBER

基　　原：サトイモ科（*Araceae*）マイヅルテンナンショウ *Arisaema heterophyllum* Blume、*A. erubescens* Schott 又はその他同属植物のコルク層を除いた塊茎。
品　　質：肥大し内部が比較的白いものが良い。
薬味薬性：辛（苦）・温
煎液味覚：うす味で苦くも甘くもないが、まずい味で吐き気を催す。
主要成分：サポニン、デンプン、アミノ酸
主要薬理：①去痰作用　②鎮静・抗痙攣作用
主要薬効：鎮痙、鎮痛、去痰作用があり、めまいや麻痺、痙攣などに用いる。
参　　考：別名を南星（なんしょう）と呼ぶ。
該当方剤：二朮湯

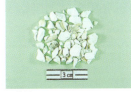
天南星

天麻（てんま）　GASTRODIAE TUBER（Gastrodia Tuber）

基　　原：ラン科（*Orchidaceae*）オニノヤガラ *Gastrodia elata* Blume の塊茎を蒸したもの。
品　　質：黄白色で比較的透明なものが良い。
薬味薬性：辛・温
煎液味覚：少し苦みのある豆汁のような味。
主要成分：精油 vanillin、ビタミン
主要薬理：①鎮静作用　②血小板凝集抑制作用
主要薬効：鎮痙、鎮静、鎮痛作用があり、主に頭痛を取り除く働きがある。
参　　考：①茎の部分を赤箭（せきせん）と呼ぶ。
　　　　　②希エタノールエキス16.0%以上を含む。

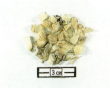
天麻

　　　　　　③重金属10ppm 以下、ヒ素5 ppm 以下。
該当方剤：半夏白朮天麻湯

天門冬（てんもんどう）　ASPARAGI TUBER（Asparagus Tuber）

基　　原：ユリ科（*Liliaceae*）クサスギカズラ *Asparagus cochinchinensis* Merrill のコルク化した外層の大部分を除いた根を、湯通し又は蒸したもの。
品　　質：黄色の半透明で肥大し潤いのあるものが良い。
薬味薬性：苦（甘）・平（寒）
煎液味覚：甘味があって比較的飲みやすい。
主要成分：ステロイド類 β-sitosterol、サポニン、デンプン、その他 asparagine
主要薬理：抗腫瘍作用
主要薬効：滋養、強壮、鎮咳、去痰、止渇作用があり、主に咽を潤し咳や痰を除く。
参　　考：①天門冬と麦門冬を合わせて「二冬」と呼ぶ。
　　　　　②重金属10ppm 以下、ヒ素5 ppm 以下。
該当方剤：滋陰降火湯　清肺湯

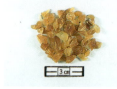

天門冬

冬瓜子（とうがし）　BENINCASAE SEMEN（Benincasa Seed）

基　　原：ウリ科（*Cucurbitaceae*）1）トウガン *Benincasa cerifera* Savi 又は2）*B. cerifera* Savi forma *emarginata* K. Kimura et Sugiyama の種子。
品　　質：灰白色で充実したものが良い。
薬味薬性：甘・平
煎液味覚：口当たりは良いが、少し甘味のある豆汁に似た不快な味。
主要成分：脂肪酸 linoleic acid・oleic acid、その他 trigonelline・adenine
主要薬理：①免疫賦活作用　②抗腫瘍作用
主要薬効：利尿、緩下、排膿作用があり、腹部の炎症に用いる。
参　　考：①別名を瓜子（かし）と呼ぶ。
　　　　　②希エタノールエキス3.0%以上を含む。
該当方剤：大黄牡丹皮湯　腸癰湯

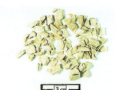

冬瓜子

当帰（とうき）ANGELICAE RADIX（Japanese Angelica Root）

- 基　原：セリ科（*Umbelliferae*）トウキ *Angelica acutiloba* Kitagawa 又はホッカイトウキ *A. acutiloba* Kitagawa var. *sugiyamae* Hikino の根を通例湯通ししたもの。
- 品　質：特有の香気があり、内部は薄い飴色で、根が太く質が柔軟で甘味のあるものが良い。
- 薬味薬性：甘（辛）・温
- 煎液味覚：あまり苦みはなく、甘味を感じる。
- 主要成分：精油 ligustilide・safrole、脂肪酸 palmitic acid ポリアセチレン化合物 falcarinol・falcarindiol
- 主要薬理：①免疫賦活作用　②中枢抑制作用　③鎮痛作用　④筋弛緩作用　⑤血液凝固抑制作用　⑥抗腫瘍作用
- 主要薬効：鎮静、鎮痛、補血作用があり、血液の循環を促し身体を温め、血液が原因と思われる諸症状を改善する。
- 参　考：①希エタノールエキス35.0％以上を含む。
  ②奈良の大深（おおぶか）地方の大和当帰が良品とされる。
  ③中国産、韓国産の当帰は内容が異なる。
  ④著しく胃腸虚弱な患者は食欲不振、胃部不快感、悪心、下痢等があらわれるおそれがある。また食欲不振、悪心、嘔吐のある患者はこれらの症状が悪化するおそれがあるため慎重投与。
  ⑤葉しょう3.0％以上を含まない。
  ⑥重金属10ppm 以下、ヒ素5 ppm 以下。
- 副作用：消化器症状として食欲不振、胃部不快感、悪心、下痢等があらわれることがある。
- 該当方剤：温経湯　温清飲　乙字湯　加味帰脾湯　加味逍遙散　帰脾湯
  芎帰膠艾湯　芎帰調血飲　荊芥連翹湯　五積散　五淋散　柴胡清肝散
  滋陰降火湯　滋陰至宝湯　紫雲膏　七物降下湯　四物湯　十全大補湯
  潤腸湯　消風散　清暑益気湯　清肺湯　疎経活血湯　大防風湯
  猪苓湯合四物湯　通導散　当帰湯　当帰飲子　当帰建中湯
  当帰四逆加呉茱萸生姜湯　当帰芍薬散　当帰芍薬散加附子　女神散
  人参養栄湯　防風通聖散　補中益気湯　薏苡仁湯　抑肝散
  抑肝散加陳皮半夏　竜胆瀉肝湯

　　　　　　　　　　　　　　（波線は当帰を4 g 以上を含む方剤）

桃仁（とうにん）PERSICAE SEMEN（Peach Kernel）

- 基　原：バラ科（*Rosaceae*）モモ *Prunus persica* Batsch 又は *P. persica* Batsch var. *davidiana* Maximowicz の種子。
- 品　質：肥大した油分の多いものが良い。
- 薬味薬性：苦（甘）・平
- 煎液味覚：薄味だが、少し苦みがあり、独特の味がする。
- 主要成分：青酸配糖体 amygdalin、酵素 emulsin、脂肪油

桃仁

主要薬理：①血液凝固抑制作用　②抗アレルギー作用　③抗炎症作用　④鎮痛作用
　　　　　⑤子宮収縮作用
主要薬効：消炎作用があり、駆瘀血剤として血液が原因とされる種々の疼痛性炎症疾患に
　　　　　用いる。
参　　考：①杏仁に比べやや扁平の細長で、切断面がわずかにくすんだ印象。
　　　　　②妊婦又は妊娠している可能性のある婦人には投与しないことが望ましい。流
　　　　　　早産の危険性がある。
　　　　　③熱湯を注加してつき砕くとき、敗油性のにおいを発しなく、内果皮の破片及
　　　　　　びその他の異物を含まない。
　　　　　④アミグダリン1.2%以上を含む。
該当方剤：桂枝茯苓丸　桂枝茯苓丸加薏苡仁　潤腸湯　疎経活血湯
　　　　　大黄牡丹皮湯　腸癰湯　桃核承気湯

杜仲（とちゅう）　EUCOMMIAE CORTEX（Eucommia Bark）

基　　原：トチュウ科（*Eucommiaceae*）トチュウ *Eucommia ulmoides* Oliver の樹皮。
品　　質：皮部が厚く、折面を両端に引っ張ると透明な白い糸を良く引くものが良い。
薬味薬性：辛・平
煎液味覚：苦くて渋みがある。
主要成分：gutta-percha、その他 geniposide
主要薬理：①血圧降下作用　②抗ストレス作用　③利尿作用
主要薬効：強壮、鎮痛、鎮静作用があり、血圧を下げ筋骨を丈夫にする働きがあり、主に
　　　　　慢性の関節疾患に用いる。
参　　考：①調剤用に切断したものは虫が糸を引いたように見える。
　　　　　②希エタノールエキス7.0%以上を含む。
該当方剤：大防風湯

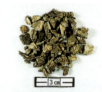
杜仲

独活（どっかつ）　ARALIAE CORDATAE RHIZOMA（Aralia Rhizoma）

基　　原：ウコギ科（*Araliaceae*）ウド *Aralia cordata* Thunberg の根茎。
品　　質：内部が充実し香気の強いものが良い。
薬味薬性：苦・平（微温）
煎液味覚：①唐独活：香りがとても強く、苦みも強くて飲みにくい。
　　　　　②和独活：香りが少しある薄味で、後口に苦みを感じる。
主要成分：タンニン、デンプン、フラボノイド
主要薬理：①鎮痛作用　②鎮静・催眠作用　③血管収縮作用
主要薬効：発汗、解熱、鎮痙、鎮痛、鎮痒作用があり、皮膚疾患や関節疾患に用いられる。
参　　考：①唐独活（とうどっかつ ANGERICAE PUBES-

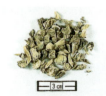
独活（中国）

独活（日本）

CENTIS RADIX：局外）はセリ科（*Umbelliferae*）シシウド *Angelica pubescens* Maximowicz 又はその他近縁植物の根。
②希エタノールエキス15.0％以上。

該当方剤：十味敗毒湯

土鼈甲（どべっこう）　AMYDAE TESTUDO

基　　原：スッポン科（*Trionychidae*）スッポン *Amyda japonica* Temmink et Schlegel 又はシナスッポン *A. sinensis* Wiegmann の背甲。
品　　質：外面青黒色、内面類白色で臭みの少ない新しいものが良い。
薬味薬性：鹹・寒
煎液味覚：生臭い水の腐ったような味。
主要成分：動物膠、VD、角蛋白、繊維素
主要薬理：未詳
主要薬効：解熱、解毒、強壮、鎮痛作用があり、慢性的な痛みを取り除く。
参　　考：別名を別甲（べっこう）と呼ぶ。
該当方剤：生薬原料として延年半夏湯などに用いる。

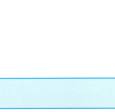

土鼈甲

ナ行

人参（にんじん）　GINSENG RADIX（Ginseng）

基　　原：ウコギ科（*Araliaceae*）オタネニンジン *Panax ginseng* C.A. Meyer（*Panax schinseng* Nees）の根、又はかるく湯通ししたもの。
品　　質：薬用で用いるものは栽培日数4年以上のもので、太く充実したものが良い。
薬味薬性：甘・微寒（微温）
煎液味覚：最初甘く、飲んだ後苦みが口に残る。
主要成分：サポニン ginsenoside、精油 panaxynol、酸性多糖
主要薬理：①中枢興奮作用　②抗ストレス作用　③抗疲労作用　④血圧降下作用　④血糖降下作用　⑥血液凝固抑制作用　⑦抗胃潰瘍作用　⑧免疫賦活作用　⑨抗腫瘍作用
主要薬効：健胃、強壮、興奮作用があり、免疫力や新陳代謝を高め、虚弱による食欲不振、消化不良、下痢、慢性疲労などに用いる。
参　　考：①本品はギンセノシド Rg_1 0.10％以上及びギンセノシド Rb_1 0.20％以上を含む。
②希エタノールエキス14.0％以上を含む。
③野菜のニンジンと区別する場合は薬用人参と呼ぶ。
④竹節人参（トチバ人参）とは形状、成分が異なる。
⑤人参が適さない場合は服用後のぼせ、火照り感などが見られる。

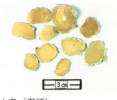

人参（御種）

⑥修治として加熱する時間が長いほど白色から黄色、紅色に変化する。
⑦茎及びその他の異物2.0％以上含まず、重金属15ppm以下、ヒ素2ppm以下、総BHC量及びDDTの量は0.2ppm以下である。
⑧オタネニンジンを蒸して乾燥したものが紅参（希エタノールエキス18.0％以上）である。

副作用：発疹、蕁麻疹等があらわれることがあるので、このような症状が現れた場合には投与を中止する。
該当方剤：温経湯　黄連湯　加味帰脾湯　帰脾湯　桂枝人参湯　啓脾湯　呉茱萸湯
　　　　　　柴陥湯　柴胡加竜骨牡蛎湯　柴胡桂枝湯　柴朴湯　柴苓湯　四君子湯
　　　　　　炙甘草湯　十全大補湯　小柴胡湯　小柴胡湯加桔梗石膏　参蘇飲
　　　　　　清暑益気湯　清心蓮子飲　大建中湯　大防風湯　竹茹温胆湯　釣藤散
　　　　　　当帰湯　女神散　人参湯　人参養栄湯　麦門冬湯　半夏瀉心湯
　　　　　　半夏白朮天麻湯　白虎加人参湯　茯苓飲　茯苓飲合半夏厚朴湯
　　　　　　附子理中湯　補中益気湯　木防已湯　六君子湯
　　　　　　　　　　　　　　　　　　　　　（波線は人参4g以上を含む処方）

人参の分類

①水参（すいじん）：掘り上げて水洗いした乾燥する前の生の人参
②生干人参（しょう（き）ぼしにんじん）：水参をそのまま乾燥したもの
③白参（びゃくじん）：水参の皮を去って乾燥したもの
④御種人参（おたねにんじん）：水参を湯通しして乾燥したもの
⑤紅参（こうじん）：水参を蒸して乾燥したもの
⑥尾参（びじん＝ヒゲ人参）：水参の細根を乾燥したもの

忍冬（にんどう）　LONICERAE FOLIUM CUM CAULIS（Lonicera Leaf and Stem）

基　原：スイカズラ科（*Caprifoliaceae*）スイカズラ *Lonicera japonica* Thunberg の葉及び茎。
品　質：茎を多く含まず、新鮮な緑色葉（下面灰緑色）のものが良い。
薬味薬性：甘・温
煎液味覚：やや苦みと芳香があり、少し飲みにくい。
主要成分：タンニン、イリドイド配糖体 loganin
主要薬理：①脂質代謝改善作用　②血小板凝集阻止作用
主要薬効：消炎、利尿、解熱作用があり、主に皮膚疾患に用いる。
参　考：①花の部分は金銀花である。
　　　　　②名称の由来は葉が冬の寒さに堪え忍ぶことによる。
　　　　　③希エタノールエキス12.0％以上を含む。
該当方剤：治頭瘡一方

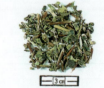

忍冬

ハ行

貝母（ばいも）　FRITILLARIAE BULBUS（Fritillaria Bulb）

基　　原：ユリ科（*Liliaceae*）アミガサユリ *Fritillaria verticillata* Willdenow var. *thunbergii* Baker の鱗茎。
品　　質：切面が白く、内部の充実したものが良い。
薬味薬性：辛（苦）・平（微寒）
煎液味覚：はじめわずかに甘味を感じるが、苦みのある豆汁のような味。
主要成分：アルカロイド verticine・peimine、配糖体 peiminoside
主要薬理：血圧降下作用
主要薬効：去痰、排膿作用があり、鎮咳薬として用いる。
参　　考：①名称の由来は貝の形をした鱗片がまるで母貝が子貝を抱くように合わさっていることによる。
　　　　　②希エタノールエキス8.0％以上を含む。
　　　　　③重金属10ppm以下、ヒ素5ppm以下。
該当方剤：滋陰至宝湯　清肺湯

貝母

麦芽（ばくが）　FRUCTUS HORDEI GARMINATUS

基　　原：イネ科（*Gramineae*）オオムギ *Hordeum vulgare* Linné の成熟したえい果を発酵させて乾燥させたもの。
品　　質：芽がでない内に乾燥した新鮮なものが良い。
薬味薬性：甘・微寒
煎液味覚：薄味だが、飲んだあと少し渋みを感じる。
主要成分：デンプン、麦芽糖、タンパク質、ビタミン類
主要薬理：血圧降下作用
主要薬効：健胃消化、滋養強壮作用があり、消化機能を高める。
参　　考：①オオムギの種子を水に浸し、1cmほど発根させたものを用いる。
　　　　　②希エタノールエキス15.0％以上を含む。
該当方剤：半夏白朮天麻湯

麦芽

麦門冬（ばくもんどう）　OPHIOPGONIS TUBER（Ophiopgon Tuber）

基　　原：ユリ科（*Liliaceae*）ジャノヒゲ *Ophiopogon japonicus* Ker-Gawier の根の膨大部。
品　　質：肥大し淡黄色の柔軟なものが良い。
薬味薬性：甘・平（微寒）
煎液味覚：薄味でやや甘く、苦みや渋みはあまりない。
主要成分：ステロイドサポニン ophiopogonin、糖類、その他 β-sitosterol

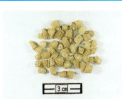

麦門冬

主要薬理：①鎮咳作用　②血糖降下作用　③抗炎症作用
主要薬効：滋養強壮、鎮咳、去痰、止渇、利尿作用があり、咽や身体を潤す働きがある。
参　考：①名称の由来は根がオオムギに似ていて、葉が冬にも枯れないことによる。植物名は葉の形が蛇（ジャ）のヒゲに似ている意味。
　　　　②細根部1.0％以上を含まない。
　　　　③重金属10ppm以下、ヒ素5 ppm以下、総BHC及びDDT各0.2ppm以下。
該当方剤：温経湯　滋陰降火湯　滋陰至宝湯　炙甘草湯　辛夷清肺湯　清暑益気湯
　　　　　清心蓮子飲　清肺湯　竹茹温胆湯　釣藤散　麦門冬湯

蜂蜜（はちみつ）　MEL（Honey）

基　原：ミツバチ科（*Apidae*）ヨーロッパミツバチ *Apis mellifera* Linné 又はトウヨウミツバチ *A. indica* Radoszkowski がその巣に集めた甘味物を採集したもの。
品　質：花粉以外の異物を含まないものが良い。
薬味薬性：甘・平（微温）
煎液味覚：甘味のあるスッキリした薄味で飲みやすい。
主要成分：転化糖、しょ糖
主要薬理：未詳
主要薬効：緩和、強壮作用があり、また作用の強い薬物の薬効を弱める目的で用いる。
参　考：丸剤の結合剤として用いる。
該当方剤：八味丸の結合剤、煎じ薬では烏頭湯などに用いる。

薄荷（はっか）　MENTHAE HERBA（Mentha Herb）

基　原：シソ科（*Labiatae*）ハッカ *Mentha arvensis* Linné var. *piperascens* Malinvaud の地上部。
品　質：新しく香気の強いものが良い。
薬味薬性：辛（苦）・温
煎液味覚：薄荷の爽やかな香りはあまり感じなくて、渋みが後に残る。

薄荷

主要成分：精油 menthol・piperitone・l-limonene・l-menthone
主要薬理：①鎮痙作用　②利胆作用　③抗アレルギー作用
主要薬効：解熱、鎮痛、清涼、健胃、駆風作用があり、発散、鎮痒作用により皮膚の瘙痒や頭痛を取り除き、気分を改善する。
参　考：①精油0.4mL/50.0g以上を含む。
　　　　②メントールの結晶を薄荷脳と言う。
　　　　③根及びその他の異物2.0％以上を含まない。
該当方剤：加味逍遙散　荊芥連翹湯　柴胡清肝散　滋陰至宝湯　清上防風湯
　　　　　川芎茶調散　防風通聖散　竜胆瀉肝湯

浜防風（はまぼうふう）　GLEHNIAE RADIX CUM RHIZOMA（Glehnia Root and Rhizoma）

基　　原：セリ科（*Umbelliferae*）ハマボウフウ *Glehnia littoralis* Fr. Schmidt ex Miquel の根及び根茎。
品　　質：太くて新鮮なもので、外面黄褐色のものが良い。
薬味薬性：甘（苦）・微寒
煎液味覚：わずかに甘味のある豆汁のような味。
主要成分：クマリン osthenol-7-o-β-gentiobioside、苦味成分
主要薬理：①解熱作用　②鎮痛作用
主要薬効：発汗、解熱、鎮痛作用があり皮膚の乾燥や乾いた咳に用いる。
参　　考：①別名を北沙参（ほくしゃじん）と呼ぶ。
　　　　　②重金属10ppm 以下、ヒ素5 ppm 以下。
該当方剤：咳嗽などの滋潤目的や防風の代用薬として用いる。

浜防風

半夏（はんげ）　PINELLIAE TUBER（Pinellia Tuber）

基　　原：サトイモ科（*Araceae*）カラスビシャク *Pinellia ternata* Breitenbach のコルク層を除いた塊根。
品　　質：粒の大きさが一定で、切面が白く充実したものが良い。
薬味薬性：辛・平
煎液味覚：えぐみ成分が含まれるが、煎液では消失しており、薄い重湯のような味である。
主要成分：フェノール類 homogentisic acid、アルカロイド l-ephedrine、アミノ酸 arginine、シュウ酸カルシウム
主要薬理：①鎮吐作用　②抗消化性潰瘍作用　③免疫賦活作用　④抗アレルギー作用　⑤抗ウイルス作用
主要薬効：鎮咳、去痰、鎮吐作用があり、胃内の水分停滞が原因と思われる諸症状に用いる。
参　　考：①中医学では生姜汁などで修治したものを用いる。
　　　　　②名称の由来は夏の半ば、花の咲く頃に採集することによる。
　　　　　③別名を民間ではへそくりと呼ぶ。
　　　　　④重金属10ppm 以下、ヒ素5 ppm 以下。
該当方剤：温経湯　黄連湯　五積散　柴陥湯　柴胡加竜骨牡蛎湯　柴胡桂枝湯　柴朴湯　柴苓湯　小柴胡湯　小柴胡湯加桔梗石膏　小青竜湯　小半夏加茯苓湯　参蘇飲　大柴胡去大黄湯　大柴胡湯　竹茹温胆湯　釣藤散　当帰湯　二朮湯　二陳湯　麦門冬湯　半夏厚朴湯　半夏瀉心湯　半夏白朮天麻湯　茯苓飲合半夏厚朴湯　抑肝散加陳皮半夏　六君子湯　苓甘姜味辛夏仁湯

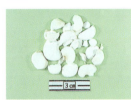
半夏

百合（びゃくごう）　LILLI BULBUS（Lilium Bulb）

基　　原：ユリ科（*Liliaceae*）オニユリ *Lilium lancifolium* Thunberg、ハカタユリ *L. brownii* F.E. Brown var. *colchesteri* Wilson、*L. brownii* F.E. Brown 又は *L. pumilum* De Candolle のりん片葉を蒸したもの。
品　　質：比較的白色で肥大充実したものが良い。
薬味薬性：甘・平
煎液味覚：少し甘味のある薄い豆汁のような味。
主要成分：デンプン、脂肪、タンパク質
主要薬理：未詳
主要薬効：鎮咳、去痰、滋養強壮作用がある。
参　　考：①オニユリやヤマユリの鱗茎は苦味が少ないので食用に用いられる。
　　　　　②希エタノールエキス8.0％以上を含む。
該当方剤：辛夷清肺湯

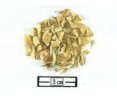

百合

白芷（びゃくし）　ANGELICAE DAHURICAE RADIX（Angelica Dahurica Root）

基　　原：セリ科（*Umbelliferae*）ヨロイグサ *Angelica dahurica* Bentham et Hooker の根。
品　　質：肥大し芳香の強いものが良い。
薬味薬性：辛・温
煎液味覚：香りが強く、甘味と苦みの混じった味で、後味に苦みが残る。
主要成分：フロクマリン誘導体 byak-angelicin・byak-angelicol・imperatorin
主要薬理：①中枢興奮作用　②脂質代謝改善作用　③育毛作用
主要薬効：鎮静、鎮痛、駆瘀血薬として頭痛や神経痛、また排膿目的で用いる。
参　　考：①希エタノールエキス25.0％以上を含む。
　　　　　②葉しょう3.0％以上を含まない。
　　　　　③重金属10ppm 以下、ヒ素5 ppm 以下。
該当方剤：荊芥連翹湯　五積散　清上防風湯　川芎茶調散　疎経活血湯

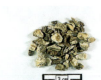

白芷

白朮（びゃくじゅつ）　ATRACTYLODIS RHIZOMA（Atractylodes Rhizome）

基　　原：キク科（*Compositae*）オケラ *Atractylodes japonica* Koidzumi ex Kitamura の根茎（和ビャクジュツ）又はオオバナオケラ *A. macrocephala* Koidzumi（*A. ovata* De Candolle）の根茎（唐ビャクジュツ）。
品　　質：切面は黄白色で黄褐色の斑点が見られ、特異の香気があり充実したものが良い（ワビャクジュツ）。
薬味薬性：苦・温
煎液味覚：やや芳香があって苦みが強く飲みにくい（ワビャクジュツ）。

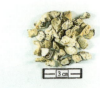

白朮

主要成分：セスキテルペノイド atractylon、水溶性成分 atractan
主要薬理：①利尿作用　②抗ストレス作用　③肝障害抑制作用　④抗消化性潰瘍作用
　　　　　⑤抗炎症作用　⑥抗腫瘍作用
主要薬効：利尿、健胃、祛湿作用があり、気虚による脾胃の機能低下に用いる。
参　　考：①精油0.5mL/50.0g 以上を含む。
　　　　　②方剤によっては蒼朮が用いられている場合もある。
　　　　　③ヒ素 5 ppm 以下
該当方剤：胃苓湯　茵蔯五苓散　加味帰脾湯　加味逍遙散　帰脾湯　芎帰調血飲
　　　　　桂枝人参湯　五積散　五苓散　柴苓湯　滋陰降火湯　滋陰至宝湯
　　　　　四君子湯　十全大補湯　清暑益気湯　当帰芍薬散　当帰芍薬散加附子
　　　　　二朮湯　女神散　人参湯　人参養栄湯　半夏白朮天麻湯　茯苓飲
　　　　　附子理中湯　防風通聖散　補中益気湯　六君子湯　苓姜朮甘湯
　　　　　苓桂朮甘湯

枇杷葉（びわよう）　ERIOBOTRYAE FOLIUM（Loquat Leaf）

基　　原：バラ科（*Rosaceae*）ビワ *Eriobotrya japonica* Lindley
　　　　　の葉。
品　　質：新鮮で葉面の緑が濃く、褐色の軟毛を除いたものが
　　　　　良い。
薬味薬性：苦・平
煎液味覚：少し苦みのある濃い麦茶のような味で後に渋みが残
　　　　　る。
主要成分：セスキテルペン transnerolidol、トリテルペノイド
　　　　　ursolic acid、タンニン
主要薬理：①抗炎症作用　②鎮吐作用
主要薬効：清涼、消炎、健胃、鎮咳作用がある。
参　　考：①名称の由来は葉の形が楽器の琵琶に似ていることによる。
　　　　　②希エタノールエキス16.0%以上を含む。
　　　　　③総 BHC 及び DDT 各0.2ppm 以下。
該当方剤：辛夷清肺湯

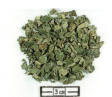

枇杷葉

檳榔子（びんろうじ）　ARECAE SEMEN（Areca）

基　　原：ヤシ科（*Palmae*）ビンロウ *Areca catechu* Linné の
　　　　　種子。
品　　質：切面は茶褐色で、胚乳の白色紋様が見られる。質が
　　　　　充実した扁平な球状（ひらで）と呼ばれるものが良
　　　　　品とされる。
薬味薬性：辛・温
煎液味覚：酸味と苦みが混じりあっていて、後味が悪い。
主要成分：アルカロイド arecoline・arecaidine・guvacine、タン
　　　　　ニン、脂肪油
主要薬理：①中枢・副交感神経興奮作用　②記憶・学習改善作用

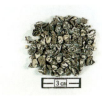

檳榔子

主要薬効：収斂、健胃、順気、鎮痛、駆虫作用があり、気の滞りによる痛みや不快な気分を取り除く。
参　考：①別名を大腹子（だいふくし）と呼ぶ。
②果皮は大腹皮（だいふくひ）である。
③果皮2.0％以上を含まない。
該当方剤：九味檳榔湯　女神散料

茯苓（ぶくりょう）　PORIA（Poria Sclerotium）

基　原：サルノコシカケ科（*Polyporaceae*）マツホド *Poria cocos* Wolf の外層を除いた菌核。
品　質：うすい淡紅色の充実したものが良い。
薬味薬性：甘・平
煎液味覚：ほとんど味のない水のような味である。
主要成分：多糖類 pachyman、トリテルペノイド eburioic acid、ステロール ergosterol
主要薬理：①抗腫瘍作用　②免疫賦活作用　③腎障害改善作用
主要薬効：利尿、祛湿、止瀉、鎮静作用があり、気と水の平衡が破れて起こる胃部不快感、めまい、不安、浮腫などさまざまな疾患に用いる。
参　考：①伐採後3～5年経たアカマツ、又はクロマツの根に寄生する。
②採集は「茯苓突き」と呼ばれる先の尖った細長い鉄の棒で、根の周囲を突いて掘り当てる。
③重金属10ppm以下、ヒ素5ppm以下。
該当方剤：胃苓湯　茵蔯五苓散　加味帰脾湯　加味逍遙散　帰脾湯　芎帰調血飲　桂枝加苓朮附湯　桂枝茯苓丸　桂枝茯苓丸加薏苡仁　啓脾湯　五積散　牛車腎気丸　五淋散　五苓散　柴胡加竜骨牡蛎湯　柴朴湯　柴苓湯　酸棗仁湯　滋陰至宝湯　四君子湯　十全大補湯　十味敗毒湯　小半夏加茯苓湯　参蘇飲　真武湯　清心蓮子飲　清肺湯　疎経活血湯　竹筎温胆湯　釣藤散　猪苓湯　猪苓湯合四物湯　当帰芍薬散　当帰芍薬散加附子　二朮湯　二陳湯　人参養栄湯　八味地黄丸　半夏厚朴湯　半夏白朮天麻湯　茯苓飲　茯苓飲合半夏厚朴湯　抑肝散　抑肝散加陳皮半夏　六君子湯　苓甘姜味辛夏仁湯　苓姜朮甘湯　苓桂朮甘湯　六味丸

茯苓（赤）

附子（ぶし）　PROCESSI ACONITII RADIX（Processed Aconite Root）

基　原：キンポウゲ科（*Ranunculaceae*）ハナトリカブト *Aconitum carmichaeli* Debeaux 又はオクトリカブト *A. japonicum* Thunberg の塊根を1、2又は3の加工方法により製したもの。
1．高圧蒸気処理加工（修治ブシ）
：総アルカロイド（ベンゾイルアコニンとして）0.7～1.5％
2．食塩などの水溶液により浸せきしたのち加熱な

附子（白河）

　　　　　　　　どの処理（炮ブシ）
　　　　　　　　：総アルカロイド（ベンゾイルアコニチンとして）0.1〜0.6％
　　　　　３．食塩の水溶液に浸せきした後石灰塗布により加工（白河ブシ）
　　　　　　　　：総アルカロイド（ベンゾイルアコニチンとして）0.5〜0.9％
品　　質：修治の方法によって成分にばらつきが見られ、形状も異なる。
薬味薬性：辛（甘）・温（大熱）
煎液味覚：少し塩辛く感じるまずい味で、苦くはないが不快な味（白河附子）。
主要成分：アルカロイド aconitine・mesaconitine・higenamine
主要薬理：①強心作用　②鎮痛作用　③抗炎症作用
主要薬効：鎮痛、祛寒作用があり、冷えが原因と思われる麻痺や痛み、悪寒を取り除く。
参　　考：①劇薬に指定されているので使用に注意する。
　　　　　②日本市場では採集後そのまま乾燥したものを「烏頭」、上記の修治によって減
　　　　　　毒したものを「附子」として区別する。
　　　　　③ロット変更による成分のばらつきに注意する。
　　　　　④体力の充実している患者は副作用があらわれやすくなり、その症状が増強さ
　　　　　　れるおそれがる。また暑がりで、のぼせが強く、赤ら顔の患者は心悸亢進、
　　　　　　のぼせ、舌のしびれ、悪心等があらわれるおそれがある。
　　　　　⑤他の漢方製剤などを併用する場合は、含有生薬の重複に注意すること。附子
　　　　　　を含む製剤との併用には特に注意すること。
　　　　　⑥妊婦又は妊娠している可能性のある婦人には投与しないことが望ましい。副
　　　　　　作用が現れやすくなる。また小児には慎重に投与すること。
　　　　　⑦重金属10ppm 以下、ヒ素 5 ppm 以下。
副作用　：心悸亢進、のぼせ、舌のしびれ、悪心等があらわれることがある。
該当方剤：葛根加朮附湯　桂枝加朮附湯　桂枝加苓朮附湯　桂芍知母湯
　　　　　牛車腎気丸　芍薬甘草附子湯　真武湯　大防風湯　当帰芍薬散加附子
　　　　　八味地黄丸　附子理中湯　麻黄附子細辛湯

防已（ぼうい）　SINOMENI CAULIS ET RHIZOMA（Sinomenium Stem and Rhizoma）

基　　原：ツヅラフジ科（*Menispermaceae*）オオツヅラフジ
　　　　　Sinomenium acutum Rehder et Wilson のつる性の
　　　　　茎及び根茎。
品　　質：横切面は暗灰褐色で菊花紋様のあるものが良い。
薬味薬性：辛（苦）・平（温）
煎液味覚：薄味で口当りは良いが、後に苦みが残る。
主要成分：アルカロイド sinomenine、sinactine、magnoflorine
主要薬理：①抗炎症作用　②抗アレルギー作用
　　　　　③ Ca^{2+}拮抗作用
主要薬効：利尿、祛湿、鎮痛作用があり、主に女性高齢者の関節や下肢の浮腫に用いる。
参　　考：中国の漢防已（粉防已）とは内容が異なる。
該当方剤：疎経活血湯　防已黄耆湯　木防已湯

防已

芒硝（ぼうしょう） MAGNESIUM SULFATE HYDRATE

基　原：硫酸ナトリウムの十水和物。
品　質：白色で風化していないものが良い。
薬味薬性：苦（辛）・寒
煎液味覚：塩辛い塩水のような味。
主要薬理：①緩下作用　②血液凝固抑制作用
主要薬効：利尿薬、緩下剤として下腹部の硬結を和らげる目的で用いる。

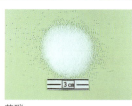
芒硝

参　考：①天然産の芒硝を再結晶した上層を芒硝、下層を朴硝（ぼくしょう）と呼ぶ。
　　　　②著しく胃腸虚弱な患者は腹痛、下痢等があらわれるおそれがあるので慎重投与。
　　　　③妊婦又は妊娠している可能性のある婦人には投与しないことが望ましい。本剤の子宮収縮作用により流早産の危険性がある。
　　　　④治療上食塩制限が必要な患者に継続投与する場合は注意すること。
副作用：腹痛、下痢などがあらわれることがある。
該当方剤：大黄牡丹皮湯　大承気湯　調胃承気湯　通導散　桃核承気湯　防風通聖散

防風（ぼうふう） SAPOSHNIKOVIAE RADIX （Saposhnikovia Root and Rhizoma）

基　原：セリ科（*Umbelliferae*）*Saposhnikovia divaricata* Schischkin の根及び根茎。
品　質：黄切面は黄褐色が濃く、柔軟で新鮮な香りのあるものが良い。
薬味薬性：甘・温
煎液味覚：芳香が強く、やや苦くてまずい。
主要成分：フロクマリン類 deltoin、クロモン誘導体 hamaudol、ポリアセチレン類 falcarindiol

防風

主要薬理：①抗炎症作用　②血圧降下作用　③抗潰瘍作用
主要薬効：発汗、解熱、鎮痛、鎮痒作用があり、風や冷えによる関節部の痛みや皮膚疾患に用いる。
参　考：①名称の由来は効能が外邪の「風」を防ぐことによる。
　　　　②希エタノールエキス20.0％以上を含む。
　　　　③茎及びその他の異物2.0％以上を含まない。
　　　　④重金属10ppm 以下、ヒ素 5 ppm 以下。
該当方剤：荊芥連翹湯　桂芍知母湯　十味敗毒湯　消風散　清上防風湯
　　　　　川芎茶調散　疎経活血湯　大防風湯　治頭瘡一方　釣藤散
　　　　　当帰飲子　防風通聖散　立効散　竜胆瀉肝湯

樸樕（ぼくそく）　QUERCUS CORTEX（Quercus Bark）

基　　原：ブナ科（*Fagaceae*）クヌギ *Quercus acutissima* Carruthers、コナラ *Quercus serrata* Murray、ミズナラ *Quercus mongolica* Fischer ex Ledebour var. *crispula* Ohashi 又はアベマキ *Quercus variabilis* Blume の樹皮。
品　　質：皮が厚く渋味のあるものが良い。
薬味薬性：未詳
煎液味覚：薄味であまり苦味はないが、後で渋味が残る。
主要成分：タンニン、フラボノイド quercitrin、デンプン
主要薬理：収斂作用
主要薬効：消炎、鎮痛、鎮痒作用があり、血行を促し、痛みや皮膚の痒みを取り除く。
参　　考：①別名を土骨皮（どこっぴ）と呼ぶ。
　　　　　②代用品として桜皮（おうひ：ヤマザクラの樹皮）を用いる。
該当方剤：十味敗毒湯　治打撲一方

樸樕

牡丹皮（ぼたんぴ）　MOUTAN CORTEX（Moutan Bark）

基　　原：ボタン科（*Paeoniaceae*）ボタン *Paeonia suffruticosa* Andrews（*P. moutan* Sims）の根皮。
品　　質：木心がなく、横切面は白色で充実し、香りのあるものが良い。
薬味薬性：辛（苦）・寒
煎液味覚：香気が最初に口に広がるが、後味が渋い。
主要成分：フェノール paeonol・paeonolide・paeonoside、モノテルペン配糖体 paeoniflorin、タンニン
主要薬理：①抗炎症作用　②抗アレルギー作用　③免疫賦活作用
　　　　　④血小板凝集抑制作用　⑤月経困難症改善作用　⑥抗菌作用
主要薬効：鎮痛、鎮静、駆瘀血作用があり、瘀血による痛みなどに用いる。
参　　考：①ペオノール1.0％以上を含む。
　　　　　②妊婦又は妊娠している可能性のある婦人には投与しないことが望ましい。流早産の危険性がある。
　　　　　③木部5.0％以上を含まない。
　　　　　④重金属10ppm 以下、ヒ素 5 ppm 以下、総 BHC 及び DDT 各0.2ppm 以下。
該当方剤：温経湯　加味逍遙散　芎帰調血飲　桂枝茯苓丸
　　　　　桂枝茯苓丸加薏苡仁　牛車腎気丸　大黄牡丹皮湯　腸癰湯
　　　　　八味地黄丸　六味丸

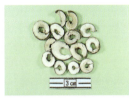
牡丹皮

牡蛎（ぼれい）　OSTREAE TESTA（Oyster Shell）

基　　原：カキ科（*Ostreidae*）カキ *Ostrea gigas* Thunberg の貝がら。
品　　質：臭みがなくて、細かく砕いたものは黒っぽくなく白色のものが良い。
薬味薬性：鹹・平
煎液味覚：水のようだが、わずかに塩辛さを感じる。
主要成分：炭酸カルシウム、リン酸カルシウム、ケイ酸カルシウム、ケイ酸塩
主要薬理：①免疫賦活作用　②pH調節作用
主要薬効：収斂、鎮静、鎮痛の目的で胃痛や神経性疾患に用いる。
参　　考：カキの肉の部分を牡蛎肉（ぼれいにく）と呼ぶ。
該当方剤：安中散　桂枝加竜骨牡蛎湯　柴胡加竜骨牡蛎湯　柴胡桂枝乾姜湯

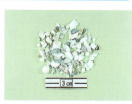
牡蛎

マ行

麻黄（まおう）　EPHEDRAE HERBA（Ephedra Herb）

基　　原：マオウ科（*Ephedraceae*）*Ephedra sinica* Stapf、*E. intermedia* Schrenk et C.A. Mayer 又は *E. equisetina* Bunge の地上茎。
品　　質：青黄色を呈し、嚙んだとき舌に麻痺感を感じるものが良い。
薬味薬性：苦・温
煎液味覚：やや酸味があり極めて渋く、後味が渋柿を食べた時のような味である。
主要成分：アルカロイド l-ephedrine・d-pseudoephedrine、フラボノイド、タンニン
主要薬理：①中枢興奮作用　②発熱作用　③交感神経興奮作用　④鎮咳作用
　　　　　⑤抗炎症作用　④抗アレルギー作用
主要薬効：鎮咳、発汗、鎮痛、駆水作用があり、悪寒発熱による身体の疼痛や関節痛、感冒、喘息、皮膚疾患などに用いる。
参　　考：①総アルカロイド（エフェドリン及びプソイドエフェドリン）0.7％以上を含む。
　　　　　②ロット変更による成分のばらつきに注意する。
　　　　　③以下の場合慎重に投与する。
　　　　　　・病後の衰弱期、著しく体力の衰えている患者。
　　　　　　・著しく胃腸虚弱な患者（食欲不振、胃部不快感、悪心、嘔吐、下痢等があらわれるおそれがある）。
　　　　　　・食欲不振、悪心、嘔吐のある患者(これらの症状が悪化するおそれがある)。
　　　　　　・発汗傾向の著しい患者（発汗過多、全身脱力感等があらわれるおそれがある）。
　　　　　　・狭心症、心筋梗塞等の循環器系障害のある患者又はその既往歴のある患者。また重症高血圧症、高度の腎障害、排尿障害、甲状腺機能亢進症の患者。

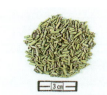
麻黄

④麻黄含有製剤、エフェドリン類含有製剤、モノアミン酸化酵素（MAO）阻害剤、甲状腺製剤（チロキシン、リオチロニン）、カテコールアミン製剤（アドレナリン・イソプレナリン）、キサンチン系製剤（テオフィリン・ジプロフィリン）との併用に注意する。
⑤木質茎5.0％以上、トクサ科又はイネ科植物の茎又はその他の異物を含まない。

副作用：①不眠、発汗過多、頻脈、動悸、全身脱力感、精神興奮等があらわれることがある。
②食欲不振、胃部不快感、悪心、嘔吐等があらわれることがある。
③泌尿器排尿障害などがあらわれることがある。

該当方剤：越婢加朮湯　葛根湯　葛根加朮附湯　葛根湯加川芎辛夷　桂芍知母湯　桂麻各半湯　五虎湯　五積散　小青竜湯　神秘湯　防風通聖散　麻黄湯　麻黄附子細辛湯　麻杏甘石湯　麻杏薏甘湯　薏苡仁湯
（波線は麻黄4g以上を含む処方）

麻子仁（ましにん）　CANNABIS FRUCTUS（Hemp Fruit）

基　原：クワ科（*Moraceae*）アサ *Cannabis sativa* Linné の果実。
品　質：実が充実し、油分の多いものが良い。
薬味薬性：甘・平
煎液味覚：やや甘味のある油っぽいまずい味。
主要成分：脂肪油 olein・linolein、その他 emulsin・choline
主要薬理：①血糖降下作用　②血小板凝集阻止作用
主要薬効：粘滑性緩下薬として、滋潤、緩下作用があり、大腸内を潤し排便を促す。
参　考：①通常調剤時砕いて用いる。砕くと油分の多いものはしっとりとしており、油分の少ないものはパサパサしている。
②包葉を含まない。
③別名として火麻仁、大麻仁と呼ぶ。
④本品100粒の質量は1.6～2.7gである。
該当方剤：炙甘草湯　潤腸湯　麻子仁丸

麻子仁（左砕き）

蔓荊子（まんけいし）　VITICIS FRUCTUS

基　原：クマツヅラ科（*Verbenaceae*）ハマゴウ *Vitex rotundifolia* Linné fil. 又はミツバハマゴウ *V. trifolia* Linné の果実。
品　質：粒の揃った芳香のあるものが良い。
薬味薬性：苦（辛）・寒
煎液味覚：薄味だが、やや芳香があり苦味が後に残る。
主要成分：精油 camphene・pinene、脂肪油
主要薬理：鎮静・鎮痛作用
主要薬効：消炎、鎮痛、鎮静作用があり、主に頭痛に用いる。

蔓荊子

参　考：民間では果実や茎葉を神経痛の入浴剤として用いる。
該当方剤：生薬原料として清上蠲痛湯、洗肝明目湯などに用いる。

木通（もくつう）　AKEBIAE CAULIS（Akebia Stem）

基　原：アケビ科（*Lardizabalaceae*）アケビ *Akebia quinata* Decaisne 又はミツバアケビ *A. trifoliata* Koidzumi のつる性の茎。
品　質：黄切面に菊紋があり、黄白色のものが良い。
薬味薬性：辛（甘）・平
煎液味覚：苦みは少しあるが、口当りが良く、麦茶を濃くしたような味である。
主要成分：トリテルペノイドサポニン akeboside
主要薬理：①利尿作用　②抗炎症作用　③抗消化性潰瘍作用
主要薬効：消炎性利尿薬として、皮膚や泌尿器疾患に用いる。
参　考：名称の由来は木部に息を吹き込むと、息が通じるので木通と名付けられた。
該当方剤：五淋散　消風散　通導散　当帰四逆加呉茱萸生姜湯　竜胆瀉肝湯

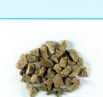

木通

木瓜（もっか）　CHAENOMELIS FRUCTUS

基　原：バラ科（*Rosaceae*）カリン *Chaenomeles sinensis* Koehne の偽果。
品　質：果肉部が厚く充実し、酸味のあるものが良い。
薬味薬性：酸・温
煎液味覚：甘味、苦味はなく、酸っぱいまずい味。
主要成分：有機酸、フラボン類、サポニン、タンニン、ビタミンC
主要薬理：未詳
主要薬効：利尿、整腸、鎮痛薬として主に筋肉や関節の痛みを取り除く。
参　考：①植物のボケを木瓜とする場合もある。
　　　　②希エタノールエキス18.0％以上を含む。
該当方剤：生薬原料として導水茯苓湯などに用いる。

木瓜

木香（もっこう）　SAUSSUREAE RADIX（Saussurea Root）

基　原：キク科（*Compositae*）*Saussurea lappa* Clarke の根。
品　質：類似生薬（川木香、土木香、青木香など）が多くあり、区別が必要。
薬味薬性：苦・温
煎液味覚：苦みが強く、木香特有の芳香のにおいが後に残る。
主要成分：精油 costuslactone、アルカロイド saussurine、タンニン
主要薬理：①中枢抑制作用　②平滑筋弛緩作用　③抗潰瘍作用
主要薬効：芳香性健胃、整腸、順気、鎮痛作用があり、気剤として気滞による不快な気分

木香

や痛みを取り除く。
参　考：①希エタノールエキス17.0%以上を含む。
　　　　②医療用以外に薫香原料として用いる。
　　　　③ヒ素 5 ppm 以下。
該当方剤：加味帰脾湯　帰脾湯　九味檳榔湯　女神散

ヤ行

益智（やくち）　ALPINIAE FRUCTUS（Bitter Cardamon）

基　原：ショウガ科（*Zingiberaceae*）*Alpinia oxyphylla* Miquel の果実。
品　質：内部が充実し、芳香の強いものが良い。
薬味薬性：辛・温
煎液味覚：少し苦味があるが、スッキリした清涼感のある味。
主要成分：精油 nootkatone、テルペノイド β-pinene・ρ-cymene、ジアリルヘプタノイド yakuchinone A・B
主要薬理：①抗胃潰瘍作用　②抗アレルギー作用
主要薬効：芳香性健胃薬として鎮痛作用があり、腹部の痛みを取り除く。
参　考：①精油0.4mL/50.0g 以上を含む。
　　　　②通常調剤時砕いて用いる。
該当方剤：生薬原料として神効湯などに用いる。

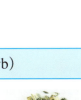
益智

益母草（やくもそう）　LEONURI HERBA（Leonurus Herb）

基　原：シソ科（*Labiatae*）メハジキ *Leonurus japonicas* Houttuyn 又は *L. sibiricus* Linné の花期の地上部。
品　質：茎よりも葉が多く、茎まで緑色のものが良い。
薬味薬性：辛（微苦）・微寒
煎液味覚：薄味だが、苦味が強く後に残る。
主要成分：アルカロイド leonurine・stachydrine、フラボノイド rutin、有機酸 benzoic acid
主要薬理：①子宮収縮作用　②血液凝固促進作用
　　　　③抗腫瘍作用
主要薬効：通経、止血、強壮薬として生理痛や下腹部痛に用いる。
参　考：①別名を茺蔚（じゅうい）と呼ぶ。
　　　　②名称の由来は婦人疾患に適応することから、「母を有益にする草」と名付けられた。
　　　　③希エタノールエキス12.0%以上を含む。
該当方剤：芎帰調血飲

益母草

薏苡仁（よくいにん） COICIS SEMEN（Coix Seed）

基　　原：イネ科（*Gramineae*）ハトムギ *Coix lacryma-jobi* Linné var. *mayuen* Stapf の種皮を除いた種子。
品　　質：白色で肥大し充実したもので、噛むと歯間に粘着するものが良い。
薬味薬性：甘・微寒
煎液味覚：薄い重湯のような穀類独特の味で、やや甘味を感じる。
主要成分：デンプン、脂肪油、タンパク質、多糖類
主要薬理：①中枢抑制作用　②抗腫瘍作用　③血糖降下作用　④抗炎症作用
主要薬効：消炎、利尿、鎮痛、排膿作用があり、腹部や関節痛、皮膚症状の改善に用いる。
参　　考：①民間ではイボとりの薬として用いる。
　　　　　②皮付き（包しょう）のまま焙じたものがハトムギ茶である。
副作用：胃部不快感、下痢等があらわれることがある。
該当方剤：桂枝茯苓丸加薏苡仁　腸癰湯　麻杏薏甘湯　薏苡仁湯

薏苡仁

竜眼肉（りゅうがんにく） LONGAN ARILLUS（Longan Aril）

基　　原：ムクロジ科（*Sapindaceae*）リュウガン *Euphoria longana* Lamarck の仮種皮。
品　　質：甘味の強いものが良い。
薬味薬性：甘・温
煎液味覚：干し柿のような甘味である。
主要成分：糖、酒石酸
主要薬理：変異抑制作用
主要薬効：滋養強壮、鎮静薬として、不安な気分を取り除く。
　　　　　また地黄による胃部不快感がある場合は地黄の代用として用いる。
参　　考：①名称の由来は果実を竜の目に例えていることによる。
　　　　　②希エタノール75.0％以上を含む。
該当方剤：加味帰脾湯　帰脾湯

竜眼肉

竜骨（りゅうこつ） FOSSILIA OSSIS MASTODI（Longgu）

基　　原：大型ほ乳動物の化石化した骨で、主として炭酸カルシウムシム。
品　　質：軽量の軟質で細かく砕け、舌に粘着するような感じのものが良い。
薬味薬性：甘・平（微寒）
煎液味覚：水のようだが、わずかに苦く感じる。
主要成分：炭酸カルシウム、リン酸カルシウム

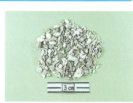

竜骨

主要薬理：pH 調節作用
主要薬効：収斂、鎮静の目的でストレスによるイライラや不安症状に用いる。
参　考：①名称の由来は大きな骨なので竜の化石と考えられたのであろう。
②骨の表面に不思議な紋様（甲骨文字）が書かれている化石もあり、史学的にも重要である。
③重金属20ppm 以下、ヒ素10ppm 以下。
該当方剤：桂枝加竜骨牡蛎湯　柴胡加竜骨牡蛎湯

竜胆（りゅうたん）　GENTIANAE SCABRAE RADIX（Japanese Gentian）

基　原：リンドウ科（*Gentianaceae*）トウリンドウ *Gentiana scabra* Bunge、*G. manshurica* Kitagawa 又は *G. triflora* Pallas の根及び根茎。
品　質：柔軟で苦味の強いものが良い。
薬味薬性：苦・寒
煎液味覚：とても苦く、苦みがいつまでも後に残る。
主要成分：セコイリドイド配糖体（苦味成分）gentiopicroside
主要薬理：①抗アレルギー作用　②胃液分泌作用　③利胆作用
主要薬効：苦味健胃、消炎作用があり、泌尿器の炎症や関節痛にも用いる。
参　考：①苦い薬の代名詞になっているユウタン（熊胆）があるが、それよりも苦い例えとして竜胆の名前が付けられた。
②重金属10ppm 以下、ヒ素5 ppm 以下。
該当方剤：疎経活血湯　立効散　竜胆瀉肝湯

竜胆

良姜（りょうきょう）　ALPINIAE OFFICINARI RHIZOMA（Alpinia Officinarum Rhizome）

基　原：ショウガ科（*Zingiberaceae*）*Alpinia officinarum* Hance の根茎。
品　質：肥厚し、繊維性が少なく辛味のあるものが良い。
薬味薬性：辛・大温
煎液味覚：少し渋みと辛味があり、服用後ヒリヒリ感が残る。
主要成分：精油 1 , 8 -cineol・cadinene、フラボノイド galangin、辛味成分 galangol

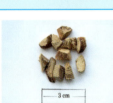

良姜

主要薬理：①抗潰瘍作用　②抗腫瘍作用
主要薬効：芳香性健胃薬として、祛寒、鎮痛作用があり、冷えによる腹部の痛みや消化不良に用いる。
参　考：①名称の由来は生姜に比べ香りや味が良いことによると思われる。
②希エタノールエキス14.0％以上を含む。
③重金属10ppm 以下、ヒ素5 ppm 以下。
該当方剤：安中散

連翹（れんぎょう）　FORSYTHIAE FRUCTUS（Forsythia Fruit）

- **基　原**：モクセイ科（*Oleaceae*）レンギョウ *Forsythia suspensa* Vahl 又はシナレンギョウ *F. viridissima* Lindley の果実。
- **品　質**：外面が茶褐色の大粒で両辺に分離していないものが良い。
- **薬味薬性**：苦・平
- **煎液味覚**：芳香性があり、やや苦い。
- **主要成分**：トリテルペノイド oleanolic acid、リグナン arctigenin、リグナン配糖体 arctiin
- **主要薬理**：①抗アレルギー作用　②血圧降下作用　③抗菌作用
- **主要薬効**：消炎、利尿、排膿作用があり、主に皮膚疾患に用いる。
- **参　考**：①希エタノールエキス10.0％以上を含む。
  ②早春に葉よりも先に黄色い花が咲き、英名をゴールデンベルと呼ぶ。
  ③小枝5.0％以上を含まない。
- **該当方剤**：荊芥連翹湯　柴胡清肝散　清上防風湯　治頭瘡一方　防風通聖散　竜胆瀉肝湯

連翹

蓮肉（れんにく）　NELUMBIS SEMEN（Nelumbo Seed）

- **基　原**：スイレン科（*Nymphaeaceae*）ハス *Nelumbo nucifera* Gaertner の種子。
- **品　質**：内面が黄白色の充実したもので、緑色の胚を多く含まないものが良い。
- **薬味薬性**：甘・平
- **煎液味覚**：味は薄くさっぱりした苦さで、後味はあまり感じない。
- **主要成分**：アルカロイド lotusine、デンプン、タンパク質、脂肪
- **主要薬理**：①平滑筋弛緩作用　② ADH および ALDH 活性増加作用
- **主要薬効**：滋養強壮、整腸作用があり、虚弱による下痢症状や排尿異常を改善する。
- **参　考**：①別名を蓮実（れんじつ）、蓮子（れんし）と呼ぶ。
  ②希エタノールエキス14.5％以上を含む。
- **該当方剤**：啓脾湯　清心蓮子飲

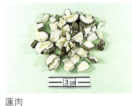

蓮肉

方剤の解説

医療用漢方製剤刻み生薬ワンポイント鑑別法

ア行

安中散(5)	茶褐色の桂皮、黄褐色系の甘草・延胡索、白色の牡蛎と緑褐色の小粒の茴香が特徴。
胃苓湯(115)	五苓散に、橙色の陳皮、赤褐色の大棗、表面が白カビのように見える蒼朮が特徴。
茵蔯蒿湯(135)	赤褐色の山梔子、緑黄褐色の細かい茵蔯蒿と濃い茶褐色の大黄が特徴。
茵蔯五苓散(117)	五苓散に緑黄褐色の細かい茵蔯蒿が特徴。
温経湯(106)	白色系の中心部の木部を除いた牡丹皮・半夏、黄褐色の人参、小粒の灰黒色の呉茱萸が特徴。
温清飲(57)	黒色の地黄と赤褐色の山梔子、白色の芍薬、黄褐色系の黄連・黄柏・黄芩が特徴。
越婢加朮湯(28)	白色の石膏と緑色の細い麻黄、表面が白カビのように見える蒼朮に赤褐色の大棗が特徴。
黄耆建中湯(98)	桂枝加芍薬湯に黄白色の輪切りの黄耆が特徴。
黄芩湯(S-35)	黄褐色系の黄芩・甘草、赤褐色の大棗に白色の芍薬が特徴。
黄連解毒湯(15)	黄褐色系の黄連・黄芩・黄柏に赤褐色の山梔子が特徴。
黄連湯(120)	半夏瀉心湯よりも輪切りで小粒の黄褐色の黄連を多く含んでいるのが特徴。
乙字湯(3)	縦皺のある灰黒色の升麻、黄褐色系の黄芩・甘草、淡灰褐色の小粒の柴胡が特徴。

カ行

製剤名	特徴
葛根加朮附湯(S-07)	葛根湯に表面が白カビのように見える蒼朮と灰白色の小粒の附子が特徴。
葛根湯(1)	桂枝湯に灰白色の縦縞の葛根と、緑色の細い麻黄が特徴。
葛根湯加川芎辛夷(2)	葛根湯に薄緑の毛のついた黒褐色の刻んだ辛夷が特徴。
加味帰脾湯(137)	輪切りの黄白色の黄耆や黄褐色の人参、粉末状の酸棗仁を含む帰脾湯に赤褐色の山梔子が特徴。
加味逍遙散(24)	緑色の薄荷と赤褐色の山梔子、白色系の牡丹皮・芍薬、黄白色の白朮が特徴。
甘草湯(EK-401)	黄褐色の単味生薬甘草が特徴。
甘麦大棗湯(72)	黄褐色の甘草と赤褐色の大棗以外に茶褐色の小粒の小麦が多く含まれているのが特徴。
桔梗石膏(N-324)	白色の石膏と淡黄白色の桔梗が特徴。
桔梗湯(138)	淡黄白色の桔梗と黄褐色の甘草が特徴。
帰脾湯(65)	酸棗仁の粉末がついた茶褐色の塊の竜眼肉、黄褐色の人参と黄白色の黄耆、白色の茯苓が特徴。
芎帰膠艾湯(77)	綿のような緑色の艾葉と黒色の地黄が特徴。
芎帰調血飲(TM-230)	緑色の茎葉の益母草、黒色の地黄、橙色の陳皮と輪切りで木部を除いた白色の牡丹皮が特徴。
九味檳榔湯(N-311)	緑黒色の蘇葉と橙色の陳皮、白と茶色の縦縞が見られる檳榔子、茶褐色系の厚朴・大黄が特徴。
荊芥連翹湯(50)	赤褐色の山梔子、中心が白い黄白色の防風、黒色の地黄、緑色の薄荷と小粒の灰緑色の荊芥が特徴。
桂枝加黄耆湯(TY-026)	桂枝湯に輪切りの周囲が白っぽく内部が黄白色の黄耆が特徴。
桂枝加葛根湯(TY-027)	桂枝湯に縦縞のある灰白色の葛根があり、葛根湯に含まれる麻黄を含まないのが特徴。
桂枝加厚朴杏仁湯(TY-028)	厚朴が加わり桂枝湯より茶褐色の色合いが強く、外皮が茶褐色で内部が白色の杏仁が特徴。

桂枝加芍薬大黄湯(134)	桂枝加芍薬湯に濃い茶褐色の大黄を含むのが特徴。
桂枝加芍薬湯(60)	桂枝湯に比べ芍薬が多いため白っぽく見えるのが特徴。
桂枝加朮附湯(18)	桂枝湯に表面が白カビのように見える蒼朮が特徴。
桂枝加竜骨牡蛎湯(26)	桂枝湯の構成生薬に白色系の小粒の竜骨・牡蛎が特徴。
桂枝加苓朮附湯(EK-18)	桂枝加朮附湯に茯苓が加わったため、桂皮よりも白色系の芍薬・茯苓の多いのが特徴。
桂枝湯(45)	茶褐色の桂皮、白色の芍薬、赤褐色の大棗、黄褐色の甘草、黄白色の生姜が特徴。
桂枝人参湯(82)	茶褐色の桂皮、黄白色の白朮と輪切りの黄褐色の人参が特徴。
桂枝茯苓丸(25)	茶褐色の桂皮、白色の芍薬と茯苓、内部が淡灰白色の桃仁、木部を除いた白色の牡丹皮が特徴。
桂枝茯苓丸加薏苡仁(125)	桂枝茯苓丸に、茶褐色の中心線のある白色の小粒の薏苡仁が特徴。
桂芍知母湯(S-10)	茶褐色の桂皮、黄褐色の防風、表面が白カビのように見える蒼朮、緑色の細い麻黄が特徴。
啓脾湯(128)	表面が白カビのように見える蒼朮、橙色の陳皮、黄褐色の人参に白色の山薬が特徴。
桂麻各半湯(TY-037)	桂枝湯に緑色の麻黄と外皮が茶褐色で内部が白色の杏仁が特徴。
香蘇散(70)	緑黒色の蘇葉に橙色の陳皮、黄褐色の甘草、黄白色の生姜、灰黒色の小粒の香附子が特徴。
五虎湯(95)	麻杏甘石湯の構成生薬以外に黄白色の桑白皮が特徴。
五積散(63)	多くの生薬を含むが、橙色の陳皮、白色の半夏、表面が白カビのように見える蒼朮、緑色の細い麻黄が特徴。
牛車腎気丸(107)	八味丸に小粒で黒色の種子の車前子、茶褐色の牛膝が特徴。
呉茱萸湯(31)	輪切りの黄褐色の人参、赤褐色の大棗、灰黒色の小粒の呉茱萸が特徴。
五淋散(56)	黒色の地黄と赤褐色の山梔子、小粒で黒色の種子の車前子、白色の小粒の滑石が特徴。
五苓散(17)	茶褐色の桂皮以外、外皮が黒色で内部が白色の猪苓、白色の茯苓、黄白色系の沢瀉・白朮が特徴。

サ行

柴陥湯(73)	黄褐色系の人参・黄連、白色の半夏、灰褐色の栝楼仁が特徴。
柴胡加竜骨牡蛎湯(12)	甘草を含まず、黄褐色の人参、白色系の半夏・小粒の竜骨・牡蛎が特徴。
柴胡桂枝乾姜湯(11)	半夏・人参を含まず、灰褐色の柴胡、茶褐色の桂皮に白色の牡蛎が特徴。
柴胡桂枝湯(10)	小柴胡湯に茶褐色の桂皮、白色の芍薬が特徴。
柴胡清肝湯(80)	荊芥・防風を含まず、緑色の薄荷に黒色の地黄、赤褐色の山梔子、灰黒色の細長い小粒の牛蒡子が特徴。
柴朴湯(96)	緑黒色の蘇葉、黄褐色の人参に、白色の半夏を多く含むのが特徴。
柴苓湯(114)	全体に明るい五苓散の色調に黄褐色の人参、白色の半夏、赤褐色の大棗が特徴。
三黄瀉心湯(113)	濃い茶褐色の大黄に黄褐色系の黄連・黄芩が特徴。
酸棗仁湯(103)	灰褐色の川芎に白色の茯苓と砕いた茶白色の酸棗仁を多く含むのが特徴。
三物黄芩湯(121)	黄褐色の黄芩、淡黄白色の苦参に黒色の地黄を多く含むのが特徴。
滋陰降火湯(93)	黒色の地黄に橙色の陳皮、黄白色の輪切りで小粒の麦門冬が特徴。
滋陰至宝湯(92)	地黄は含まず、緑色の薄荷と橙色の陳皮、白色の小粒の貝母が特徴。
紫雲膏(501)	紫根の抽出による赤紫色の軟膏で、紫根と胡麻油の混ざった特異な匂いが特徴。
四逆散(35)	外皮が緑色で内部が灰褐色の枳実に白色の芍薬、黄褐色の甘草、淡灰褐色の柴胡が特徴。
四君子湯(75)	黄褐色の人参と赤褐色の大棗、白色の茯苓が特徴。

梔子柏皮湯(N-314) ししはくひとう	赤褐色の山梔子と黄褐色系の黄柏・甘草が特徴。
七物降下湯(46) しちもつこうかとう	黒色の地黄、輪切りの黄白色の黄耆、黄褐色の黄柏に鈎の形をした茶褐色の釣藤鈎が特徴。
四物湯(71) しもつとう	黒色の地黄と白色の芍薬、茶褐色の当帰、灰褐色の川芎が特徴。
炙甘草湯(64) しゃかんぞうとう	黒色の地黄、黄褐色の人参・炙甘草、砕いた灰褐色の麻子仁が特徴。
芍薬甘草湯(68) しゃくやくかんぞうとう	白色の芍薬と黄褐色の甘草が特長。
芍薬甘草附子湯(S-05) しゃくやくかんぞうぶしとう	芍薬甘草湯に小粒の灰白色の附子が特徴。
十全大補湯(48) じゅうぜんたいほとう	黄褐色の人参、黄白色の黄耆、黒色の地黄、白色系の茯苓・芍薬が特徴。
十味敗毒湯(6) じゅうみはいどくとう	白色の茯苓、淡黄白色の桔梗、黄白色の輪切りの防風、緑灰色の小粒の荊芥が特徴。
潤腸湯(51) じゅんちょうとう	黒色の地黄、内部が白色系の杏仁・桃仁・枳殻、砕いた緑灰褐色の麻子仁が特徴。
小建中湯(99) しょうけんちゅうとう	桂枝加芍薬湯に膠飴を加えた方剤(写真なし)。
小柴胡湯(9) しょうさいことう	黄褐色系の人参・甘草・黄芩、赤褐色の大棗、細かく刻んだ灰褐色の柴胡、白色の半夏が特徴。
小柴胡湯加桔梗石膏(109) しょうさいことうかききょうせっこう	白色系の桔梗・石膏を含むため小柴胡湯よりも白っぽく見えるのが特徴。
小青竜湯(19) しょうせいりゅうとう	白色の半夏を多く含み、赤黒色の五味子に、緑色の細い麻黄が特徴。
小半夏加茯苓湯(21) しょうはんげかぶくりょうとう	白色系の半夏・茯苓のみを含むため全体に白いのが特徴。
消風散(22) しょうふうさん	白色の石膏に、黄白色の防風、表面が白カビのように見える蒼朮、茶褐色で薄い皮の蝉退が特徴。
升麻葛根湯(101) しょうまかっこんとう	灰白色の縦縞の葛根を多く含み、白色の芍薬に縦縞のある灰黒色の升麻が特徴。
四苓湯(SG-140) しれいとう	五苓散の構成生薬中茶褐色の桂皮が除かれたもので、全体に黄白色だが、猪苓の外皮の黒色が目立つ。
辛夷清肺湯(104) しんいせいはいとう	白色の石膏と赤褐色の山梔子以外に、緑色の枇杷葉と黄白色系の麦門冬・百合が特徴。
参蘇飲(66) じんそいん	白色の半夏、橙色の陳皮、黄褐色の人参、緑黒色の蘇葉以外に赤褐色の大棗と淡黄白色の桔梗が特徴。
神秘湯(85) しんぴとう	緑黒色の蘇葉に橙色の陳皮、茶褐色の皮で内部が白色の杏仁、緑色の麻黄が特徴。
真武湯(30) しんぶとう	表面が白カビのように見える蒼朮、白色系の茯苓・芍薬、黄白色の生姜と小粒の灰白色の附子が特徴。
清上防風湯(58) せいじょうぼうふうとう	赤褐色の山梔子、緑色の薄荷、淡黄白色の桔梗、黄白色の防風、茶褐色の連翹が特徴。
清暑益気湯(136) せいしょえっきとう	黄褐色の人参、黄白色系の黄耆・麦門冬、橙色の陳皮、赤黒色の五味子、黄褐色の黄柏が特徴。
清心蓮子飲(111) せいしんれんしいん	茶褐色の人参、黄白色の黄耆、外皮が赤茶色で内部が淡黄白色の蓮肉、小粒で黒色の種子の車前子が特徴。
清肺湯(90) せいはいとう	橙色の陳皮、赤褐色の山梔子、白色の貝母、黄褐色の天門冬、緑色の葉の竹葉が特徴。
川芎茶調散(124) せんきゅうちゃちょうさん	黄白色の防風以外に緑色系の茶葉・薄荷の多いのが特徴。
疎経活血湯(53) そけいかっけつとう	黒色の地黄、黄白色の防風、橙色の陳皮に、茶褐色の牛膝、黒色の細い威霊仙が特徴。

タ行

大黄甘草湯(84) だいおうかんぞうとう	濃い茶褐色の大黄と黄褐色の甘草が特長。
大黄牡丹皮湯(33) だいおうぼたんぴとう	濃い茶褐色の大黄、木部を除いた白色の牡丹皮、内部が淡灰白色の桃仁、黄白色の冬瓜子が特徴。
大建中湯(100) だいけんちゅうとう	黄褐色の人参に茶褐色系の山椒・乾姜が特徴。
大柴胡湯(8) だいさいことう	人参・甘草を含まず、灰褐色の柴胡、白色系の半夏・芍薬に濃い茶褐色の大黄が特徴。
大柴胡湯去大黄(N-319) だいさいことうきょだいおう	大黄を含まないため大柴胡湯よりも明るい感じなのが特徴。

処方名	特徴
大承気湯(133)	茶褐色系の大黄・厚朴、外皮が緑褐色で内部が灰褐色の枳実に白い粉末の芒硝が特徴。
大防風湯(97)	黄褐色の人参、黄白色系の黄耆・防風、表面が白カビのように見える蒼朮、黒灰色の杜仲が特徴。
竹茹温胆湯(91)	白色の半夏、橙色の陳皮、淡黄白色の麦門冬以外に黄白色の皮の竹茹が特徴。
治頭瘡一方(59)	表面が白カビのように見える蒼朮、黄白色の防風以外に赤色の紅花が特徴。
治打撲一方(89)	茶褐色系の桂皮・大黄以外に灰白色の川骨、茶褐色の丁子を少量含むのが特徴。
調胃承気湯(74)	濃い茶褐色の大黄と黄褐色の甘草、白い粉末の芒硝が特徴。
釣藤散(47)	白色系の半夏・石膏、黄褐色系の防風・菊花、茶褐色の釣藤鈎が特徴。
腸癰湯(N-320)	木部を除いた白色の牡丹皮、内部が淡白灰色の桃仁、白色の薏苡仁、黄白色の冬瓜子が特徴。
猪苓湯(40)	外皮が黒色で内部が白色の猪苓、黄白色の沢瀉に白色系の茯苓・滑石が特徴。
猪苓湯合四物湯(112)	猪苓湯に黒色の地黄、茶褐色の当帰が特徴。
通導散(105)	橙色の陳皮、大黄以外に赤褐色系の蘇木・紅花が特徴。
桃核承気湯(61)	茶褐色の桂皮、濃い茶褐色の大黄、白色の粉末の芒硝以外に淡白灰色の桃仁を多く含むのが特徴。
当帰飲子(86)	黒色の地黄、黄白色系の防風・黄耆、灰褐色の荊芥、棘のある緑白色の蒺藜子が特徴。
当帰建中湯(123)	桂枝加芍薬湯に茶褐色の当帰が特徴。
当帰四逆加呉茱萸生姜湯(38)	赤褐色の大棗を多く含み、灰黒色の小粒の呉茱萸と細い灰褐色の細辛が特徴。
当帰芍薬加附子湯(S-29)	当帰芍薬散に小粒の灰白色の附子が特徴。
当帰芍薬散(23)	黄白色の沢瀉、茶褐色の当帰、灰褐色の川芎、白色の芍薬、表面が白カビのように見える蒼朮が特徴。
当帰湯(102)	黄白色の黄耆、黄褐色の人参、白色の半夏以外に茶褐色の小粒の山椒が特徴。

ナ行

二朮湯(88)	橙色の陳皮、白色の半夏以外に外皮が黒色の細い威霊仙、白色の砕いた天南星が特徴。
二陳湯(81)	橙色の陳皮、黄褐色の甘草、白色系の半夏・茯苓が特徴。
女神散(67)	茶褐色の桂皮、黄褐色系の人参・黄連以外に、茶褐色系の大黄・丁子が特徴。
人参湯(32)	黄褐色系の人参・甘草、黄白色の白朮、茶褐色の乾姜が特徴。
人参養栄湯(108)	黒色の地黄、黄褐色系の黄耆・人参・陳皮以外に、赤黒色の五味子、中心が空洞で灰褐色の遠志が特徴。

ハ行

処方名	特徴
排膿散及湯(122)	淡黄白色の桔梗、白色の芍薬、赤褐色の大棗が特徴。
麦門冬湯(29)	白色の半夏、黄褐色の人参、黄白色系の小粒の麦門冬・粳米が特徴。
八味地黄丸(7)	黒色の地黄、白色系の山薬・牡丹皮、赤褐色の山茱萸、黄白色の沢瀉に茶褐色の桂皮が特徴。
半夏厚朴湯(16)	緑黒色の蘇葉、茶褐色の厚朴、白色系の半夏・茯苓が特徴。
半夏瀉心湯(14)	黄褐色系の人参・甘草・黄芩・黄連、白色の半夏、赤褐色の大棗、茶褐色の乾姜が特徴。
半夏白朮天麻湯(37)	黄褐色系の陳皮・黄耆・黄柏、白色系の半夏・蒼朮以外に、黄白色系の麦芽・砕いた神麴が特徴。
白虎加人参湯(34)	黄褐色の人参に白色の石膏、黄白色の小粒の粳米が特徴。

茯苓飲(69)	黄褐色の人参、橙色の陳皮、黄白色の白朮、白色の茯苓が特徴。
茯苓飲合半夏厚朴湯(116)	茯苓飲に緑黒色の蘇葉と白色の半夏が特徴。
附子人参湯(S-09)	人参湯に灰白色の小粒の附子が特徴。
平胃散(79)	表面が白カビのように見える蒼朮、橙色の陳皮、茶褐色の厚朴、赤褐色の大棗、黄褐色の甘草が特徴。
防已黄耆湯(20)	黄白色の輪切りの黄耆に縦縞のある灰黒色の防已が特徴。
防風通聖散(62)	白色の石膏、赤褐色の山梔子、黄白色の防風、緑色系の薄荷・荊芥・麻黄が特徴。
補中益気湯(41)	黄白色の黄耆、黄褐色の人参、橙色の陳皮、灰黒色の升麻、灰褐色の柴胡が特徴。

マ行

麻黄湯(27)	茶褐色の桂皮、外皮が茶褐色で内部が黄白色の杏仁、緑色の細い麻黄が特徴。
麻黄附子細辛湯(127)	緑色の麻黄に灰褐色の細辛が混じり、小粒の灰白色の附子が特徴。
麻杏甘石湯(55)	外皮が茶褐色で内部が白色の杏仁、白色の石膏、緑色の細い麻黄が特徴。
麻杏薏甘湯(78)	外皮が茶褐色で内部が白色の杏仁、白色の薏苡仁、緑色の細い麻黄が特徴。
麻子仁丸(126)	茶褐色系の厚朴・大黄、白色の芍薬、緑褐色の砕いた麻子仁が特徴。
木防已湯(36)	黄褐色の人参、白色の石膏、縦縞のある灰黒色の防已が特徴。

ヤ行

薏苡仁湯(52)	白色の薏苡仁、緑色の細い麻黄、表面が白カビのように見える蒼朮、茶褐色の桂皮が特徴。
抑肝散(54)	表面が白カビのように見える蒼朮、茶褐色の鉤の釣藤鉤が特徴。
抑肝散加陳皮半夏(83)	抑肝散に橙色の陳皮、白色の半夏が特徴。

ラ行

六君子湯(43)	黄耆を含まず、黄白色の白朮、黄褐色の人参、白色系の半夏・茯苓が特徴。
立効散(110)	黄白色の防風、灰褐色の細い細辛、灰黒色の升麻、茶褐色の細い竜胆が特徴。
竜胆瀉肝湯(76)	黒色の地黄、赤褐色の山梔子、黒い小粒の車前子、茶褐色の細い竜胆が特徴。
苓甘姜味辛夏仁湯(119)	白色系の半夏・茯苓、赤黒色の五味子、灰褐色の細い細辛が特徴。
苓姜朮甘湯(118)	白色の茯苓、黄褐色の甘草、黄白色の白朮、茶褐色の乾姜が特徴。
苓桂朮甘湯(39)	白色の茯苓、黄褐色の甘草、黄白色の白朮、茶褐色の桂皮が特徴。
六味丸(87)	茶褐色の桂皮を含まず、黒い地黄、白色系の山薬・牡丹皮、赤褐色の山茱萸、黄白色の沢瀉が特徴。

注) ①ワンポイント鑑別では、生薬個々の色調も必要ではあるが、方剤全体のイメージカラーを覚えることが重要。

②番号はツムラ医療用漢方製剤を基準にし、EK:クラシエ、TM:太虎堂、N・P:コタロー、S:サンワ、SG:オースギ、TY:東洋薬行を示す。

分類項目の説明

| 名　　称 | No.の番号は識別コードを表示しており、株式会社ツムラの番号を基準とした。ツムラの製品でない場合は該当製薬会社の番号を表示した。次に方剤名が表記されており、（　）内は添付文書に記されたエキス製剤の色調を示した。 |

剤形分量：剤形の種類（散剤・細粒剤・顆粒剤・錠剤・カプセル剤）および各製薬会社名（ただしKTS：建林松鶴堂、東洋：東洋薬行）、さらに1日服薬量に対する原末エキス量の比率を示した。錠剤・カプセルは、1/9では9錠中または9カプセル中原末エキス量1g含む。

　　例）〔顆〕ツムラ1.5/7.5：ツムラの顆粒剤で、1日服薬量7.5g中エキス原末エキス量が1.5gと賦形剤6gを含む。

出　　典：方剤によっては出典が多くの古典に見られるものもあるが、北里大学東洋医学総合研究所薬剤部『漢方処方集』の出典を基準とした。

名称由来：方剤名は聞き慣れないものが多いため、漢方薬を患者に説明する時に役立つよう、その由来を示した。

方剤構成：方剤の構成生薬、重量は製薬会社によってかなりばらつきがあるため、北里大学東洋医学総合研究所薬剤部『漢方処方集』を基準として示した。煎じ薬では大黄・附子・芒硝は定まった重量ではなく、加減して用いるのが一般的であるが、本稿では原則1gとした。

煎液味覚：常煎法（600mL→300mL）によって煎じた漢方薬の味覚を示した。エキス製剤を湯に溶いて服用する際は、一般に賦形剤の影響により記載された味覚よりもややマイルドな味になる。

原典薬能：現在使用されている漢方薬は原典に収載されている薬効を基本として、広く応用されているため、原典に収載されている方剤の薬能を示した。該当する条文が多数記されている場合は一部の条文を引用した。

方剤解説：方剤の原典薬能以外に構成生薬の働きを簡略に示した。

服薬指導：服薬指導時に必要と思われる薬効・副作用以外の内容について説明を加えた。

応　　用：実際に漢方薬が応用される一般的な症状・病名を示した。ただし、漢方薬は応用範囲が広いので、実際の応用においてはこの限りではない。

参　　考：その他参考になると思われる内容を示した。

副 作 用：添付文書に記載されている内容を示した。

併用注意：添付文書に記載されている内容を示した。

慎重投与：添付文書に記載されている内容を示した。

併用禁忌：添付文書に記載されている内容を示した。

禁　　忌：添付文書に記載されている内容を示した。

警　　告：添付文書に記載されている内容を示した。

ア行

No.：5　安中散（淡褐色）

- **剤形分量**：
  - 細 クラシエ 1.2/6　コタロー 1.5/6　東洋 3/6
  - 顆 オースギ 1/3　JPS 0.8/7.5　ツムラ 1.5/7.5　テイコク 1.1/7.5　本草 1/7.5
  - 錠 オースギ 1/9
  - カ コタロー 1.5/6
- **出　典**：勿誤薬室方函
- **名称由来**：方剤名が薬効を表しており、お腹（中）を安らかにし消化機能を改善する意味により命名された。
- **方剤構成**：桂皮3.0　延胡索3.0　牡蛎3.0　茴香1.5　縮砂1.0　甘草1.0　良姜1.0　合計13.5g　7品目
- **煎液味覚**：少しヒリヒリ感はあるが、シナモンの香りがして薄味の甘味があり飲みやすい。
- **原典薬能**：「治遠年日近、脾疼飜胃、口吐酸水、寒邪之気留滞於内停積不消、脹満、攻刺腹脇、及婦人血気刺痛」
  　急性慢性を問わず、胃部が疼くような痛みがあり、口から胃酸を吐き、寒邪が胃内に停滞したため消化ができず、お腹が張って刺すような痛みがある。女性の場合は血気が原因で起こる刺すような痛みも治療する。
- **方剤解説**：牡蛎と甘草を除き全て芳香性健胃薬の働きがあり、漢方的には身体を温める作用が強い。一般的には冷えが原因で起こるような消化不良、腹痛に用いられるが、冷えると痛みを増す生理痛などにも応用される。また芳香性健胃薬の働きが強くなりすぎて、胃酸の過多分泌による痛みを抑制するために制酸、鎮痛作用の働きがある牡蛎と甘草が配合されている。
- **服薬指導**：①痛みの原因が冷えであるため、温服が望ましい。
  ②桂皮、延胡索、縮砂、良姜などの影響によって服用後、ヒリヒリ感がある。
- **応　用**：神経性胃炎、慢性胃炎、胃アトニー、胃下垂症、胃・十二指腸潰瘍など。
- **参　考**：茯苓を加味することが多い。
- **副作用**：①重大な副作用として偽アルドステロン症・ミオパシー。
  ②過敏症として発疹・発赤・瘙痒など。
- **併用注意**：甘草含有製剤、グリチルリチン酸及びその塩類を含有する製剤。

安中散

No.：115　胃苓湯（淡褐色）

- **剤形分量**：顆 ツムラ 4.25/7.5
- **出　典**：古今医鑑（巻五　泄瀉）
- **名称由来**：平胃散と五苓散を合わせた内容によるため、平胃散の「胃」と五苓散の「苓」から命名された。
- **方剤構成**：蒼朮2.5　厚朴2.5　陳皮2.5　猪苓2.5　沢瀉2.5　白朮2.5　芍薬2.5　茯苓2.5　桂皮2.0　大棗1.0　甘草1.0　生姜0.5　合計24.5g　12品目
- **煎液味覚**：後口にヒリヒリ感があって苦みも少しあり、やや飲みにくい。

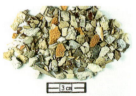

胃苓湯

原典薬能：「治中暑、傷湿、停飲、夾食、脾胃不和、腹痛洩瀉、作渇、小便不利、水穀不化、陰陽不分」
　　　　　暑さと湿気が原因で体内の水分代謝が乱れ、消化に影響があり、脾胃の機能が衰え、腹痛、下痢、口渇、尿量減少、消化不良、陰陽の調和が乱れた状態を治療する。
方剤解説：五苓散の薬効によって体内の水分代謝を調節し、利尿を促し口渇を改善する。また平胃散の働きによって消化機能を改善し、下痢を止め、食欲を増進させる。さらに芍薬が含まれることによって腹痛を改善する効果も期待できる。
服薬指導：①夏に冷たいものを取りすぎて、腹痛、下痢などの症状に用いることが多い。
　　　　　②温服すべきであるが、嘔吐感があって、薬が飲みにくい場合はあまり冷たくせず常温程度で服用するように勧める。
　　　　　③服用中は冷たい飲み物や食べ物は避けるように指導する。
応　　用：夏バテ、夏の食あたり、急・慢性胃炎、水様性下痢、浮腫、腎炎など。
参　　考：エキス製剤は芍薬を含まない（『丹渓心法』の胃苓湯（巻7 泄瀉）には芍薬が含まれておらず、『古今医鑑』、『万病回春』は芍薬を含む）。
副作用：①重大な副作用として偽アルドステロン症・ミオパシー。
　　　　　②過敏症として発疹・発赤・瘙痒など。
併用注意：甘草含有製剤、グリチルリチン酸及びその塩類を含有する製剤。

No.：135　茵蔯蒿湯（いんちんこうとう）（淡褐色）

剤形分量：細 クラシエ 1.4/6　　コタロー 1.9/6
　　　　　顆 オースギ 1.3/3　　ツムラ 1.5/7.5
　　　　　　テイコク 1.39/7.5
　　　　　力 コタロー 1.9/6
出　　典：傷寒論（陽明病）　金匱要略（黄疸病）
名称由来：茵蔯蒿が君薬として働くため、生薬名が方剤名となっている。
方剤構成：茵蔯蒿4.0　山梔子3.0　大黄1.0　合計8.0g
　　　　　3品目

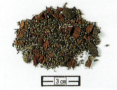
茵蔯蒿湯

煎液味覚：茵蔯蒿特有の香りと苦み、渋みが強く飲みにくい。
原典薬能：「陽明病、発熱汗出者、此為熱越、不能発黄也、但頭汗出、身無汗、剤頸而還、小便不利、渇引水漿者、此為瘀熱在裏、身必発黄、茵蔯蒿湯主之」
　　　　　陽明病で発熱し汗が出る者は熱邪が汗とともに体外に出るため黄疸にはならない。ただし、頭だけに汗が出て、身体からは汗が出なく、汗が頸のところで頭に戻ってしまい、尿量が減少し、のどが渇いて水っぽいものをほしがる者は熱が体内に滞っているためである。必ず黄疸が現れる。このような場合は茵蔯蒿湯が良い。
方剤解説：方剤中に含まれる生薬3味全て清熱作用があるため、体内の炎症を抑え、発熱を除く働きがある。特に茵蔯蒿は黄疸症状によく用いられる。大黄は瀉下作用がある。
服薬指導：①苦みが強く飲みにくいため、初めて服用する患者にはその苦みが薬効と関連あることを説明する。
　　　　　②温服が困難な場合は冷服でも良い。
応　　用：肝炎、胆嚢炎、胆石症、蕁麻疹、皮膚瘙痒症、不眠、自律神経失調症など。

参　考：テイコクのエキス製剤は大黄2gを含む。
副作用：①重大な副作用として肝機能障害・黄疸、腸間膜静脈硬化症。
　　　　②消化器症状として食欲不振・胃部不快感・腹痛・下痢など。
慎重投与：①下痢・軟便、胃腸虚弱、著しく体力の衰えている患者。
　　　　②妊娠又は妊娠している可能性のある患者には投与しないことが望ましい。授乳中の婦人には慎重投与。

No.：117　茵蔯五苓散（淡褐色）
いんちんごれいさん

剤形分量：顆ツムラ 2.75/7.5
出　典：金匱要略（黄疸病）
名称由来：五苓散に茵蔯蒿が加わり、方剤名となっている。
方剤構成：沢瀉6.0　猪苓4.5　茯苓4.5　白朮4.5　茵蔯蒿4.0
　　　　桂皮3.0　　合計26.5g　6品目
煎液味覚：桂皮の香りと甘味を感じるが、茵蔯蒿の香りと苦みがあり、少し飲みにくい。
原典薬能：「黄疸病茵蔯五苓散主之」
　　　　口渇、尿利減少、浮腫などに用いる五苓散の証に黄疸が見られる場合に用いる。
方剤解説：利尿を促す五苓散が主体となっているため、基本的には五苓散の証を備えた症状で黄疸が見られた場合に応用される。茵蔯蒿湯証のように体内の熱は強くない。
服薬指導：基本的には温服すべきであるが、嘔吐感があって服用できない場合は常温での服用を勧める。
応　用：急性・慢性肝炎、浮腫、蕁麻疹、腎炎、腹水、胆嚢炎、胆石、肝硬変、口内炎など。
参　考：本剤と小柴胡湯を合方すると、柴苓湯加茵蔯蒿の方意になる。
副作用：過敏症として発疹・発赤・瘙痒など。

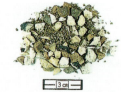
茵蔯五苓散

No.：106　温経湯（淡灰褐色）
うんけいとう

剤形分量：細コタロー 6＋2（ゼラチン）/12
　　　　顆ツムラ 5/7.5
出　典：金匱要略（婦人雑病）
名称由来：経は月経を意味し、冷えが原因で起こる月経痛や不正出血など諸々の婦人科疾患を経を温める薬効により命名された。
方剤構成：半夏4.0　麦門冬4.0　当帰3.0　川芎2.0　芍薬2.0
　　　　人参2.0　桂皮2.0　牡丹皮2.0　甘草2.0
　　　　呉茱萸1.0　生姜0.5　阿膠2.0　　合計26.5g　12品目
煎液味覚：少し生臭く、後味に苦みが残り飲みにくい。
原典薬能：「婦人年五十所、病下痢、数十日不止、暮即発熱、少腹裏急、腹満、手掌煩熱、唇口乾燥、何也、師曰、此病属帯下、何以故、曽経半産、瘀血在少腹不去、何以知之、其證唇口乾燥、故知之、當以温経湯主之」

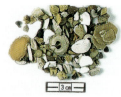
温経湯

　　　　　50歳ぐらいの婦人が下痢（下血）をして何日も止まらない。夕暮れになると下腹が引き連れて痛み、腹が張り、手掌がほてったように熱い。唇と口が乾燥する。何が原因なんだろう。先生が言うにはこれは帯下（こしけ）に属する病気である。その理由は何であろうか。この婦人は以前に流産をしたことがあって、下腹にその時生じた瘀血が除かれていない。どうしてそんなことが分かるのであろうか。唇と口が乾燥していることでそのことが分かる。このような症状には当然温経湯を用いるべきである。

方剤解説：流産などが原因で不正出血が止まず、下腹部は冷えて痛み、体内の津液不足によって掌がほてり、唇や口が乾燥している場合に用いる。血液、津液の不足とともに慢性に経過したため、気虚の状態も見られる。半夏・桂皮・牡丹皮は気血水の循環を良くし、当帰・芍薬・川芎は補血、人参・甘草は気を補い、麦門冬は津液を補い阿膠は止血作用として働き、さらに桂皮・呉茱萸・生姜は体内を温め、冷えを取り除く。

服薬指導：①阿膠が含まれるため生臭くて飲みづらいが、身体を温める作用があるので温服が望ましい。
　　　　　　②唇や口の乾燥、掌の火照りは下腹部の冷えが原因と考えられるので、冷たい物を取らない。

応　用：不正出血、更年期障害、月経不順、不妊、習慣性流産、手掌角皮症、凍傷など。

参　考：①KTS、コタローは阿膠の変わりにゼラチンを用いている。
　　　　　②煎じ薬の場合、阿膠はカスをこした後に入れ、よく溶かして服用する。

副作用：①重大な副作用として偽アルドステロン症・ミオパシー。
　　　　　②過敏症として発疹・発赤・瘙痒・蕁麻疹など。
　　　　　③消化器症状として食欲不振・胃部不快感・悪心・下痢など。

併用注意：甘草含有製剤、グリチルリチン酸及びその塩類を含有する製剤。

慎重投与：①胃腸虚弱、食欲不振・悪心嘔吐のある患者。
　　　　　　②妊娠又は妊娠している可能性のある患者には投与しないことが望ましい。

No.：57　温清飲（うんせいいん）（黄褐色）

剤形分量：細 クラシエ 4.2/6　コタロー 6.8/12
　　　　　　ジュンコウ 5.1/7.5　東洋 3.6/6
　　　　　　顆 オースギ 4.3/7.5　ツムラ 3.75/7.5
　　　　　　テイコク 4.41/9　本草 5/7.5

出　典：万病回春（巻六　血崩）

名称由来：血液を補って身体を温めるとともに身体の熱邪を取り除く（清熱）薬効により命名された。

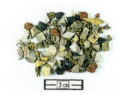
温清飲

方剤構成：当帰4.0　地黄4.0　芍薬3.0　川芎3.0　黄芩3.0
　　　　　　山梔子2.0　黄連2.0　黄柏2.0　　合計23.0g　8品目

煎液味覚：ドロッとした甘味を感じるが、味も濃く苦みもあり飲みにくい。

原典薬能：「治婦人、経水不住、或如豆汁、五色相雑、面色痿黄、臍腹刺痛、寒熱往来、崩漏不止」
　　　　　　女性の不正出血がとど（住）まらず、その色が豆汁のように五色が入り交じった色である。顔色は貧血気味の黄色っぽい顔色で、臍や腹が刺すように痛み、発熱があったり、悪寒があったりして、不正出血が止まない場合を治療する。

方剤解説：方剤の構成は血液を補い身体を温め痛みを取り除く四物湯と、止血作用があり

炎症を抑え清熱作用のある黄連解毒湯の合方である。
服薬指導：①苦みが強くて飲みにくい処方であるが、小児に用いる場合も多いため、苦みは薬効と関連していることを納得してもらう。
②基本的には身体を温めることを目的としているため温服が望ましいが、炎症症状が激しく、発熱がある場合は冷服可能である。
応　　用：アトピー性皮膚炎、皮膚瘙痒症、湿疹、尋常性乾癬、掌蹠膿疱症、ベーチェット症候群、血の道症、性器出血、月経不順、痔出血、更年期障害など。
参　　考：①婦人科疾患よりも皮膚科疾患に用いられることが多い。
②一貫堂医学の柴胡清肝湯、竜胆瀉肝湯、荊芥連翹湯の基本方剤である。
③本剤に釣藤鈎4g・黄耆3gを加えた方剤を降圧目的で用いる（大塚恭男経験方）。
副作用：①重大な副作用として間質性肺炎、肝機能障害・黄疸。
②消化器症状として食欲不振・胃部不快感・悪心・嘔吐・下痢など。
慎重投与：胃腸虚弱、食欲不振・悪心嘔吐のある患者。

No.：28　越婢加朮湯（淡灰褐色）
えっぴ かじゅつとう

剤形分量：細コタロー 6/9
　　　　　顆JPS 4/7.5　ツムラ 3.25/7.5
出　　典：金匱要略（中風歴節病・水気病）
名称由来：越婢の意味が越の婢より授かった方剤という説もあるが、婢は痺（しびれ）を意味しており、それを超越（治療）する意味で命名されたとする説もある。本剤はさらに蒼朮が加わったため越婢加朮湯と命名された。

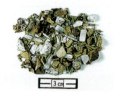
越婢加朮湯

方剤構成：石膏8.0　麻黄6.0　蒼朮4.0　大棗3.0　甘草2.0　生姜0.5　合計23.5g
　　　　　6品目
煎液味覚：甘味と渋みが混ざったまずい味で飲みにくい。
原典薬能：「治肉極熱則身体津脱、腠理開、汗大泄、厲風気、下焦脚弱」
　　　　　身体の一部の肉が隆起し熱が発生すると、津液が漏れ出る、腠理が開きたくさん汗が出て、皮膚がただれた皮膚病になったり、下肢の力がなくなり弱くなる。
方剤解説：麻黄と石膏の組み合わせは止汗作用があり、皮膚の分泌を抑制し、さらに蒼朮が加わり皮膚や関節部位の水毒を取り除く働きがある。
服薬指導：服用後の渋みがとても強いので、初めて服用する患者には説明する。
応　　用：慢性関節リウマチ、浮腫、腎炎、脚気、眼疾患、皮膚疾患（分泌物が多く、醜く見えるもの）など。
参　　考：①越婢加朮附湯は越婢加朮湯に附子を加えたもの。
②蒼朮ではなく白朮を用いているエキス製剤もある。
③麻黄の分量が多いので副作用には注意する。
副作用：①重大な副作用として偽アルドステロン症・ミオパシー。
②自律神経症状として不眠・発汗過多・頻脈・動悸・全身脱力感・精神興奮など。
③消化器症状として食欲不振・胃部不快感・悪心・嘔吐・軟便・下痢など。
④泌尿器症状として排尿障害など。

併用注意：①麻黄含有製剤、エフェドリン類含有製剤、モノアミン酸化酵素（MAO）阻害剤、甲状腺製剤、カテコールアミン製剤（アドレナリン・イソプレナリン）、キサンチン系製剤（テオフィリン・ジプロフィリン）。
　　　　　②甘草含有製剤、グリチルリチン酸およびその塩類を含有する製剤。
慎重投与：①病後の衰弱期・著しく体力の衰えている患者。
　　　　　②胃腸虚弱、食欲不振・悪心・嘔吐の患者。
　　　　　③発汗傾向の著しい患者。
　　　　　④狭心症・心筋梗塞等の循環器系障害のある患者又はその既往歴のある患者。
　　　　　⑤重症高血圧症、高度の腎障害、排尿障害、甲状腺機能亢進症の患者。

No.：98　黄耆建中湯（おうぎけんちゅうとう）（淡灰白色）

剤形分量：細東洋 4/6
　　　　　顆ツムラ 4.75＋10(粉末飴)/18
出　典：金匱要略（血痺虚労病）
名称由来：建中は小建中湯を意味し、さらに黄耆が加わり命名された。
方剤構成：芍薬6.0　黄耆4.0　桂皮4.0　大棗4.0　甘草2.0
　　　　　生姜0.5　膠飴20.0　　合計40.5g　7品目

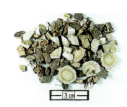
黄耆建中湯

煎液味覚：少し甘すぎるが、桂皮の味が加わりとても飲みやすい。
原典薬能：「虚労裏急、諸不足、黄耆建中湯主之。」
　　　　　虚労の状態でお腹がひきつって痛み、体力や気力などが不足している場合には黄耆建中湯を用いる。
方剤解説：小建中湯に黄耆が加わった方剤で、小建中湯証よりもさらに虚しており、発汗や皮膚症状の異常が認められる場合、それらの症状を改善するために黄耆が君薬として、補気・固表（皮膚を丈夫にする）の働きをしている。
服薬指導：①甘味がかなり強いため、甘すぎて飲みにくい場合もある。
　　　　　②煎じ薬では、膠飴は他薬を煎じてカスをこした後に加え、よく溶かして服用する。
　　　　　③気虚の状態を改善するため温服が望ましい。
応　用：アトピー性皮膚炎、湿疹、虚弱体質、盗汗、痔瘻、皮膚のびらん、癰疽、慢性潰瘍など。
参　考：①東洋の小建中湯エキスは膠飴が含まれていない。
　　　　　②当帰が加わると帰耆建中湯になる。
副作用：①重大な副作用として偽アルドステロン症・ミオパシー。
　　　　②過敏症として発疹・発赤・瘙痒・蕁麻疹など。
併用注意：甘草含有製剤、グリチルリチン酸及びその塩類を含有する製剤。

No.：S-35　黄芩湯（おうごんとう）（黄褐色）

剤形分量：細三和 4 /7.5
出　典：傷寒論（太陽病）
名称由来：黄芩が4ｇも用いられている方剤は少なく、薬効より君薬としての黄芩が方剤名として命名された。
方剤構成：黄芩4.0　大棗4.0　甘草3.0　芍薬3.0
　　　　　合計14.0g　4品目
煎液味覚：苦みはそれほど強くなく、甘味のある薄味で飲みやすい。
原典薬能：「太陽與少陽合病、自下利者、與黄芩湯。」
　　　　　太陽病と少陽病の合病による下痢には黄芩湯を与える。
方剤解説：少陽病の清熱解毒を目的として用いられる黄芩によって下痢症状を改善し、さらに大棗・芍薬・甘草が腹部の緊張を和らげ腹痛を改善する。
服薬指導：下痢症状を改善する目的で用いるため温服が望ましい。
応　用：急性大腸炎、下痢様症状、消化不良、感冒性胃腸炎など。
参　考：黄芩が多く含まれているため、苦みが強いように思われるが、それほど苦みはない。
副作用：重大な副作用として偽アルドステロン症・ミオパシー。
併用注意：甘草含有製剤、グリチルリチン酸及びその塩類を含有する製剤、ループ系利尿剤（フロセミド・エタクリン酸）、チアジド系利尿剤（トリクロルメチアジド）。
禁　忌：アルドステロン症、ミオパシー、低カリウム血症の患者。

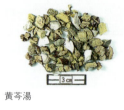
黄芩湯

No.：15　黄連解毒湯（おうれんげどくとう）（黄褐色）

剤形分量：細クラシエ 1.4/ 6　コタロー 1.8/ 6
　　　　　　三和 1.7/4.5　ジュンコウ 1.25/4.5
　　　　　　東洋 2.5/4.5
　　　　　顆オースギ 1.7/4.5　テイコク 1.7/7.5
　　　　　　JPS 1.6/7.5　太虎堂 2.71/4.5
　　　　　　ツムラ 1.5/7.5　本草 1.3/7.5
　　　　　錠オースギ 1.7/15　クラシエ 1.6/18
　　　　　カコタロー 1.8/ 6
出　典：外台秘要方（巻一）
名称由来：薬味全てが清熱解毒作用があり、特に黄連が君薬として働くため命名された。
方剤構成：黄芩3.0　黄連2.0　山梔子2.0　黄柏2.0　　合計9.0g　4品目
煎液味覚：あっさりした苦みだが、苦みがとても強くて飲みにくい。
原典薬能：「得時疾三日、已汗解、因飲酒、復劇苦、煩悶、乾嘔、口燥、呻吟、錯誤、不得臥、余思、作此黄連解毒湯方」
　　　　　病を得て三日が過ぎ、発汗によって治った。ところが、酒を飲んだために、再びとても苦しくなり、胃部不快感があって、吐きそうで、口が渇き、うめき声や錯覚を起こし、静かに横になることもできない。私はこのような症状に良い薬を考えて、黄連解毒湯を作った。
方剤解説：上焦の熱を取り除く黄芩、中焦の熱を取り除く黄連・山梔子、下焦の熱を取り除く黄柏によって構成された本剤は、熱が原因で起こる炎症・瘙痒・出血・興

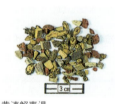
黄連解毒湯

奮などの症状を取り除く清熱作用に優れている。
服薬指導：①清熱を目的とした方剤の基本処方であるが、とても苦みが強いため、初めて服薬する患者にはかならず苦みが薬効と関連していることを説明する必要がある。
②本剤は特に温服する必要はなく、冷服でも良い。
応　用：皮膚瘙痒症、蕁麻疹、湿疹、諸出血、不眠、高血圧、イライラ感、自律神経失調症など。
参　考：①本剤と四物湯の合方が温清飲である。
②二日酔いには本剤と五苓散を合方して用いることが多い。
③重金属30ppm以下、ヒ素3ppm以下。
副作用：①重大な副作用として間質性肺炎、肝機能障害・黄疸、腸管膜静脈硬化症。
②過敏症として発疹・蕁麻疹など。
③肝機能としてGOT（AST）・GPT（ALT）・Al-P・γ-GTP・ビリルビンの上昇など。
④消化器症状として食欲不振・胃部不快感・悪心・嘔吐・腹痛・下痢など。
慎重投与：著しく体力の衰えている患者。

No.：120　黄連湯（おうれんとう）（黄褐色）

剤形分量：細 コタロー 5/7.5　東洋 4/6
　　　　　顆 太虎堂 3.76/4.5　ツムラ 4/7.5
出　典：傷寒論（太陽病）
名称由来：黄連が3gも含まれている方剤は少なく、半夏よりも量的には少ないが、薬効の強さから君薬としての黄連が命名された。
方剤構成：半夏6.0　黄連3.0　人参3.0　桂皮3.0　大棗3.0
　　　　　甘草2.0　乾姜1.0　合計21.0g　7品目

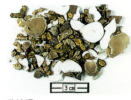
黄連湯

煎液味覚：甘味もあるが、全体に苦みが強くて飲みにくい。
原典薬能：「傷寒胸中有熱、胃中有邪気、腹中痛、欲嘔吐者、黄連湯主之。」
　　　　　傷寒の症状で胸中に熱があって、胃中に邪気が進入し、腹痛があって、嘔吐感のある場合には黄連湯を用いる。
方剤解説：半夏瀉心湯の黄芩を除き、桂皮が加わり、さらに黄連が増量されている。半夏は嘔吐を鎮め、黄連は胸中の熱を取り除き、桂皮は気の上衝を抑え、人参・大棗・甘草・乾姜は冷えによる腹痛を取り除く。
服薬指導：①エキス剤は甘草・乾姜を3g含んでおり、甘味・苦みとともにヒリヒリ感がある。
②温服が望ましいが、かなり苦みが強いため、嘔吐感や口内炎がある場合には冷服で服用しても良い。
応　用：急性腸炎による腹痛・嘔吐・下痢、胃腸型感冒、口内炎など。
参　考：本剤は歯科領域で応用されている。
副作用：①重大な副作用として偽アルドステロン症・ミオパシー。
②過敏症として発疹・発赤・瘙痒・蕁麻疹など。
併用注意：甘草含有製剤、グリチルリチン酸及びその塩類を含有する製剤、ループ系利尿剤（フロセミド・エタクリン酸）、チアジド系利尿剤（トリクロルメチアジド）。
禁　忌：アルドステロン症、ミオパシー、低カリウム血症の患者。

No.：3　乙字湯（おつじとう）（淡黄褐色）

剤形分量：[細]クラシエ 4.2/6　コタロー 5.3/9
　　　　　三和 3.6/7.5　ジュンコウ 3.55/6
　　　　　[顆]オースギ 3.6/7.5　本草 3.3/7.5　JPS 3.2/7.5
　　　　　太虎堂 4.15/7.5　ツムラ 4/7.5
　　　　　テイコク 4.27/9

出　典：勿誤薬室方函

名称由来：本剤は原南陽の創作で浅田宗伯が変方したものである。原南陽が創案した方剤に甲字湯・乙字湯・丙字湯・丁字湯とあり、乙字湯は二番目に創作された方剤という意味である。

方剤構成：柴胡6.0　当帰6.0　黄芩4.0　升麻2.0　甘草2.0　大黄1.0　合計21.0g
　　　　　6品目

煎液味覚：少し焦げたような味で、甘味と苦みが混じった味で飲みにくい。

原典薬能：「理痔疾脱肛痛楚、或下血腸風、或前陰痒痛者、諸瘡疥誤枯薬洗傳頓愈、後上逆鬱冒如気癖、纎憂細慮、或如心気不定者、並主之」
　　　　　痔疾脱肛で痛みが激しく、あるいは出血したり、前陰部に痒みと痛みがある場合、またできものに間違って枯薬で洗浄したところ、患部はすぐに良くなったが、その後で気が上焦し、ボーっとした状態が気の病のようで、細かなことでも気にかかり、動悸して落ち着かない病に用いる。

方剤解説：一般的には比較的体力がある痔疾脱肛の漢方薬として用いられている。柴胡と升麻の働きによって下部の熱を除き、下がった気を上昇する働きがある。当帰は補血があり、また甘草とともに緩和作用があり、痛みを和らげる。黄芩と大黄は炎症を抑え、患部の裏熱を除く作用がある。

服薬指導：①温服が困難な場合は冷服でも良い。
　　　　　②虚弱タイプの脱肛には補中益気湯が用いられる。

応　用：痔核、脱肛、肛門周囲炎、陰部瘙痒症など。

参　考：大黄を0.5g用いているエキス製剤もある。

副作用：①重大な副作用として間質性肺炎、偽アルドステロン症・ミオパシー。
　　　　　②過敏症として発疹・発赤・瘙痒など。
　　　　　③肝臓の AST・ALT・Al-P・γ-GTP・ビリルビンの上昇など。
　　　　　④消化器症状として食欲不振・胃部不快感・悪心・腹痛・下痢など。

併用注意：甘草含有製剤、グリチルリチン酸及びその塩類を含有する製剤、ループ系利尿剤（フロセミド・エタクリン酸）、チアジド系利尿剤（トリクロルメチアジド）。

慎重投与：①下痢・軟便、著しく胃腸虚弱、食欲不振・悪心・嘔吐、著しく体力の衰えている患者。
　　　　　②妊娠又は妊娠している可能性のある患者には投与しないことが望ましい。授乳中の婦人には慎重投与。

禁　忌：アルドステロン症、ミオパシー、低カリウム血症の患者（甘草2.5g以上の製剤のみ）。

乙字湯

カ行

No.：S-07　葛根加朮附湯（かっこん かじゅつぶ とう）（褐色）

剤形分量：細三和 4.8/7.5
出　典：本朝経験方
名称由来：君薬の葛根に加味生薬の蒼朮・附子により命名された。
方剤構成：葛根8.0　麻黄4.0　大棗4.0　蒼朮3.0　桂皮3.0
　　　　　　芍薬3.0　甘草2.0　生姜0.5　附子1.0
　　　　　　合計28.5g　9品目
煎液味覚：やや甘味もあるが、苦みと渋みが少しあって、やや飲みにくい。
原典薬能：『類聚方広義』より「治発斑症、毎発悪寒発熱腹痛者、及風疹、血疹、瘙痒甚者。」
　　　　　　発疹の症状で、発疹がある度に悪寒・発熱・腹痛があり、また風や血が原因の発疹で痒みのひどい者を治す。
方剤解説：葛根湯証に患部の分泌物を除き、身体の裏を温め鎮痛効果のある附子が加えられている。
服薬指導：葛根湯に準じる。
応　用：肩胛関節周囲炎、上腕神経痛、肋間神経痛、感冒、肩凝りなど。
参　考：エキス製剤は葛根4.0g、加工附子末0.5gである。
副作用：①重大な副作用として偽アルドステロン症・ミオパシー。
　　　　　②過敏症として発疹・発赤・瘙痒など。
　　　　　③自律神経系症状として不眠・発汗過多・頻脈・動悸・全身脱力感・精神興奮など。
　　　　　④消化器症状として食欲不振・胃部不快感・悪心・嘔吐など。
　　　　　⑤泌尿器症状として排尿障害など。
　　　　　⑥その他のぼせ・舌のしびれなど。
併用注意：①麻黄含有製剤、エフェドリン類含有製剤、モノアミン酸化酵素（MAO）阻害剤、甲状腺製剤、カテコールアミン製剤（アドレナリン・イソプレナリン）、キサンチン系製剤（テオフィリン・ジプロフィリン）。
　　　　　　②甘草含有製剤、グリチルリチン酸及びその塩類を含有する製剤。
慎重投与：①体力の充実している患者、暑がりでのぼせが強く赤ら顔の患者。
　　　　　　②著しく胃腸虚弱な患者、食欲不振・悪心・嘔吐の患者。
　　　　　　③発汗傾向の著しい患者。
　　　　　　④狭心症・心筋梗塞等の循環器系障害のある患者又はその既往歴のある患者。
　　　　　　⑤重症高血圧症、高度の腎障害、排尿障害、甲状腺機能亢進症の患者。
　　　　　　⑥妊婦又は妊娠している可能性のある患者には投与しないことが望ましい。
　　　　　　⑦小児には慎重に投与。

葛根加朮附湯

No.：1　葛根湯（淡褐色）

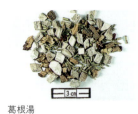
葛根湯

剤形分量：㊉クラシエ 5.2/7.5　コタロー 4.8/7.5
　　　　　三和 4.1/7.5　ジュンコウ 3.5/6　東洋 3.6/6
　　　　㊗オースギ 3.3/7.5　JPS 5/7.5
　　　　　太虎堂 4.15/7.5　ツムラ 3.75/7.5
　　　　　テイコク 3.19/7.5　本草 4.3/7.5
　　　　　マツウラ 3.3/6
　　　　㊻オースギ 3.3/15　クラシエ 3.2/18
出　典：傷寒論（太陽病）　金匱要略（痙湿暍病）
名称由来：本方は桂枝湯の加味方剤であるが、葛根が君薬として作用するため、その名を取って命名された。
方剤構成：葛根8.0　麻黄4.0　大棗4.0　桂皮3.0　芍薬3.0　甘草2.0　生姜0.5
　　　　　合計24.5g　7品目
煎液味覚：後口に渋み、苦み、辛みを少し感じるが、口当たりの良い甘味で比較的飲みやすい。
原典薬能：「太陽病、項背強、几几無汗、悪風、葛根湯主之。」
　　　　　太陽病で項背部が強く張り、硬く痛み発汗がなく、風に当たるとゾクゾクするような場合に葛根湯を用いる。
方剤解説：桂枝湯に葛根と麻黄が加わった方剤であるため、基本的には桂枝湯の症状が見られる。しかし、無汗で項背部の筋肉の緊張が強いため、葛根と麻黄の作用によって、発汗し筋肉の緊張を和らげる作用がある。
服薬指導：①一般に、漢方薬の風邪薬と考えられがちだが、虚弱な人や高齢者には作用が強すぎることもあるので注意する。
　　　　　②温服で服用すべきである。
　　　　　③風邪でなくても、肩凝りによく使用され、まれに催乳目的で用いられることもある。
応　用：感冒、結膜炎、中耳炎、蓄膿症、鼻炎、肩凝り、五十肩、蕁麻疹など。
参　考：①本剤は製薬会社によって内容生薬のばらつきが大きい。葛根を4g用いている製剤もあり、また生姜を2gあるいは3g用いている製剤もある。
　　　　　②一般に西洋薬の風邪薬は眠気を催すが、本剤は眠くならない風邪薬といえる。
　　　　　③識別コードが三和S-17、東洋13である。
　　　　　④重金属30ppm以下、ヒ素3ppm以下。
副作用：①重大な副作用とし偽アルドステロン症・ミオパシー、肝機能障害・黄疸。
　　　　　②過敏症として発疹・発赤・瘙痒など。
　　　　　③自律神経系症状として不眠・発汗過多・頻脈・動悸・全身脱力感・精神興奮など。
　　　　　④肝機能としてのAST・ALT・Al-P・γ-GTP・ビリルビンの上昇など。
　　　　　⑤消化器症状として食欲不振・胃部不快感・悪心・嘔吐など。
　　　　　⑥泌尿器症状として排尿障害など。
併用注意：①麻黄含有製剤、エフェドリン類含有製剤、モノアミン酸化酵素(MAO)阻害剤、甲状腺製剤、カテコールアミン製剤（アドレナリン・イソプレナリン）、キサンチン系製剤（テオフィリン・ジプロフィリン）。
　　　　　②甘草含有製剤、グリチルリチン酸及びその塩類を含有する製剤。
慎重投与：①病後の衰弱期・著しく体力の衰えている患者。

②著しく胃腸虚弱な患者、食欲不振・悪心・嘔吐の患者。
③発汗傾向の著しい患者。
④狭心症・心筋梗塞等の循環器系障害のある患者又はその既往歴のある患者。
⑤重症高血圧症、高度の腎障害、排尿障害、甲状腺機能亢進症の患者。
⑥湿疹・皮膚炎等が悪化することもあるので注意。

No.：2　葛根湯加川芎辛夷（淡褐色）

剤形分量：細 クラシエ 4.7/7.5　コタロー 5.8/ 9
　　　　　　　　東洋 4 / 6
　　　　　　顆 オースギ 4.2/7.5　本草 4.2/7.5　JPS 4.6/7.5
　　　　　　　　ツムラ 4 /7.5　テイコク 3.98/ 9
　　　　　　錠 クラシエ 4 /18

出　典：本朝経験方

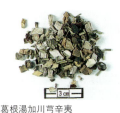
葛根湯加川芎辛夷

名称由来：葛根湯に加味された生薬名が命名されている。

方剤構成：葛根8.0　麻黄4.0　大棗4.0　桂皮3.0　芍薬3.0
　　　　　　辛夷3.0　川芎3.0　甘草2.0　生姜0.5　　合計30.5g　9品目

煎液味覚：芳香の味が強く甘味、苦み、渋みなどの味が入り交じり、こってりした不快な味で飲みにくい。

原典薬能：蓄膿症には浅田宗伯の葛根湯加川芎大黄がよく用いられていたが、この方剤の流れとして葛根湯加川芎辛夷は昭和に生み出された経験方である。

方剤解説：葛根湯証を兼ね備えた鼻炎、蓄膿に効果のある川芎、辛夷が加味された方剤である。

服薬指導：基本的には葛根湯に同じで、温服が望ましい。

応　用：鼻炎、鼻閉、蓄膿症、花粉症など。

参　考：①エキス剤では葛根が4 gである。
　　　　　②花粉症の漢方薬として、葛根湯加川芎辛夷、あるいは小青竜湯が第一選択薬として用いられる場合が多い。
　　　　　③識別コードが東洋14である。

副作用：①重大な副作用として偽アルドステロン症・ミオパシー。
　　　　　②過敏症として発疹・発赤・瘙痒など。
　　　　　③自律神経系症状として不眠・発汗過多・頻脈・動悸・全身脱力感・精神興奮など。
　　　　　④消化器症状として食欲不振・胃部不快感・悪心・嘔吐など。
　　　　　⑤泌尿器症状として排尿障害など。

併用注意：①麻黄含有製剤、エフェドリン類含有製剤、モノアミン酸化酵素（MAO）阻害剤、甲状腺製剤、カテコールアミン製剤（アドレナリン・イソプレリン）、キサンチン系製剤（テオフィリン・ジプロフィリン）。
　　　　　　②甘草含有製剤、グリチルリチン酸及びその塩類を含有する製剤。

慎重投与：①病後の衰弱期・著しく体力の衰えている患者。
　　　　　　②著しく胃腸虚弱な患者、食欲不振・悪心・嘔吐の患者。
　　　　　　③発汗傾向の著しい患者。
　　　　　　④狭心症・心筋梗塞等の循環器系障害のある患者又はその既往歴のある患者。
　　　　　　⑤重症高血圧症、高度の腎障害、排尿障害、甲状腺機能亢進症の患者。
　　　　　　⑥湿疹・皮膚炎等が悪化することもあるので注意。

No.：137　加味帰脾湯（淡黄褐色）

剤形分量： 細 クラシエ 5.6/7.5　東洋 6/9
　　　　　　顆 オースギ 5.5/12　太虎堂 5.18/7.5
　　　　　　　ツムラ 5/7.5
　　　　　　錠 クラシエ 6/27

出　　典： 薛氏医案（内科摘要）

名称由来： 基本方剤の帰脾湯に柴胡、山梔子が加味されたことによる。

方剤構成： 人参3.0　白朮3.0　茯苓3.0　酸棗仁3.0
　　　　　　竜眼肉3.0　柴胡3.0　黄耆3.0　当帰2.0　山梔子2.0　遠志2.0　大棗2.0
　　　　　　甘草1.0　木香1.0　生姜0.5　合計31.5g　14品目

煎液味覚： わずかに甘み、苦み、酸味、えぐみが入り交じった少し不快な味なので、やや飲みにくい。

原典薬能：「帰脾湯治思慮傷脾、不能摂血、致血妄行、或健忘怔忡、驚悸盗汗、或心脾作痛、嗜臥少食、大便不調、肢体重痛、月経不調、赤白帯下、或思慮傷脾而患瘡痢」
　帰脾湯は悩みすぎて脾胃の働きが弱くなり、栄養を蓄えた血液を充分身体に供給できなくなる。あるいは悩みすぎて忘れっぽくなり動悸がしたり、物事に驚きやすく寝汗がでる。あるいは心臓や脾胃の部位が痛み、いつも横になりたがり食欲がなく、排便もスッキリしなく、身体が重く痛みがあり、月経も不順で赤色や白色をしたおりものがある。あるいは悩みすぎて脾胃を傷つけると瘡のような下痢が見られると書かれており、本方に柴胡・山梔子を加えたものが加味帰脾湯とされている。

方剤解説： 五行理論によると、脾虚の原因は木（肝）剋土（脾）と考えられ、肝が原因と考えられる気逆、微熱、不眠、イライラなどの症状が見られる場合に柴胡、山梔子が加味された本剤の適応症となる。

服薬指導： 基本的には脾虚の症状であるため温服が望ましい。

応　　用： 不安神経症、不眠症、健忘症、貧血、鬱病、ショック後の情緒不安など。

参　　考：
①帰脾湯に山梔子2.0・柴胡3.0を加えたもの。
②白朮ではなく蒼朮を用いているエキス製剤もある。
③牡丹皮が含まれているエキス製剤もある。
④識別コードが東洋15である。

副 作 用：
①重大な副作用として偽アルドステロン症・ミオパシー。
②過敏症として発疹・蕁麻疹など。
③消化器症状として食欲不振・胃部不快感・悪心・腹痛・下痢など。

併用注意： 甘草含有製剤、グリチルリチン酸及びその塩類を含有する製剤。

慎重投与：
①食欲不振・悪心・嘔吐の患者。
②牡丹皮を含む場合は妊娠又は妊娠している可能性のある患者には投与しないことが望ましい。

加味帰脾湯

No.：24 加味逍遙散（黄褐色）
かみしょうようさん

剤形分量：散 太虎堂 4.15/6
　　　　　　細 クラシエ 4.1/6　　コタロー 5/7.5
　　　　　　　ジュンコウ 4.75/6　東洋 4.5/7.5
　　　　　　顆 オースギ 3.8/7.5　本草 4.5/7.5　JPS 3.8/7.5
　　　　　　　太虎堂 4.15/6　　ツムラ 4/7.5
　　　　　　　テイコク 4.41/9　マツウラ 4.6/7.5

加味逍遙散

出　　典：薛氏医案（内科摘要）
名称由来：基本方剤である逍遙散は『和剤局方』に収載されており、本剤に山梔子と牡丹皮が加味されたことにより命名された。また逍遙の意味として、あてもなくふらふらさまよう様子や悠々自適に楽しむことであるが、この場合は病的な状態を表しているので、精神が不安定でフラフラさまよう状態に用いる方剤である。
方剤構成：当帰3.0　芍薬3.0　白朮3.0　茯苓3.0　柴胡3.0　甘草2.0　牡丹皮2.0
　　　　　　山梔子2.0　薄荷1.0　生姜0.5　　合計22.5g　10品目
煎液味覚：少し苦みを感じるが、甘味と調和しており、香りも爽やかさがあって薄味で飲みやすい。
原典薬能：「治肝脾血虚発熱、或潮熱晡熱、或自汗盗汗、或頭痛目渋、或怔忡不寧、或頬赤口乾、或月経不調肚腹作痛、或小腹重墜水道渋痛、或腫痛出膿内熱作渇等症」
　　　　　　肝脾の血虚が原因で、発熱があったり、あるいは潮が満ちてくるような発熱やのぼせがあり、あるいは発汗や寝汗があったり、あるいは頭痛がして目の乾燥により瞬いたり、動悸がして不安だったり、頬が赤く口が渇いたり、月経不順で脇腹が痛んだり、下腹が重苦しく尿道に渋るような痛みがあったり、下腹が腫れて痛み膿が出て、体内に熱を持ち口渇があるような症状を治療する。
方剤解説：本剤は血を補い痛みを取り除く当帰・芍薬と気を補い健胃作用のある白朮・茯苓・甘草・生姜、駆瘀血作用のある柴胡・山梔子・牡丹皮が加わり、肝の異常によるイライラ感、微熱、気逆を抑え、また薄荷が気を発散し、芍薬・甘草が緊張を和らげる作用がある。
服薬指導：苦みも少なく、飲みやすいので温服が望ましい。
応　　用：更年期障害、不眠、多怒、顔面紅潮、多汗症、慢性肝炎、膀胱炎、癇癪、不安神経症など。
参　　考：①血虚が見られる場合には本剤に四物湯が合方される。
　　　　　　②本剤は逍遙散に牡丹皮・山梔子各2.0を加えたものである。
　　　　　　③白朮ではなく蒼朮を用いているエキス製剤もある。
　　　　　　④識別コードが東洋16である。
　　　　　　⑤重金属30ppm以下、ヒ素：3 ppm以下。
副作用：①重大な副作用として偽アルドステロン症・ミオパシー、腸管膜静脈硬化症。
　　　　　　②過敏症として発疹・発赤・瘙痒など。
　　　　　　③消化器症状として食欲不振・胃部不快感・悪心・嘔吐・腹痛・下痢など。
併用注意：甘草含有製剤、グリチルリチン酸及びその塩類を含有する製剤。
慎重投与：①著しく胃腸虚弱、食欲不振・悪心・嘔吐の患者。
　　　　　　②妊娠又は妊娠している可能性のある患者には投与しないことが望ましい。

No.：EK-401　甘草湯（かんぞうとう）（黄褐色）

剤形分量：細クラシエ 1.9/6
出　典：傷寒論（少陰病）
名称由来：甘草一味のみなので、そのまま生薬名が命名された。
方剤構成：甘草6.0　　合計6.0g　1品目
煎液味覚：苦みも感じるが、甘味が強すぎて飲みにくい。
原典薬能：「少陰病二三日咽痛者、可與甘草湯。」
　　　　　少陰病の症状で二三日経ってノドが痛くなった者には甘草湯を与える。
方剤解説：甘草一味による緩和鎮痛作用により急性咽痛を和らげる。
服薬指導：①温服でノドを潤すように服用する。
　　　　　②通常頓服使用で、長期服用は避ける。
応　用：咳嗽、急性咽喉炎、口内炎など。
参　考：甘草の加味方剤として使用されることもある。
副作用：重大な副作用として偽アルドステロン症・ミオパシー。
併用注意：甘草含有製剤、グリチルリチン酸及びその塩類を含有する製剤、ループ系利尿剤（フロセミド・エタクリン酸）、チアジド系利尿剤（トリクロルメチアジド）。
禁　忌：アルドステロン症、ミオパシー、低カリウム血症の患者。

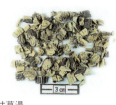
甘草湯

No.：72　甘麦大棗湯（かんばくたいそうとう）（淡褐色）

剤形分量：細コタロー 6.3/9
　　　　　顆オースギ 3.8/9　ツムラ 3.25/7.5
出　典：金匱要略（婦人雑病）
名称由来：構成生薬三味の名称によって命名されている。
方剤構成：小麦20.0　大棗6.0　甘草5.0　　合計31.0g
　　　　　3品目
煎液味覚：甘味がとても強く飲みにくい。
原典薬能：「婦人蔵躁、喜悲傷欲哭、象如神霊所作、数欠伸、甘麦大棗湯主之。」
　　　　　婦人の憂鬱、幻覚、感情不安、知覚異常などのヒステリー症状や喜んだり悲しんだり泣いたり感情の起伏が激しく、神霊の乗り移ったような行いで、よく欠伸をする。このような症状には甘麦大棗湯を用いる。
方剤解説：全て甘味のある生薬が大量に用いられており、急性の緊張した状態を緩和鎮静する働きがある。このような症状の患者は食事をしなくても活動的であるが、そのうち体力的に衰えていくため、これら三味には脾を補い体力を増す働きもある。
服薬指導：急迫症状の改善を目的とするため、温服が望ましい。
応　用：ヒステリー、神経衰弱、躁鬱病、不眠症、癲癇、夜泣きなど。
参　考：欠伸（あくび）は本剤の使用目的の指標となる。
副作用：重大な副作用として偽アルドステロン症・ミオパシー。
併用注意：甘草含有製剤、グリチルリチン酸及びその塩類を含有する製剤、ループ系利尿剤（フロセミド・エタクリン酸）、チアジド系利尿剤（トリクロルメチアジド）。
禁　忌：アルドステロン症、ミオパシー、低カリウム血症の患者。

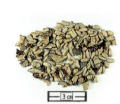
甘麦大棗湯

No.：N-324　桔梗石膏（ききょうせっこう）（淡褐色）

剤形分量：細コタロー　1.4/6
出　典：特になし
名称由来：構成生薬による。
方剤構成：桔梗3.0　石膏10.0　　合計13.0g　2品目
煎液味覚：薄い水のような味だが、服用後渋みとえぐみがあってやや飲みにくい。
原典薬能：特になし
方剤解説：桔梗・石膏には消炎・排膿・去痰作用がある。
服薬指導：石膏を多く含むため、虚証に用いると胃部不快感、軟便が見られる。
応　用：小柴胡湯、葛根湯、麦門冬湯などに加味される。
参　考：症状によって使用量を加減して用いる。
副作用：消化器症状として食欲不振・胃部不快感・軟便・下痢など。
慎重投与：胃腸虚弱、著しく体力の衰えている患者。

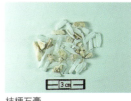
桔梗石膏

No.：138　桔梗湯（ききょうとう）（淡灰褐色）

剤形分量：顆ツムラ　1.25/7.5
出　典：傷寒論（少陰病）　金匱要略（肺痿肺癰咳嗽上気病）
名称由来：君薬の桔梗により命名されている。
方剤構成：甘草3.0　桔梗2.0　　合計5.0g　2品目
煎液味覚：甘味のある薄味で飲みやすい。
原典薬能：「少陰病、二三日咽痛者、可與甘草湯、不差、與桔梗湯。」
　　　　　　少陰病を患って、2、3日してノドが痛くなった場合には甘草湯を用いる。これで治らない者は桔梗湯を用いる。
方剤解説：甘草だけでは鎮痛作用が弱いため、鎮痛去痰作用のある桔梗を加え、ノドの痛みや痰を取り除く目的で用いられる。一般に甘草湯よりも桔梗湯が用いられる場合が多い。
服薬指導：①ノドを潤すように服用する。
　　　　　②温服が望ましいが、炎症部に刺激がある場合は冷服でも良い。
応　用：咽喉炎、扁桃炎など。
参　考：同一名称で煎じ薬では『外台秘要方』の桔梗湯も用いる。
副作用：重大な副作用として偽アルドステロン症・ミオパシー。
併用注意：甘草含有製剤、グリチルリチン酸及びその塩類を含有する製剤、ループ系利尿剤（フロセミド・エタクリン酸）、チアジド系利尿剤（トリクロルメチアジド）。
禁　忌：アルドステロン症、ミオパシー、低カリウム血症の患者。

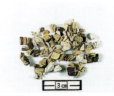
桔梗湯

No.:65 帰脾湯（淡灰褐色）

- **剤形分量**：細 ジュンコウ 5/7.5
  顆 ツムラ 4.5/7.5
- **出　典**：薛氏医案（内科摘要）
- **名称由来**：衰えた脾の機能を回復させる薬能により命名された。
- **方剤構成**：黄耆3.0　人参3.0　白朮3.0　茯苓3.0　酸棗仁3.0
  竜眼肉3.0　当帰2.0　遠志2.0　大棗2.0　甘草1.0
  木香1.0　生姜0.5　合計26.5g　12品目
- **煎液味覚**：淡泊な味だがやや芳香と苦みがあり、後に喉を刺す刺激を感じて少し飲みにくい。
- **原典薬能**：加味帰脾湯に同じ。
- **方剤解説**：四君子湯の人参・白朮・茯苓・甘草に黄耆・大棗・生姜が加わり補気により脾の機能を補う。さらに酸棗仁・竜眼肉・遠志は鎮静作用がある。木香が気を巡らす作用があり、脾虚による血虚を当帰が補う。
- **服薬指導**：脾虚を補う目的で用いるため温めて服用する。
- **応　用**：神経衰弱、不安神経症、不眠、胃潰瘍、健忘症、貧血など。
- **参　考**：本剤に柴胡・山梔子を加えた方剤が加味帰脾湯である。
- **副作用**：①重大な副作用として偽アルドステロン症・ミオパシー。
  ②過敏症として発疹・瘙痒など。
  ③消化器症状として食欲不振・胃部不快感・悪心・腹痛・下痢など。
- **併用注意**：甘草含有製剤、グリチルリチン酸及びその塩類を含有する製剤。
- **慎重投与**：①食欲不振・悪心・嘔吐の患者。
  ②湿疹・皮膚炎など悪化することがある。

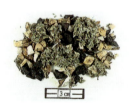

帰脾湯

No.:77 芎帰膠艾湯（灰褐色）

- **剤形分量**：細 コタロー 7＋3（ゼラチン）/15
  ジュンコウ 5.6/9
  顆 ツムラ 6/9
- **出　典**：金匱要略（婦人妊娠病）
- **名称由来**：本剤の中心的な薬能と考えられる川芎・当帰・阿膠・艾葉の一字を取り命名された。
- **方剤構成**：地黄6.0　当帰4.0　芍薬4.0　川芎3.0　艾葉3.0
  甘草2.0　阿膠3.0　合計25.0g　7品目
- **煎液味覚**：甘味と苦みが混じり、さらに臭みもあり飲みにくい。
- **原典薬能**：「師曰、婦人有漏下者、有半産後、因続下血都不絶者、妊娠下血者、假令妊娠腹中痛為胞阻、膠艾湯主之。」
  　先生が言うには婦人で不正出血の者がいる。また流産の後、出血が止まらなくなって死にそうな者がいる。妊娠中に出血する者がいる。もし妊娠中腹部が痛むと胎児の発育に影響を及ぼす。このような場合には膠艾湯を用いる。
- **方剤解説**：本剤は補血の基本方剤である四物湯に止血・安胎を目的とした阿膠、艾葉が加わった処方である。
- **服薬指導**：血虚の状態なので温服が望ましい。

応　用：痔出血、不正性器出血、尿血、下血、月経過多症、子宮内膜症、貧血など。
参　考：①煎じ薬の場合、阿膠は加熱後他薬を濾した煎出液に加え、よく溶かして服用する。
　　　　②エキス製剤は甘草3gを含む。
副作用：①重大な副作用として偽アルドステロン症・ミオパシー。
　　　　②消化器症状として食欲不振・胃部不快感・悪心・嘔吐・下痢など。
併用注意：甘草含有製剤、グリチルリチン酸及びその塩類を含有する製剤、ループ系利尿剤（フロセミド・エタクリン酸）、チアジド系利尿剤（トリクロルメチアジド）。
慎重投与：著しく胃腸虚弱、食欲不振・悪心・嘔吐の患者。
禁　忌：アルドステロン症、ミオパシー、低カリウム血症の患者。

No.：TM-230　芎帰調血飲（灰褐色）
きゅうきちょうけついん

剤形分量：顆太虎堂 4.58/6
出　典：万病回春（巻六　産後）
名称由来：君薬の川芎・当帰の二味と本剤の薬能を表す調血によって命名された。
方剤構成：当帰2.0　川芎2.0　地黄2.0　白朮2.0　茯苓2.0
　　　　陳皮2.0　烏薬2.0　香附子2.0　牡丹皮2.0
　　　　益母草1.5　大棗1.5　甘草1.0　乾姜1.0
　　　　合計23.0g　13品目

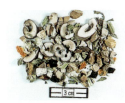
芎帰調血飲

煎液味覚：芳香と清涼感があり、苦みはそれほど強くなく飲みやすい。
原典薬能：「芎帰調血飲、治産後一切諸病、気血虚損、脾胃怯弱、或悪露不行、或去血過多、或飲食失節、或怒気相沖、以致発熱悪寒、自汗、口乾、心煩、喘急、心腹疼痛、胸肋脹満、頭暈、眼花、耳鳴、口禁不語、昏憒等症。」
　　　　芎帰調血飲は産後の一切の病気において、気血が不足した状態で脾胃が弱り、あるいは後産が排出せず、あるいは出血が止まらない、あるいは飲食の節度がなくなり、あるいは怒りやすく精神的な不安になり、これらが原因で発熱悪寒、自汗、口乾、心煩、喘息のような急迫症状、心臓や腹部の疼痛、胸や肋骨の脹満、めまい、目がチカチカする、耳鳴り、口が閉じて物が言えない、意識が明瞭でなくなるなどの症状を治療する。
方剤解説：本剤は血虚による瘀血と気鬱がある症状に用いる。すなわち、補血剤として当帰・川芎・地黄が基本となり、まず順気を目的とした白朮・茯苓・陳皮・烏薬・香附子が含まれ、さらに血の滞りを改善する牡丹皮、そして冷えを除き緩和を目的に益母草・甘草・大棗・乾姜が含まれている。
服薬指導：血虚で体力が衰えた状態に用いる方剤であるため温服が望ましい。
応　用：産後の自律神経失調症、産後の神経症、月経不順、月経困難症、乳汁分泌不足など。
参　考：煎じ薬では瘀血による下腹部痛がひどい場合には、さらに数種の駆瘀血剤が加味された『漢方一貫堂医学』の芎帰調血飲第一加減も用いられる。
副作用：①重大な副作用として偽アルドステロン症・ミオパシー。
　　　　②消化器症状として食欲不振・胃部不快感・悪心・嘔吐・下痢など。
併用注意：甘草含有製剤、グリチルリチン酸及びその塩類を含有する製剤。
慎重投与：①著しく胃腸虚弱、食欲不振・悪心・嘔吐の患者。
　　　　②妊娠又は妊娠している可能性のある患者には投与しないことが望ましい。

No.：N-311　九味檳榔湯（灰褐色）
（くみびんろうとう）

剤形分量：細コタロー 3.7/6
出　典：勿誤薬室方函
名称由来：檳榔子を君薬とした九味の生薬構成を命名とした。
方剤構成：檳榔子4.0　厚朴3.0　桂皮3.0　陳皮3.0　蘇葉2.0
　　　　　木香1.0　甘草1.0　生姜0.5　大黄1.0
　　　　　合計18.5g　9品目
煎液味覚：甘味は少なく苦みと渋みがあり飲みにくい。
原典薬能：「九味檳榔湯、治脚気腫満、短気、及心腹痞積、気血凝滞者」
　　　　　　九味檳榔湯は脚気の腫れ、呼吸が短く、心臓や腹部に痞えた塊があり、気血が滞っている者を治療する。
方剤解説：全て順気の目的で用いられる生薬によって構成されている。
服薬指導：①苦みの強い生薬であるが、温服が望ましい。
　　　　　②檳榔子の含有量が多く、順気作用があるため、虚弱に用いるとめまいなどの症状が見られることがある。
応　用：脚気、高血圧、神経症、更年期障害、動脈硬化、高血圧、動悸など。
参　考：エキス剤では呉茱萸・茯苓が含まれている。
副作用：①重大な副作用として偽アルドステロン症・ミオパシー。
　　　　②過敏症として発疹・発赤・瘙痒など。
　　　　③消化器症状として食欲不振・腹痛・下痢など。
併用注意：甘草含有製剤、グリチルリチン酸及びその塩類を含有する製剤。
慎重投与：①下痢・軟便、著しく胃腸虚弱、食欲不振・悪心・嘔吐、著しく体力の衰えている患者。
　　　　　②妊娠又は妊娠している可能性のある患者には投与しないことが望ましい。授乳中の婦人には慎重投与。

九味檳榔湯

No.：50　荊芥連翹湯（黄褐色）
（けいがいれんぎょうとう）

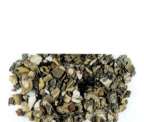

剤形分量：顆オースギ 5.4/12　太虎堂 5.7/7.5
　　　　　　ツムラ 4.5/7.5　テイコク 4.34/9
出　典：漢方一貫堂医学
名称由来：君薬の荊芥・連翹に由来し、命名された。
方剤構成：柴胡2.0　白芷2.0　桔梗2.0　当帰1.5　川芎1.5
　　　　　芍薬1.5　地黄1.5　黄芩1.5　黄連1.5　黄柏1.5
　　　　　山梔子1.5　荊芥1.5　連翹1.5　防風1.5　薄荷1.5
　　　　　枳殻1.5　甘草1.5　合計27.0g　17品目

荊芥連翹湯

煎液味覚：香りも強くいろいろな味が入り交じった不快な苦みで、甘味も不快さを増していてとても飲みにくい。
原典薬能：矢数格著『漢方一貫堂医学』によれば「『万病回春』に収載されている鼻病門と耳病門の二処方を合方とし、さらに黄連、黄柏を加えたのが、我々の用いる荊芥連翹湯である。ゆえにその薬能として、耳鼻両方の病気を同一の処方で治すことができるから実際上まことに便利である」と記されている。
方剤解説：温清飲を基本方剤としており、さらに柴胡・白芷・桔梗が炎症を抑え排膿作用

があり、荊芥・連翹・防風・薄荷・枳殻は体表部の風邪を取り除き、頭痛や耳鼻疾患、皮膚疾患を改善する。
服薬指導：苦みが強い薬であることを患者に説明し、温服が困難であれば冷服でも良い。
応　　用：アトピー性皮膚炎、中耳炎、鼻炎、面疱、扁桃腺、蓄膿症など。
参　　考：幼児期には荊芥連翹湯よりも柴胡清肝湯が多く用いられる。
副 作 用：①重大な副作用として間質性肺炎、偽アルドステロン症・ミオパシー。
　　　　　②過敏症として発疹・瘙痒など。
　　　　　③肝機能として AST・ALT・Al-P・γ-GTP・ビリルビンの上昇など。
　　　　　④消化器症状として食欲不振・胃部不快感・悪心・嘔吐・下痢など。
併用注意：甘草含有製剤、グリチルリチン酸及びその塩類を含有する製剤。
慎重投与：著しく胃腸虚弱、食欲不振・悪心・嘔吐のある患者。

No.：TY-026　桂枝加黄耆湯（けいしかおうぎとう）（淡褐色）

剤形分量：細東洋 3.6/ 6
出　　典：金匱要略（水気病）
名称由来：基本方剤桂枝湯に黄耆が加わり、命名された。
方剤構成：桂皮4.0　芍薬4.0　大棗4.0　黄耆3.0　甘草2.0
　　　　　生姜0.5　　合計17.5g　6品目
煎液味覚：シナモンのヒリヒリ感が見られるが、薄味の甘味で飲みやすい。

桂枝加黄耆湯

原典薬能：「黄汗之病、両脛自冷、假令発熱、此属歴節、食已汗出、又身常暮臥盗汗出者、此労気也、若汗出已、反発熱者、久久其身必甲錯、発熱不止者、必生悪瘡、若身重汗已輒軽者、久久必身瞤、瞤即胸中痛、又従腰以上必汗出、下無汗、腰髖弛痛、如有物在皮中状、劇者不能食、身疼重煩躁、小便不利、此為黄汗、桂枝加黄耆湯主之。」
　　　　　黄色い汗が出る病は両スネが自ずと冷えて、もし発熱すれば歴節（関節炎）という病気に属する。食事が終わると汗が出たり、またいつも夜寝ていると寝汗が出る者は虚労の病気である。もし汗が出終わった後に発熱する者は長く患うと必ず皮膚がカサカサする。また発熱が収まらない場合は悪い出来物ができる。もし、身体がむくんでだるく汗が出ると軽く感じる者は長く患うと筋肉がピクピクと引きつける。胸中が痛むこともあり、また腰から上だけ汗が出て、腰から下は汗が出ない場合は腰部が痛み、異物が皮膚に有るような知覚麻痺が生じる。ひどいときは食事もできない。身体が重く痛みがあり、煩躁して、尿が出にくくなる。このような症状が黄汗の病気である。桂枝加黄耆湯を用いる。
方剤解説：桂枝湯の証に気虚による発汗の異常が見られる場合に、発汗機能を調節する生薬として黄耆が用いられている。気虚であっても発熱があるため、人参は用いない。また黄耆は皮膚を丈夫にする固表作用があるため、皮膚疾患にも用いられる。
服薬指導：桂枝湯に準じる。
応　　用：感冒、盗汗、多汗症、皮膚疾患、リウマチなど。
参　　考：エキス製剤は黄耆2 g、なま生姜4 gである。
副 作 用：①重大な副作用として偽アルドステロン症・ミオパシー。
　　　　　②過敏症として発疹・発赤・瘙痒など。
　　　　　③湿疹・皮膚炎等が悪化することがある。

併用注意：甘草含有製剤、グリチルリチン酸及びその塩類を含有する製剤。

No.：TY-027　桂枝加葛根湯（淡褐色）
けいしかかっこんとう

剤形分量：細東洋 4/6
　出　典：傷寒論（太陽病）
名称由来：基本方剤桂枝湯に葛根が加えられ命名された。
方剤構成：葛根6.0　桂皮4.0　芍薬4.0　大棗4.0　甘草2.0
　　　　　生姜0.5　　合計20.5g　6品目
煎液味覚：少しヒリヒリ感はあるが、薄味の甘味で飲みやすい。
原典薬能：「太陽病、項背強、几几、反汗出、悪風者、桂枝加葛
　　　　　根湯主之。」
　　　　　　太陽病で、項背部が堅く張って痛む（このような時は普通汗が出ない）、反対
　　　　　に汗が出て悪風がある場合は桂枝加葛根湯を用いる。
方剤解説：太陽病で項背部が堅く張って痛む場合は葛根湯を用いるが、発汗があるため麻
　　　　　黄を含む葛根湯は用いられない。そこで、このような症状の時には桂枝湯を基
　　　　　本方剤とし、項背部の凝りを取り除く葛根が加えられている。
服薬指導：①筋肉の緊張を解きほぐす薬能を目的とするため、温服が望ましい。
　　　　　②麻黄が適さない患者に用いる機会が多い。
　応　用：感冒、頭痛、肩凝り、筋肉痛など。
　参　考：エキス製剤はなま生姜4gを含む。
　副作用：①重大な副作用として偽アルドステロン症・ミオパシー。
　　　　　②過敏症として発疹・発赤・瘙痒など。
　　　　　③湿疹・皮膚炎等が悪化することがある。
併用注意：甘草含有製剤、グリチルリチン酸及びその塩類を含有する製剤。

桂枝加葛根湯

No.：TY-028　桂枝加厚朴杏仁湯（淡褐色）
けいしかこうぼくきょうにんとう

剤形分量：細東洋 4.8/7.5
　出　典：傷寒論（太陽病・可発汗病・発汗吐下後病）
名称由来：基本方剤桂枝湯に厚朴杏仁が加わり命名された。
方剤構成：桂皮4.0　芍薬4.0　大棗4.0　杏仁4.0　甘草2.0
　　　　　厚朴1.0　生姜0.5　　合計19.5g　7品目
煎液味覚：シナモンの香り、甘味、苦みが混じり、服用後のヒ
　　　　　リヒリ感もありやや飲みにくい。

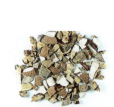

桂枝加厚朴杏仁湯

原典薬能：「太陽病下之微喘者、表未解故也、桂枝加厚朴杏子湯
　　　　　主之。」
　　　　　　太陽病で間違って下剤を用い下したとき、わずかに喘息のような症状が見ら
　　　　　れる。これは体表部の症状が完全に除かれていないためである。このような場
　　　　　合には桂枝加厚朴杏仁湯を用いる。
方剤解説：誤治によって気の上衝が強くなり、咳や喘息症状が現れた場合、桂枝湯だけで
　　　　　は気を静める力が弱いため、咳や喘息症状を改善する目的で厚朴・杏仁が加味
　　　　　されている。
服薬指導：①厚朴・杏仁が加わり、飲みにくくなっているが、温服でノドを潤すようにし

　　　　　　て服用すべきである。
　　　　　②麻黄剤が適さない患者や高齢者に用いる。
　　　　　③杏仁を含むため服用後軟便になることもある。
応　　用：感冒、上気道炎、気管支喘息など。
参　　考：エキス剤は厚朴4ｇ、なま生姜4ｇ含む。
副作用：①重大な副作用として偽アルドステロン症・ミオパシー。
　　　　　②過敏症として発疹・発赤・瘙痒など。
　　　　　③湿疹・皮膚炎等が悪化することがある。
併用注意：甘草含有製剤、グリチルリチン酸及びその塩類を含有する製剤。

No.：134　桂枝加芍薬大黄湯（けいしかしゃくやくだいおうとう）（黄褐色）

剤形分量：㊗ツムラ 4/7.5
出　　典：傷寒論（太陰病）
名称由来：桂枝加芍薬湯に大黄が加わり、命名された。
方剤構成：芍薬6.0　桂皮4.0　大棗4.0　甘草2.0　生姜0.5
　　　　　大黄1.0　　合計17.5g　6品目
煎液味覚：シナモンの香りがあり少し苦みもあるが、比較的飲
　　　　　みやすい。
原典薬能：「桂枝加芍薬湯主之、大実痛者桂枝加大黄湯主之。」
　　　　　桂枝加芍薬湯を用いる場合に、実証で腹部の痛みが激しい場合は桂枝加大黄
　　　　　湯を用いる。
方剤解説：腹部の膨満感が強く、実証タイプの場合は緩下を目的として大黄が加わってい
　　　　　る。
服薬指導：大黄を含むため、軟便になる場合もあるので注意する。
応　　用：便秘を伴った腹部膨満、腸炎、便秘、過敏性大腸症候群など。
参　　考：①エキス製剤は大黄が2ｇ含まれている。
　　　　　②原典では桂枝加大黄と記されている。
副作用：①重大な副作用として偽アルドステロン症・ミオパシー。
　　　　　②過敏症として発疹・発赤・瘙痒など。
　　　　　③消化器症状として食欲不振・腹痛・下痢など。
併用注意：甘草含有製剤、グリチルリチン酸及びその塩類を含有する製剤。
慎重投与：①下痢・軟便、著しく胃腸虚弱な患者。
　　　　　②妊娠又は妊娠している可能性のある患者には投与しないことが望ましい。授
　　　　　　乳中の婦人には慎重投与。

桂枝加芍薬大黄湯

No.：60　桂枝加芍薬湯（けいしかしゃくやくとう）（淡褐色）

剤形分量：細クラシエ 3.2/6　コタロー 4.5/7.5
　　　　　　ジュンコウ 3.85/6　東洋 3.6/6
　　　　　㊗オースギ 4/7.5　ツムラ 3.75/7.5
　　　　　　テイコク 3/7.5　本草 3.6/7.5
　　　　　錠クラシエ 3.2/18
出　　典：傷寒論（太陰病・発汗吐下後病）

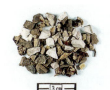

桂枝加芍薬湯

名称由来：桂枝湯の芍薬が増量されたことにより命名された。
方剤構成：芍薬6.0　桂皮4.0　大棗4.0　甘草2.0　生姜0.5　　合計16.5g　5品目
煎液味覚：後口に少しヒリヒリ感があるが、薄味で甘く飲みやすい。
原典薬能：「本太陽病、医反下之、因爾腹満時痛者、属太陰也、桂枝加芍薬湯主之。」
　　　　　　本当は太陽病なのに医者が誤って下剤で下したところ、それが原因でお腹が張り、痛むこともある。このような症状は太陰病である。桂枝加芍薬湯を用いる。
方剤解説：腹部が張って、腹直筋の緊張により痛むため、腹部の緊張を緩和するために芍薬が増量されている。
服薬指導：腹直筋の緊張を和らげる目標で服用することが多いので、温服が望ましい。
応　　用：大腸炎、過敏性大腸症候群、便秘、膨満感、ストレス性の腹痛など。
参　　考：①エキス製剤では生姜4ｇ含むものもある。
　　　　　②識別コードが東洋030である。
副作用：①重大な副作用として偽アルドステロン症・ミオパシー。
　　　　②過敏症として発疹・発赤・瘙痒等。
併用注意：甘草含有製剤、グリチルリチン酸及びその塩類を含有する製剤。

No.：18　桂枝加朮附湯（淡褐色）
（けいし　かじゅつぶ　とう）

剤形分量：細 コタロー 5.3/9　三和 5.1/9
　　　　　顆 JPS 5/7.5　ツムラ 3.75/7.5
　　　　　　テイコク 2.54/7.5　マツウラ 4/6
出　　典：方機
名称由来：基本方剤桂枝湯に朮と附子が加わり、命名された。
方剤構成：桂皮4.0　芍薬4.0　大棗4.0　蒼朮4.0　甘草2.0
　　　　　生姜0.5　附子1.0　　合計19.5g　7品目
煎液味覚：シナモンの香りと甘味があり、服用後少しヒリヒリ感はあるが、比較的飲みやすい。

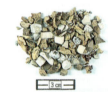
桂枝加朮附湯

原典薬能：「湿家、骨節疼痛者、或半身不随口眼喎斜者、或頭痛重者、或身体麻痺者、或頭痛劇者、桂枝加朮附湯主之。」
　　　　　　水ぶとりのタイプで、骨や関節部に疼くような痛みのある者、あるいは身体半分が麻痺して顔もゆがんでいる者、あるいは頭がボーッと重い者、あるいは身体が麻痺している者、あるいは頭痛が激しい者には桂枝加朮附湯を用いる。
方剤解説：桂枝湯証に体内の病的な水分を取り除く蒼朮と、冷えによる痛みを取り除くために附子が加えられている。
服薬指導：冷えと水毒が見られるため、温服が望ましい。
応　　用：関節炎、神経痛、関節リウマチ、脳卒中後遺症など。
参　　考：①本剤は桂枝加附子湯に朮が加わったものである。
　　　　　②エキス製剤では附子の修治方法が異なっており、量もばらつきが見られる。
　　　　　③識別コードが三和03、東洋033である。
副作用：①重大な副作用として偽アルドステロン症・ミオパシー。
　　　　②過敏症として発疹・発赤・瘙痒など。
　　　　③その他心悸亢進・のぼせ・舌のしびれ・悪心など。
併用注意：甘草含有製剤、グリチルリチン酸及びその塩類を含有する製剤。
慎重投与：①体力の充実している患者、暑がりでのぼせが強く赤ら顔の患者。

②妊婦又は妊娠している可能性のある患者には投与しないことが望ましい。
③小児には慎重投与。

No.：26　桂枝加竜骨牡蛎湯（灰褐色）

- 剤形分量：細 クラシエ 3.2/6　コタロー 4.7/7.5
  　　　　　顆 オースギ 3.5/7.5　ツムラ 3.25/7.5
  　　　　　　　テイコク 3.14/7.5
- 出　　典：金匱要略（血痺虚労病）
- 名称由来：桂枝湯証に竜骨・牡蛎が加わり、命名された。
- 方剤構成：桂皮4.0　芍薬4.0　大棗4.0　竜骨3.0　牡蛎3.0
  　　　　　甘草2.0　生姜0.5　合計20.5g　7品目
- 煎液味覚：薄味で桂皮と甘草がまざり、あっさりした甘味で飲みやすい。
- 原典薬能：「夫失精家、少腹弦急、陰頭寒、目眩、髪落、脉極虚、芤遅、為清穀亡血、失精脉得諸芤動微緊、男子失精、女子夢交、桂枝加竜骨牡蛎湯主之。」
  　　　　　性欲の衰えている人は下腹が弓の弦が突っ張ったように張っている。陰部が冷たく、めまいがして、髪の毛がよく抜ける。脉はとても弱っていて、中が空っぽに感じる遅い脉で、下痢がひどくて血便もあり、貧血である。失精の脉は空虚な短い少し緊張した脉である。男子は遺精があり、女子は交わっている夢を見る。このような場合には桂枝加竜骨牡蛎湯を用いる。
- 方剤解説：桂枝湯証に神経的な興奮を静めるために竜骨・牡蛎が加えられている。
- 服薬指導：基本的に虚証で冷えた状態なので温服が望ましい。
- 応　　用：性的神経症、遺精、陰萎、夜尿症、動悸、不眠など。
- 参　　考：生姜を1.5g含むエキス製剤もある。
- 副作用：①重大な副作用として偽アルドステロン症・ミオパシー。
  　　　　②過敏症として発疹・発赤・瘙痒など。
- 併用注意：甘草含有製剤、グリチルリチン酸及びその塩類を含有する製剤。

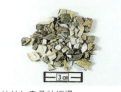

桂枝加竜骨牡蛎湯

No.：EK-18　桂枝加苓朮附湯（淡褐色）

- 剤形分量：細 クラシエ 4.4/7.5
  　　　　　顆 オースギ 4.6/9
  　　　　　錠 クラシエ 4.8/18
- 出　　典：方機
- 名称由来：桂枝加朮附湯に茯苓が加わり、命名された。
- 方剤構成：桂皮4.0　芍薬4.0　大棗4.0　蒼朮4.0　茯苓4.0
  　　　　　甘草2.0　生姜0.5　附子1.0　合計23.5g
  　　　　　8品目
- 煎液味覚：わずかな苦みと辛みを感じるが、全体的には薄味で、ほどよい甘味があって飲みやすい。
- 原典薬能：「湿家、眼目不明者、或耳聾、或肉瞤筋惕者、桂枝加苓朮附湯主之。」
  　　　　　水ぶとりの患者で、視力や聴力が衰え、筋肉がピクピクひきつる者は桂枝加苓朮附湯を用いる。

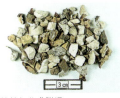
桂枝加苓朮附湯

方剤解説：関節部に限らず、水毒が原因と思われる疾患に、水毒を排除するため、さらに茯苓が加えられている。
服薬指導：桂枝加朮附湯に準じる。
応　　用：関節痛、神経痛、関節リウマチ、腰痛、脳卒中後遺症など。
参　　考：本剤は桂枝湯合真武湯の方意である。
副作用：①重大な副作用として偽アルドステロン症・ミオパシー。
　　　　②過敏症として発疹・発赤・瘙痒など。
　　　　③その他心悸亢進・のぼせ・舌のしびれ・悪心など。
併用注意：甘草含有製剤、グリチルリチン酸及びその塩類を含有する製剤。
慎重投与：①体力の充実している患者、暑がりでのぼせが強く赤ら顔の患者。
　　　　②妊婦又は妊娠している可能性のある患者には投与しないことが望ましい。
　　　　③小児には慎重投与。

No.：45　桂枝湯（けいしとう）（淡褐色）

剤形分量：細 コタロー 4/6
　　　　　顆 オースギ 3.5/7.5　本草 2.2/7.5　JPS 3.8/7.5
　　　　　　ツムラ 3/7.5　テイコク 2.21/7.5
　　　　　　マツウラ 2.2/4.5

出　　典：傷寒論（太陽病・陽明病・太陰病）
　　　　　金匱要略（腹満寒疝宿食病・嘔吐噦下利病・婦人産後病）

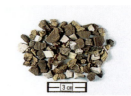
桂枝湯

名称由来：君薬である桂枝の名称によって命名された。
方剤構成：桂皮4.0　芍薬4.0　大棗4.0　甘草2.0　生姜0.5　　合計14.5g　5品目
煎液味覚：薄味で桂皮の香りと甘味があって飲みやすい。
原典薬能：「太陽中風、陽浮而陰弱、陽浮者熱自発、陰弱者汗自出、嗇嗇悪寒、淅淅悪風、翕翕発熱、鼻鳴乾嘔者、桂枝湯主之。」
　　　　　太陽病の中風の状態で、陽脈が浮いた脈で陰脈が弱い脈である。陽浮の脈の者は自ずと発熱があり、陰弱の脈の者は自汗がある。寒さで縮こまり、風に当たるとゾクゾクとし、体表部に熱が集まったような状態で、鼻鳴乾嘔がある場合には桂枝湯を用いる。
方剤解説：太陽病の急性症状が過ぎたときには麻黄剤のような強い発汗剤は用いられない。そこで身体を温めて、乱れた気（気の上衝）をコントロールする桂皮が主薬となっている。さらに身体の緊張を解きほぐす芍薬と甘草、体力を補い消化を助ける大棗・甘草・生姜が含まれている。
服薬指導：①身体を温める方剤なので温服すべきである。
　　　　②服用後桂皮のヒリヒリ感を感じる場合がある。
　　　　③シナモンの香りを好まない患者は桂皮を含む方剤が適さないこともある。
応　　用：感冒、頭痛、腹痛、神経痛、筋肉痛、のぼせなど。
参　　考：①別名を陽旦湯と呼ぶ。
　　　　②生姜を1.5g含むエキス製剤もある。
副作用：①重大な副作用として偽アルドステロン症・ミオパシー。
　　　　②過敏症として発疹・発赤・瘙痒など。
　　　　③湿疹・皮膚炎等が悪化することがある。
併用注意：甘草含有製剤、グリチルリチン酸及びその塩類を含有する製剤。

No.:82 桂枝人参湯（淡褐色）

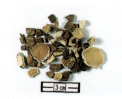
桂枝人参湯

剤形分量：細 クラシエ 2.7/6
　　　　　　顆 ツムラ 2.5/7.5
出　典：傷寒論（太陽病・発汗吐下後病）
名称由来：君薬としての桂枝・人参により命名された。
方剤構成：桂皮4.0　人参3.0　白朮3.0　甘草2.0　乾姜1.0
　　　　　　合計13.0g　5品目
煎液味覚：甘味もあるが、辛味が強く後口がヒリヒリして飲みにくい。
原典薬能：「太陽病、外證未除、而数下之、遂協熱而利、利下不止、心下痞鞕、表裏不解者、桂枝人参湯主之。」
　　　　　　太陽病で外證がまだ除かれていないのに、たびたび下剤で下した。その結果身体の内部にも熱が生じて、体表面の熱と反応して、下痢が止まらなくなった。さらに心下部が堅く痞えている。このように身体の表裏が治療されていない場合には桂枝人参湯を用いる。
方剤解説：本剤は心下痞硬や下痢等の裏の症状を取り除くとともに、桂皮が表の症状を取り除く。
服薬指導：①薬能を高めるため温服が望ましい。
　　　　　　②服用後口中のヒリヒリ感が強いため注意する。
応　用：冷えによる下痢や頭痛、胃腸炎など。
参　考：①本剤は人参湯に桂枝を加えた方剤である。
　　　　　　②エキス製剤は甘草3gを含む。
副作用：①重大な副作用として偽アルドステロン症・ミオパシー。
　　　　　　②過敏症として発疹・発赤・瘙痒・蕁麻疹など。
併用注意：甘草含有製剤、グリチルリチン酸及びその塩類を含有する製剤、ループ系利尿剤（フロセミド・エタクリン酸）、チアジド系利尿剤（トリクロルメチアジド）。
禁　忌：アルドステロン症、ミオパシー、低カリウム血症の患者。

No.:25 桂枝茯苓丸（淡灰褐色）

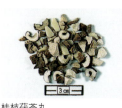
桂枝茯苓丸

剤形分量：細 クラシエ 2.3/6　コタロー 2.8/6
　　　　　　三和 2.6/4.5　ジュンコウ 2.25/4.5
　　　　　　顆 オースギ 2/4.5　JPS 2.6/7.5
　　　　　　太虎堂 4.15/7.5　ツムラ 1.75/7.5
　　　　　　テイコク 2.03/7.5　本草 2.5/7.5
　　　　　　マツウラ 2.3/4.5
　　　　　　錠 クラシエ 2.2/18
出　典：金匱要略（婦人妊娠病）
名称由来：君薬の桂枝と茯苓により命名された。
方剤構成：桂皮4.0　茯苓4.0　牡丹皮4.0　桃仁4.0　芍薬4.0　合計20.0g　5品目
煎液味覚：味は淡泊であるが、やや芳香があり、少し苦みと渋みがあり飲みにくい。
原典薬能：「婦人宿有癥病、経断未及三月、而得漏下不止、胎動在臍上者、為癥痼害妊娠、六月動者、前三月経水利時胎也、下血者、後断三月衃也、所以血不止者、其癥不去故也、当下其癥、桂枝茯苓丸主之。」

女性の病気で癥病(子宮筋腫のようなもの)というものがある。生理が止まってから3ヵ月も経たないのに、子宮出血が止まらない。胎動が臍の上で感じるのは子宮の中の塊が妊娠に害を与えている。6ヵ月で胎動がある場合は3ヵ月前に出血があったときすでに妊娠している。下血がある者は、後の3ヵ月は出血が瘀血になって固まっている。このように出血が止まらない者は子宮内の塊が取り除かれていないためである。当然その塊を取り除くべきだ。これには桂枝茯苓丸を用いる。

方剤解説：瘀血を取り除く牡丹皮・桃仁、水滞を取り除く茯苓、さらに鎮痛緩和作用の芍薬に気を調節する桂皮が加わり、主に瘀血による諸症状を改善する。

服薬指導：①当帰芍薬散とともに婦人科疾患で頻用される処方であるが、虚証ではなく比較的体力のある患者に用いる。
②駆瘀血剤として身体を温める作用もあるので温服が望ましい。

応　　用：応用範囲が大変広い。月経不順、月経困難症、子宮筋腫、乳腺炎、更年期障害、不妊症、冷えのぼせ症、高血圧症、慢性肝炎、湿疹、蕁麻疹、皮下出血、打撲傷、凍傷、眼底出血、自律神経失調症など。

参　　考：①別名を催生湯（出産を催すの意）と呼ぶ。
②原典では煉蜜で和して丸剤として用いる。
③本剤に甘草・生姜を加えたものが甲字湯である。
④識別コードが東洋034である。
⑤重金属30ppm以下、ヒ素：3 ppm以下。

副作用：①重大な副作用として肝機能障害・黄疸。
②過敏症として発疹・発赤・瘙痒など。
③肝機能として AST・ALT・Al-P・γ-GTP・ビリルビンの上昇など。
④消化器症状として食欲不振・胃部不快感・悪心・下痢など。

慎重投与：①著しく体力の衰えている患者。
②妊娠又は妊娠している可能性のある婦人には投与しないことが望ましい。

No.：125　桂枝茯苓丸加薏苡仁（淡灰褐色）
（けいしぶくりょうがんかよくいにん）

剤形分量：㊗ツムラ 3.75/7.5
出　典：本朝経験方
名称由来：桂枝茯苓丸に薏苡仁が加わり命名された。
方剤構成：桂皮4.0　茯苓4.0　牡丹皮4.0　桃仁4.0　芍薬4.0
　　　　　　薏苡仁10.0　　合計30.0g　6品目
煎液味覚：薏苡仁が加わり、桂枝湯に比べマイルドな味で比較的飲みやすい。

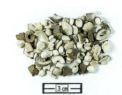
桂枝茯苓丸加薏苡仁

原典薬能：原　南陽著『叢桂亭医事小言』巻之七　藏方に甲字湯の加味法として腸癰（腹部の炎症）に薏苡仁を加えると記されている。
方剤解説：桂枝茯苓丸証に消炎排膿作用がある薏苡仁が加味されている。
服薬指導：桂枝茯苓丸に準じる。
応　　用：子宮筋腫、子宮部位の炎症、腹部の炎症、月経困難症、更年期障害、尋常性痤瘡、手掌角皮症、蕁麻疹、肌荒れ、肝斑、疣贅（いぼ）など。
参　　考：薏苡仁の量を増量する場合は桂枝茯苓丸エキスにヨクイニンエキス散を用いる。
副作用：①過敏症として発疹・発赤・瘙痒など。

	②消化器症状として胃部不快感・下痢など。
慎重投与：	①著しく体力の衰えている患者。
	②妊娠又は妊娠している可能性のある婦人には投与しないことが望ましい。

No.：S-10　桂芍知母湯（褐色）
けいしゃくち　もとう

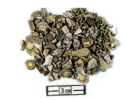

桂芍知母湯

剤形分量：細三和 5.1/9
　出　典：金匱要略（中風歴節病）
名称由来：君薬の桂枝、芍薬、知母により命名された。
方剤構成：蒼朮4.0　桂皮3.0　芍薬3.0　知母3.0　防風3.0
　　　　　麻黄3.0　甘草2.0　生姜0.5　附子1.0
　　　　　合計22.5g　9品目
煎液味覚：桂皮の芳香がありあっさりした苦みと甘味であるが、後口にややひりひり感があり少し飲みにくい。
原典薬能：「諸肢節疼痛、身体尪羸、脚腫如脱、頭眩、短気、温温欲吐、桂枝芍薬知母湯主之。」
　　　　　全ての四肢関節が疼痛し、身体が痩せて曲がり、脚が腫れて力なく、めまい、呼吸促迫し、ムカムカして吐きそうになる。これには桂枝芍薬知母湯を用いる。
方剤解説：本剤は桂枝加朮附湯から大棗が除かれ、発汗解表清熱作用のある知母・防風・麻黄が加わった方剤である。すなわち、冷えなどにより患部の炎症が比較的強く熱感を伴う場合に用いる。
服薬指導：①関節疾患に用いる麻黄剤であり、比較的体力のある患者に用いる。
　　　　　②基本的には身体を温めて痛みを取り除く方剤なので温服が望ましい。
　応　用：関節リウマチ、神経痛、筋萎縮症、知覚麻痺など。
　参　考：エキス剤は蒼朮ではなく白朮を用いている。
　副作用：①重大な副作用として偽アルドステロン症・ミオパシー。
　　　　　②過敏症として発疹・発赤・瘙痒など。
　　　　　③自律神経系症状として不眠・発汗過多・頻脈・動悸・全身脱力感・精神興奮など。
　　　　　④消化器症状として食欲不振・胃部不快感・悪心・嘔吐など。
　　　　　⑤泌尿器症状として排尿障害など。
　　　　　⑥その他のぼせ・舌のしびれなど。
併用注意：①麻黄含有製剤、エフェドリン類含有製剤、モノアミン酸化酵素（MAO）阻害剤、甲状腺製剤、カテコールアミン製剤（アドレナリン・イソプレナリン）、キサンチン系製剤（テオフィリン・ジプロフィリン）。
　　　　　②甘草含有製剤、グリチルリチン酸及びその塩類を含有する製剤。
慎重投与：①体力の充実している患者、暑がりでのぼせが強く赤ら顔の患者。
　　　　　②著しく胃腸虚弱な患者、食欲不振・悪心・嘔吐の患者。
　　　　　③発汗傾向の著しい患者。
　　　　　④狭心症・心筋梗塞等の循環器系障害のある患者又はその既往歴のある患者。
　　　　　⑤重症高血圧症、高度の腎障害、排尿障害、甲状腺機能亢進症の患者。
　　　　　⑥妊婦又は妊娠している可能性のある患者には投与しないことが望ましい。
　　　　　⑦小児には慎重投与。

No.：128　啓脾湯（けいひとう）（淡褐色）

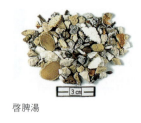
啓脾湯

剤形分量：細東洋 4.8/7.5
　　　　　　顆ツムラ 4.75/7.5
出　　典：万病回春（巻七　泄瀉）
名称由来：脾を啓（ひら）くという意味で、脾胃が虚して消化機能が衰え、食物を受け入れないため、脾胃の機能を改善し、食物を受け入れるようにする薬能により命名された。
方剤構成：蒼朮4.0　茯苓4.0　人参3.0　蓮肉3.0　山薬3.0
　　　　　　山査子2.0　陳皮2.0　沢瀉2.0　甘草1.0　合計24.0g　9品目
煎液味覚：薄い酸味と甘味があり、比較的飲みやすい。
原典薬能：「啓脾丸、消食、止瀉、止吐、消疳、消黄、消脹、定腹痛、益脾健胃。」
　　　　　　啓脾丸は消化を良くし、下痢を止め、嘔吐を鎮め、疳（消化不良によって衰弱した状態）をなくし、消化不良による黄疸をなくし、腹部の脹満をなくし、腹痛を鎮め、脾の機能を高め、胃を健やかにする。
方剤解説：脾胃の機能低下による浮腫を取り除くため四君子湯に沢瀉が加えられ、さらに、益脾滋養作用のある蓮肉・山薬、そして健胃作用のある山査子・陳皮が加えられている。
服薬指導：脾虚を補うため、温服で服用する。
応　　用：食欲不振、消化不良、下痢症、胃腸炎、潰瘍性大腸炎など。
参　　考：蒼朮ではなく白朮を用いている製剤もある。
副 作 用：①重大な副作用として偽アルドステロン症・ミオパシー。
　　　　　　②過敏症として発疹・蕁麻疹など。
併用注意：甘草含有製剤、グリチルリチン酸及びその塩類を含有する製剤。

No.：TY-037　桂麻各半湯（けいまかくはんとう）（褐色）

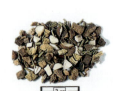
桂麻各半湯

剤形分量：細東洋 3/4.5
出　　典：傷寒論（太陽病・発汗吐下後病）
名称由来：桂枝湯と麻黄湯の合方で、薬能を弱くするため、生薬量が減量されていることにより命名されている。
方剤構成：桂皮3.5　杏仁2.5　麻黄2.0　芍薬2.0　甘草2.0
　　　　　　大棗2.0　生姜0.5　合計14.5g　7品目
煎液味覚：甘味は強いが苦みもあり、後口に渋みが残り少し飲みにくい。
原典薬能：「太陽病、得之八九日、如瘧状、発熱悪寒、熱多寒少、其人不嘔、清便欲自可、一日二三度発、脉微緩者、為欲愈也、脉微而悪寒者、此陰陽俱虚、不可更発汗更下更吐也、面色反有熱色者、未欲解也、以其不能得小汗出、身必痒、宜桂枝麻黄各半湯。」
　　　　　　太陽病になって8、9日過ぎ、瘧のような症状で、発熱悪寒があるが、悪寒よりも発熱が多い。嘔気はなく、下痢も自然と治まっている。1日に2、3度発作はあるが、脉が強い脉ではなく緩い脉の者は良くなる徴候である。脉が弱い脉で悪寒の強い者は陰陽がともに虚しており、さらに発汗や下したり吐かせたりしてはいけない。虚証でも反対に熱を帯びたような顔色の者はまだ良く

なっていない。少し発汗しなければ必ずからだが痒くなる。これには桂枝麻黄各半湯が良い。
方剤解説：陽明病でもなく、少陽病でもなく、太陽病ではあるが、日数がかなり経過して少し体力が弱ってきているため、麻黄湯だけを用いるのではなく、桂枝湯と協力して、緩やかに太陽病の症状を取り除く。
服薬指導：虚した状態であるため温服が望ましい。
応　　用：感冒、皮膚瘙痒証、蕁麻疹など。
参　　考：桂枝湯エキスと麻黄湯エキスの合方として用いても良い。
副作用：①重大な副作用として偽アルドステロン症・ミオパシー。
　　　　②過敏症として発疹・発赤・瘙痒など。
　　　　③自律神経系症状として不眠・発汗過多・頻脈・動悸・全身脱力感・精神興奮など。
　　　　④消化器症状として食欲不振・胃部不快感・悪心・嘔吐など。
　　　　⑤泌尿器症状として排尿障害など。
　　　　⑥湿疹・皮膚炎が悪化することがある。
併用注意：①麻黄含有製剤、エフェドリン類含有製剤、モノアミン酸化酵素（MAO）阻害剤、甲状腺製剤、カテコールアミン製剤（アドレナリン・イソプレナリン）、キサンチン系製剤（テオフィリン・ジプロフィリン）。
　　　　②甘草含有製剤、グリチルリチン酸及びその塩類を含有する製剤。
慎重投与：①病後の衰弱期・著しく体力の衰えている患者。
　　　　②著しく胃腸虚弱な患者、食欲不振・悪心・嘔吐の患者。
　　　　③発汗傾向の著しい患者。
　　　　④狭心症・心筋梗塞等の循環器系障害のある患者又はその既往歴のある患者。
　　　　⑤重症高血圧症、高度の腎障害、排尿障害のある患者、甲状腺機能亢進症の患者。

No.：70　香蘇散（こうそさん）（灰褐色）

剤形分量：細 コタロー 2.2/6
　　　　　顆 ツムラ 2/7.5　テイコク 1.3/7.5
出　　典：太平恵民和剤局方（巻二　傷寒）
名称由来：君薬である香附子と蘇葉の生薬名により命名されている。
方剤構成：香附子4.0　陳皮3.0　蘇葉2.0　甘草2.0　生姜0.5
　　　　　合計11.5g　5品目

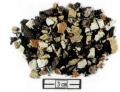
香蘇散

煎液味覚：甘草の甘味が強いが、少し蘇葉の芳香もあり薄味で飲みやすい。
原典薬能：「香蘇散、治四時瘟疫傷寒。」
　　　　　香蘇散は四季を通じて、感冒などの発熱性伝染病を治す。
方剤解説：甘草を除く構成生薬全てが芳香性健胃薬であり、漢方的には気を巡らし、発散させる働きがあり、甘草が全体を調和し緩和させる。
服薬指導：①麻黄剤が適さない虚弱者や高齢者の風邪薬としてよく用いられる。
　　　　②身体を温める方剤なので温服が望ましい。
応　　用：感冒、神経衰弱、腹痛、更年期障害、胃炎、不眠、蕁麻疹など。
参　　考：生姜を2g含む製剤もある。

副作用　：重大な副作用として偽アルドステロン症・ミオパシー。
併用注意：甘草含有製剤、グリチルリチン酸及びその塩類を含有する製剤。

No.：95　五虎湯（ごことう）（淡灰褐色）

剤形分量：細 クラシエ 2.1/ 6
　　　　　顆 ツムラ 2.25/7.5
　　　　　錠 オースギ 1.8/ 9
　出　典：勿誤薬室方函
名称由来：5種類の生薬を用い、薬能が肺疾患を治療すること
　　　　　より、五行における西（五臓では肺）の守護神であ
　　　　　る白虎の意味より命名された。

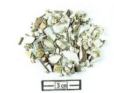

五虎湯

方剤構成：石膏10.0　麻黄4.0　杏仁4.0　甘草2.0　桑白皮2.0
　　　　　合計22.0g　5品目
煎液味覚：薄い米汁のような味だが、甘味があって比較的飲みやすい。
原典薬能：「治傷寒喘急、又治虚喘急。」
　　　　　　傷寒による喘息発作を治し、また虚証の喘息発作も治す。
方剤解説：喘息発作に用いる麻杏甘石湯に浮腫を除く桑白皮が加えられている。
服薬指導：一般に高齢者や虚弱な患者には用いない。
　応　用：感冒、気管支炎、気管支喘息、気管支拡張症など。
　参　考：本剤に二陳湯、すなわち半夏・陳皮が加わると、上記の症状以外に胃内停水や
　　　　　嘔気がある場合に用いる五虎二陳湯である。
　副作用：①重大な副作用として偽アルドステロン症・ミオパシー。
　　　　　②過敏症として発疹・発赤・瘙痒など。
　　　　　③自律神経系症状として不眠・発汗過多・頻脈・動悸・全身脱力感・精神興奮
　　　　　　など。
　　　　　④消化器症状として食欲不振・胃部不快感・悪心・嘔吐など。
　　　　　⑤泌尿器症状として排尿障害など。
併用注意：①麻黄含有製剤、エフェドリン類含有製剤、モノアミン酸化酵素（MAO）阻害
　　　　　　剤、甲状腺製剤、カテコールアミン製剤（アドレナリン・イソプレナリン）、
　　　　　　キサンチン系製剤（テオフィリン・ジプロフィリン）。
　　　　　②甘草含有製剤、グリチルリチン酸及びその塩類を含有する製剤。
慎重投与：①病後の衰弱期・著しく体力の衰えている患者。
　　　　　②著しく胃腸虚弱な患者、食欲不振・悪心・嘔吐の患者。
　　　　　③発汗傾向の著しい患者。
　　　　　④狭心症・心筋梗塞等の循環器系障害のある患者又はその既往歴のある患者。
　　　　　⑤重症高血圧症、高度の腎障害、排尿障害、甲状腺機能亢進症の患者。

No.: 63　五積散(ごしゃくさん)（淡灰褐色）

剤形分量：細コタロー 5.5/9
　　　　　顆ツムラ 4/7.5　テイコク 3.12/7.5
出　典：太平恵民和剤局方（巻二　傷寒）
名称由来：本剤の薬能が体内における全ての欝滞である五積（気・血・痰・寒・食）を改善することにより命名された。
方剤構成：蒼朮2.0　陳皮2.0　茯苓2.0　白朮2.0　半夏2.0
　　　　　当帰2.0　厚朴1.0　芍薬1.0　川芎1.0　白芷1.0
　　　　　枳殻1.0　桔梗1.0　乾姜1.0　桂皮1.0　麻黄1.0　甘草1.0　大棗1.0
　　　　　合計23.0g　17品目
煎液味覚：薄味だが苦みと渋みがあり飲みにくい。
原典薬能：「五積散、調中順気、除風冷、化痰飲、治脾胃宿冷、腹脇脹痛、胸膈停痰、嘔逆悪心、或外感風寒、内傷生冷、心腹痞悶、頭目昏痛、肩背拘急、肢体怠惰、寒熱往来、飲食不進、及婦人血気不調、心腹撮痛、経候不均、或閉不通、並宜服之。」
　　　　　五積散は腹部を調えて、気を巡らし、風冷や痰飲を除く。脾胃が冷えて消化が悪く、腹や脇が脹れて痛み、胸膈に痰が詰まったようで、嘔吐や悪心がある。あるいは体表部は風寒に傷つき、身体内は冷たい食べ物で傷つき、心腹が痞えて苦しく、頭目にめまい感や痛みがあり、肩背部がひきつれて痛み、手足や身体がだるく、悪寒や発熱があり、食欲がない。また女性は血気が調わず、心部や腹部が捕まれたように痛み、生理不順になり、あるいは閉経にもなる。これら全ての症状に用いて良い。
方剤解説：本剤は平胃散（蒼朮・陳皮・厚朴・甘草・大棗・生姜）と二陳湯（半夏・茯苓・陳皮・甘草・生姜）の方意があり食の積を取り除き、厚朴・白芷・枳殻・桔梗・香附子・桂皮は気・痰の積を取り除き、さらに当帰・川芎・芍薬は血の積を、白芷・乾姜・香附子・桂皮・麻黄は寒の積を取り除くことによって、五積を取り除く作用がある。
服薬指導：薬能が積を発散させて除く目的であるため、温服が望ましい。
応　用：腰痛、坐骨神経痛、下腹部痛、関節痛、月経痛、更年期障害など。
参　考：①原典では白朮・大棗は入らず、生姜を加えて煎じる。
　　　　　②エキス剤は全て生姜が含まれ、蒼朮のみあるいは白朮のみを用いている製剤もある。
副作用：①重大な副作用として偽アルドステロン症・ミオパシー。
　　　　　②過敏症として発疹・発赤・瘙痒など。
　　　　　③自律神経系症状として不眠・発汗過多・頻脈・動悸・全身脱力感・精神興奮など。
　　　　　④消化器症状として食欲不振・胃部不快感・悪心・嘔吐など。
　　　　　⑤泌尿器症状として排尿障害など。
併用注意：①麻黄含有製剤、エフェドリン類含有製剤、モノアミン酸化酵素（MAO）阻害剤、甲状腺製剤、カテコールアミン製剤（アドレナリン・イソプレナリン）、キサンチン系製剤（テオフィリン・ジプロフィリン）。
　　　　　②甘草含有製剤、グリチルリチン酸及びその塩類を含有する製剤。
慎重投与：①病後の衰弱期・著しく体力の衰えている患者。
　　　　　②著しく胃腸虚弱な患者、食欲不振・悪心・嘔吐の患者。

五積散

③発汗傾向の著しい患者。
④狭心症・心筋梗塞等の循環器系障害のある患者又はその既往歴のある患者。
⑤重症高血圧症、高度の腎障害、排尿障害、甲状腺機能亢進症の患者。

No.：107　牛車腎気丸（灰褐色）

剤形分量：顆ツムラ 4.5/7.5
出　典：済生方（巻五　水腫）
名称由来：八味丸を腎気丸といい、さらに牛膝・車前子が加わったことにより命名された。
方剤構成：地黄6.0　沢瀉3.0　茯苓3.0　山薬3.0　山茱萸3.0
　　　　　牡丹皮3.0　牛膝3.0　車前子3.0　桂皮1.0
　　　　　附子1.0　　合計29.0g　10品目
煎液味覚：苦みと後口に少しヒリヒリ感があり、全体にどろっとした味で飲みにくい。
原典薬能：「加味腎気圓、治腎虚、腰重、脚腫、小便不利」
　　　　　牛車腎気丸は腎虚により、腰が重く、脚がむくみ、尿の出が悪い症状を治す。
方剤解説：八味丸に腰脚の浮腫を除き丈夫にするために、車前子・牛膝が加えられている。
服薬指導：腎虚に用いるため温服が望ましい。
応　用：腰痛、坐骨神経痛、下肢無力、浮腫、頻尿など。
参　考：①八味丸に牛膝・車前子各3.0を加えたものである。
　　　　②重金属30ppm以下、ヒ素3ppm以下。
副作用：①重大な副作用として間質性肺炎、肝機能障害・黄疸。
　　　　②過敏症として発疹・発赤・瘙痒など。
　　　　③消化器症状として食欲不振・胃部不快感・悪心・嘔吐・腹部膨満感・腹痛・下痢・便秘など。
　　　　④その他心悸亢進・のぼせ・舌のしびれなど。
慎重投与：①体力の充実している患者、暑がりでのぼせが強く赤ら顔の患者。
　　　　　②著しく胃腸虚弱な患者、食欲不振・悪心・嘔吐の患者。
　　　　　③妊婦又は妊娠している可能性のある患者には投与しないことが望ましい。
　　　　　④小児には慎重に投与する。

牛車腎気丸

No.：31　呉茱萸湯（淡灰褐色）

剤形分量：細コタロー 4.5/7.5　ジュンコウ 2.8/6
　　　　　顆太虎堂 3.55/7.5　ツムラ 2.25/7.5
出　典：傷寒論（陽明病・少陰病・厥陰病）
　　　　金匱要略（嘔吐噦下利病）
名称由来：君薬の呉茱萸により命名された。
方剤構成：大棗4.0　呉茱萸3.0　人参2.0　ひね生姜4.0
　　　　　合計13.0g　4品目

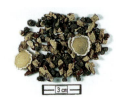
呉茱萸湯

煎液味覚：香りも強く口当りの悪い苦みで、辛味と渋みもあり、苦みが後に残りとても飲みにくい。
原典薬能：厥陰病「乾嘔、吐涎沫、頭痛者、呉茱萸湯主之。」

吐きそうだが食物は出なくて、唾や胃液だけを吐き、頭痛のある者は呉茱萸湯を用いる。
方剤解説：全て温める薬剤で、身体内部の冷えによる諸症状を改善する。呉茱萸は冷えによる痛みを取り除き、人参は心下部の痞えを除き、大棗とともに冷えを除き体力を補い、ヒネ生姜は胃内を温め、嘔吐をなくし健胃の作用がある。
服薬指導：①芳香と苦みが大変強く飲みにくいが、その苦みを厭わない患者は本剤の適応である。
　　　　　②冷えを除く方剤なので温服が望ましい。
応　　用：冷え症、偏頭痛、嘔吐、生理痛など。
参　　考：エキス製剤は乾生姜を用いている。
副 作 用：過敏症として発疹・蕁麻疹など。

No.：56　五淋散（ごりんさん）（黄褐色）

剤形分量：細東洋 3.6/ 6
　　　　　顆ツムラ 5 /7.5
出　　典：万病回春（巻四　淋症）
名称由来：本剤の薬能として尿が渋るように出る淋瀝の五淋（石淋・労淋・血淋・気淋・膏淋）を治すことにより命名された。

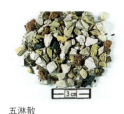
五淋散

方剤構成：茯苓6.0　当帰3.0　黄芩3.0　地黄3.0　沢瀉3.0
　　　　　木通3.0　滑石3.0　車前子3.0　芍薬2.0
　　　　　山梔子2.0　甘草2.0　　合計33.0g　11品目
煎液味覚：やや苦みがあり、服用後のどに刺激感はあるが、甘味もあり比較的飲みやすい。
原典薬能：「五淋散、治肺気不足、膀胱有熱、水道不通、淋瀝不出、或如豆汁、或如沙石、或冷淋如膏、或熱淋尿血、皆効。」
　　　　　五淋散は肺気の不足によって、膀胱に熱が溜まり、尿道が通じなく、淋瀝になり尿がよく出ない。あるいは尿が豆汁のようで、あるいは砂や小石が混じったようで、あるいは冷たく白い脂のようで、あるいは熱い血尿が見られるような全ての症状に効果がある。
方剤解説：利水・清熱作用が中心となっており、利水作用のある茯苓・沢瀉・木通・車前子と炎症を抑える清熱作用の黄芩・滑石・山梔子、さらに補血作用として当帰・地黄・芍薬によって構成されている。
服薬指導：温服が望ましいが、炎症症状が強い場合は冷服でも良い。
応　　用：膀胱炎、膀胱結石、尿道炎、尿路結石、腎結石、前立腺炎など。
参　　考：①東洋のエキス製剤は地黄・沢瀉・木通・滑石・車前子を含まない。
　　　　　②エキス製剤は甘草3 gを含む。
副 作 用：①重大な副作用として間質性肺炎、偽アルドステロン症・ミオパシー。
　　　　　②消化器症状として食欲不振・胃部不快感・悪心・嘔吐・下痢など。
併用注意：甘草含有製剤、グリチルリチン酸及びその塩類を含有する製剤、ループ系利尿剤（フロセミド・エタクリン酸）、チアジド系利尿剤（トリクロルメチアジド）。
慎重投与：著しく胃腸虚弱、食欲不振・悪心・嘔吐のある患者。
禁　　忌：アルドステロン症、ミオパシー、低カリウム血症の患者。

No.：17　五苓散（ごれいさん）（淡灰褐色）

剤形分量：
- 細 クラシエ 2/6　コタロー 3.2/6
  三和 3.8/7.5　ジュンコウ 2.25/4.5
  東洋 3/6
- 顆 JPS 2.4/7.5　太虎堂 3.14/6　ツムラ 2/7.5
  テイコク 1.69/7.5　本草 3/5
  マツウラ 2.4/4.5
- 錠 クラシエ 2.3/18

出　典：傷寒論（太陽病・陽明病・霍乱病）
金匱要略（痰飲咳嗽病・消渇小便利淋病・黄疸病）

名称由来：構成生薬5種類と、猪苓又は茯苓の生薬名により命名された。

方剤構成：沢瀉6.0　猪苓4.5　茯苓4.5　白朮4.5　桂皮3.0　合計22.5g　5品目

煎液味覚：淡泊な味だが、芳香が強くやや苦みがあり飲みにくい。

原典薬能：「太陽病、発汗後、大汗出、胃中乾、煩躁不得眠、欲得飲水者、少少與飲之、令胃気和則愈、若脉浮、小便不利、微熱消渇者、五苓散主之。」

　　太陽病で発汗後、たくさんの汗が出て、胃の中が乾き、煩躁感があって眠れない。水を飲みたがる者には少し与えて水を飲ますと、胃気が調和を保ち治る。もし脉が浮脈で尿が出なく、微熱があり、消渇（水を飲んでもすぐのどが渇く）の者は五苓散を用いる。

方剤解説：水毒の諸症状に用いる代表的な方剤で、構成生薬は利水目的として体内の水分の平衡を保つ働きがある。桂皮が加わることによって気の上衝を抑え、順気し、利水の作用を増強する。

服薬指導：温服が望ましいが、嘔吐感があり服用困難な場合は冷服で少量ずつ服用しても良い。

応　用：急性胃腸炎、乗り物酔い、浮腫、腎炎、ネフローゼ、膀胱炎、頭痛、めまい、胃腸型感冒、二日酔いなど。

参　考：①二日酔いには黄連解毒湯を合法として用いる場合もある。
②黄疸症状が見られる場合は本剤に茵蔯蒿が加わった茵蔯五苓散が用いられる。
③白朮ではなく蒼朮を用いているエキス製剤もある。

副作用：過敏症として発疹・発赤・瘙痒など。

五苓散

サ行

No.：73　柴陥湯（さいかんとう）（黄褐色）

剤形分量：
- 細 コタロー 5/7.5
- 顆 太虎堂 4.86/7.5　ツムラ 5/7.5

出　典：勿誤薬室方函

名称由来：小柴胡湯と小陥胸湯の合方により命名された。

方剤構成：柴胡5.0　半夏5.0　黄芩3.0　大棗3.0　栝楼仁3.0
人参2.0　甘草1.5　黄連1.5　生姜0.5
合計24.5g　9品目

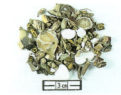

柴陥湯

煎液味覚：甘味もあるが、苦みの方が強くて飲みにくい。
原典薬能：「柴陥湯、即小柴胡湯小陥胸湯合方、上焦熱盛、痰咳者、加竹筎。」
　　　　　柴陥湯は小柴胡湯と小陥胸湯の合方で、上焦の熱が盛んで、痰と咳のある者には竹筎を加える。
　　　　　『勿誤薬室方函口訣』には「この方は『医方口訣』第八條にいうとおり、誤下の後、邪気虚に乗じて心下に聚（あつ）まり、其の邪の心下に聚まるにつけて、胸中の熱邪がいよいよ心下の水と併結する者を治す。此の症、一等重きが大陥胸湯なれども、此の方にて大抵防げるなり。」と記されている。
方剤解説：小柴胡湯証に解熱・鎮咳・鎮痛・去痰の作用がある黄連・栝楼仁が加わり、胸部の痰や熱を除く。
服薬指導：苦みの強い方剤であるが、ノドを潤すように温服で服用する。
応　　用：気管支炎、感冒、肺炎、気管支喘息、嚥下困難症など。
参　　考：柴胡7ｇを含むエキス製剤もある。
副作用　：①重大な副作用として偽アルドステロン症・ミオパシー。
　　　　　②過敏症として発疹・蕁麻疹など。
併用注意：甘草含有製剤、グリチルリチン酸及びその塩類を含有する製剤。
慎重投与：著しく体力の衰えている患者。

No.：12　柴胡加竜骨牡蛎湯（黄褐色）
（さいこ かりゅうこつ ぼ れいとう）

剤形分量：細　クラシエ 3.9/ 6　　コタロー 5 /7.5
　　　　　　　ジュンコウ 4 / 6
　　　　　顆　オースギ 3.4/7.5　　サカモト 4 / 6
　　　　　　　JPS 4.1/7.5　　テイコク 4.33/ 9
　　　　　　　太虎堂 4.47/ 6　　ツムラ 4.5/7.5　　本草 4 /7.5
　　　　　　　マツウラ 2.9/ 6
　　　　　錠　クラシエ 4.2/18

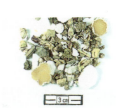
柴胡加竜骨牡蛎湯

出　　典：傷寒論（太陽病・発汗吐下後病）
名称由来：柴胡湯（小柴胡湯去甘草）に加味生薬中君薬と考えられる竜骨・牡蛎により命名された。
方剤構成：柴胡5.0　半夏4.0　桂皮3.0　茯苓3.0　黄芩2.5　人参2.5　竜骨2.5　牡蛎2.5
　　　　　大棗2.5　生姜0.5　大黄1.0　　合計29.0g　11品目
煎液味覚：甘味もあり全体的に淡泊な味だが、少し苦みと渋みがあるのでやや飲みにくい。
原典薬能：「傷寒八九日下之、胸満煩驚、小便不利、譫語、一身盡重、不可轉側者、柴胡加竜骨牡蛎湯主之。」
　　　　　傷寒を患って八九日過ぎた時に、下剤で下したところ、胸が張ってムカムカしたり驚きやすくなり、尿が出にくくなり、うわごとを言い、身体全体が重く、寝返りすることもできない。これには柴胡加竜骨牡蛎湯を用いる。
方剤解説：本剤は小柴胡湯証に鎮静効果のある竜骨・牡蛎が加わり、気の上衝を鎮める桂皮、さらに利水と鎮静作用のある茯苓が含まれている。
服薬指導：温服が望ましいが、煩躁や熱感が強い場合は冷服でも良い。
応　　用：神経衰弱症、ヒステリー、不眠、神経質、高血圧症、自律神経失調症、円形脱毛症、小児夜啼症、夜尿症、ストレス性胃潰瘍など。
参　　考：ツムラのエキス製剤は大黄を含まない。
副作用　：①重大な副作用として間質性肺炎。

②過敏症として発疹・発赤・瘙痒など。
③肝機能として AST・ALT・Al-P・γ-GTP・ビリルビンの上昇など。
④消化器症状として食欲不振・胃部不快感・悪心・腹痛・下痢など。

慎重投与：①下痢・軟便、著しく胃腸虚弱、著しく体力の衰えている患者。
②妊娠又は妊娠している可能性のある患者には投与しないことが望ましい。授乳中の婦人には慎重投与。

No.：11　柴胡桂枝乾姜湯（黄褐色）

剤形分量：細 コタロー 3.5/ 6
　　　　　　顆 太虎堂 3.58/7.5　ツムラ 3.5/7.5
　　　　　　　テイコク 2.96/7.5　本草 3/7.5
出　典：傷寒論（太陽病・発汗吐下後病）　金匱要略（瘧病）
名称由来：構成生薬中君薬である柴胡・桂枝・乾姜の名称により命名された。

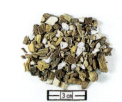
柴胡桂枝乾姜湯

方剤構成：柴胡6.0　桂皮3.0　栝楼根3.0　黄芩3.0　牡蛎3.0
　　　　　　甘草2.0　乾姜1.0　　合計21.0g　7品目
煎液味覚：少し辛みを感じるが、全体的に薄味で甘味があって飲みやすい。
原典薬能：「傷寒五六日、已発汗而復下之、胸脇満、微結、小便不利、渇而不嘔、但頭汗出、往来寒熱、心煩者、此為未解也、柴胡桂枝乾姜湯主之。」
　　　傷寒に患って五六日が過ぎ、已に発汗した後にまた下した。すると、胸脇が張った感じで、少ししこりもあり、尿の出が悪く、のどが渇くが嘔気はない。ただし頭から汗が出て、悪寒や発熱があり、胸苦しい者はまだ邪気が取り除かれていない。これには柴胡桂枝乾姜湯を用いる。
方剤解説：本剤の適応は、小柴胡湯証ではあるが、津液の不足によりさらに熱が生じ、煩躁や乾きを訴えており、さらに体内の裏は冷えている。すなわち表熱が除かれずに裏寒が生じている。表熱を取り除き気を静めるため、小柴胡湯より人参・半夏・大棗・生姜を除き、人参の代わりに桂皮が加わり、津液を補うために半夏を除き栝楼根を加え、鎮静を目的として大棗の代わりに牡蛎を加え、さらに裏寒を改善するために生姜ではなく乾姜が用いられている。
服薬指導：①柴胡剤の中では虚証に用いられる方剤であるため、温服すべきである。
②服用後口中にヒリヒリ感が見られるが、桂皮・乾姜が含まれているためである。
応　用：感冒、気管支炎、肺炎、心臓神経症、神経衰弱、不眠症、更年期障害、心悸亢進症、冷え症など。
参　考：①エキス製剤は乾姜を2ｇあるいは3ｇ含む。
②柴胡桂枝湯と区別するために柴胡姜桂湯と呼ぶ場合もある。
副作用：①重大な副作用として間質性肺炎、偽アルドステロン症・ミオパシー。
②過敏症として発疹・発赤・瘙痒など。
併用注意：甘草含有製剤、グリチルリチン酸及びその塩類を含有する製剤。

No.：10　柴胡桂枝湯（さいこけいしとう）（淡褐色）

剤形分量：細 クラシエ 4/6　コタロー 4/6　三和 4.3/7.5
　　　　　　　ジュンコウ 3.35/6
　　　　　　顆 オースギ 3.3/7.5　JPS 3.8/7.5
　　　　　　　太虎堂 4.7/7.5　ツムラ 4/7.5
　　　　　　　テイコク 4.42/9　マツウラ 3.3/6
　　　　　　錠 クラシエ 3.8/18

柴胡桂枝湯

出　典：傷寒論（太陽病・可発汗病・発汗後病）
　　　　　金匱要略（腹満寒疝宿食病）
名称由来：本剤は小柴胡湯と桂枝湯の合方であるため、両方剤の名称により命名された。
方剤構成：柴胡5.0　半夏4.0　桂皮2.0　黄芩2.0　人参2.0　芍薬2.0　大棗2.0　甘草1.5
　　　　　　生姜0.5　　合計21.0　9品目
煎液味覚：香りが良く、苦みも甘味も強くなく飲みやすい。
原典薬能：「傷寒六七日、発熱微悪寒、支節煩疼、微嘔、心下支結、外證未去者、柴胡桂枝湯主之。」
　　　　　　傷寒に患い六七日過ぎて、発熱があり少し悪寒もある。関節に熱のある疼くような痛みがあり、少し嘔気があり、心下部がつっぱったようである。このように外證がまだ取り除かれていないときには柴胡桂枝湯を用いる。
方剤解説：本剤は小柴胡湯に桂皮・芍薬が加えられており、体表部の発熱・悪寒を除くと共に、桂皮の鎮静、芍薬の鎮痙作用により心下部の緊張を和らげる。
服薬指導：風邪を除き、緊張を和らげる方剤であるため、温服が望ましい。
応　用：臨床では小柴胡湯よりも応用範囲が広い。
　　　　　感冒、気管支炎、肺炎、肺結核、胃痛、胃潰瘍、虫垂炎、膵臓炎、胆石症、肝炎、腎炎、ヒステリー、癲癇症など。
参　考：①煎じ薬では癲癇に用いる場合、鎮痙・緩和作用を増強するために、芍薬・大棗を増量して用いる。
　　　　　②腹痛などの痛みが激しい場合には芍薬甘草湯を合方する。
　　　　　③識別コードが三和24である。
　　　　　④重金属30ppm以下、ヒ素3 ppm以下。
副作用：①重大な副作用として間質性肺炎・偽アルドステロン症・ミオパシー。
　　　　　②過敏症として発疹・発赤・瘙痒・蕁麻疹など。
　　　　　③肝臓の AST・ALT・Al-P・γ-GTP・ビリルビンの上昇など。
　　　　　④消化器症状として下痢・便秘・消化不良など。
　　　　　⑤泌尿器症状として頻尿・排尿痛・血尿・残尿感・膀胱炎など。
併用注意：甘草含有製剤、グリチルリチン酸及びその塩類を含有する製剤。

No.：80　柴胡清肝湯（さいこせいかんとう）（黄褐色）

剤形分量：細 コタロー 5.7/9
　　　　　　顆 ツムラ 4.75/7.5　テイコク 4.48/9
出　典：漢方一貫堂医学
名称由来：君薬の柴胡と肝を清める薬能の意味により命名された。
方剤構成：柴胡2.0　当帰1.5　川芎1.5　芍薬1.5　地黄1.5

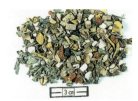

柴胡清肝湯

　　　　　　黄連1.5　黄芩1.5　黄柏1.5　山梔子1.5　連翹1.5　桔梗1.5　牛蒡子1.5
　　　　　　栝楼根1.5　薄荷1.5　甘草1.5　　合計23.0g　15品目
煎液味覚：荊芥連翹湯のような不快感はないが、苦みが強くとても飲みにくい。
原典薬能：『漢方一貫堂医学』によると、「柴胡清肝散は幼児期の解毒症体質を主る方剤で、小児の大部分はこの処方で治療に当たっている。」と記されている。
方剤解説：基本方剤温清飲に清熱排膿作用のある連翹・桔梗・牛蒡子、津液を補う栝楼根、さらに皮膚表面より風を除く薄荷、そして薬剤相互を調和する甘草が加えられている。
服薬指導：小児に用いられることが多い方剤であるが、苦みが強く飲みにくいため、温服が困難であれば冷服でも良い。
応　　用：湿疹、皮膚病、慢性扁桃炎、頸部リンパ腺腫、アデノイド、神経症、体質改善など。
参　　考：原方は外科正宗（髪疽門）の柴胡清肝湯である。
副 作 用：①重大な副作用として偽アルドステロン症・ミオパシー。
　　　　　②消化器症状として食欲不振・胃部不快感・悪心・嘔吐・下痢など。
併用注意：甘草含有製剤、グリチルリチン酸及びその塩類を含有する製剤。
慎重投与：著しく胃腸虚弱、食欲不振・悪心・嘔吐の患者。

No.：96　柴朴湯（さいぼくとう）（淡褐色）

剤形分量：細 クラシエ 5.5/7.5
　　　　　顆 ツムラ 5 /7.5
出　　典：本朝経験方
名称由来：小柴胡湯と半夏厚朴湯の合方により命名された。
方剤構成：柴胡7.0　半夏6.0　茯苓5.0　黄芩3.0　人参3.0
　　　　　大棗3.0　厚朴3.0　蘇葉2.0　甘草2.0　生姜0.5
　　　　　合計34.5g　10品目

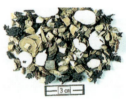
柴朴湯

煎液味覚：甘味と芳香と渋みが混ざったすこしまずい味でやや飲みにくい。
原典薬能：『漢方と漢薬』昭和9年第1巻2号の「百日咳の療法」に湯本求真が「急性及悪性病者の漢方医を訪れる事は比較的希である。従って本病に接する機会も少ないが、多年の経験によれば次の処方が適当と信ずる。小柴胡湯合半夏厚朴湯」と記している。
　　　　　また『日本東洋医学雑誌』昭和40年17巻「シンポジウム気管支喘息：聖光園に於ける気管支喘息の治療法」に、細野史郎が「柴朴湯は小柴胡湯証、軽い咳嗽、喘気あって扁桃腺肥大ある例に用いて効を得、又、麻黄剤で処理した後の「仕上げの時間」にも使用している。」と記している。
方剤解説：小柴胡湯証に気鬱を改善する半夏厚朴湯が合方された方剤で、小柴胡湯に茯苓・厚朴・蘇葉が加えられている。
服薬指導：①基本的には虚証に用いる方剤であるため、温服が望ましい。
　　　　　②麻黄剤が適さない喘息患者に用いる機会が多い。
応　　用：気管支炎、気管支喘息、小児喘息、感冒、不安神経症など。
参　　考：①エキス製剤柴朴湯を用いずに、エキス製剤の小柴胡湯と半夏厚朴湯を合方として用いる場合は、半夏・生姜が重複する。また、賦形剤の含有比率が高くなる。

②重金属30ppm 以下、ヒ素 3 ppm 以下。
副作用　：①重大な副作用として間質性肺炎、偽アルドステロン症・ミオパシー。
②過敏症として発疹・蕁麻疹など。
③肝臓の AST・ALT・Al-P・γ-GTP・ビリルビンの上昇など。
④消化器症状として口渇・食欲不振・胃部不快感・腹痛・下痢・便秘など。
⑤泌尿器症状として頻尿・排尿痛・血尿・残尿感・膀胱炎など。
併用注意：甘草含有製剤、グリチルリチン酸及びその塩類を含有する製剤。
慎重投与：著しく体力の衰えている患者。

No.：114　柴苓湯（さいれいとう）（黄褐色）

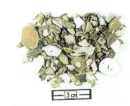
柴苓湯

剤形分量：細 クラシエ 7 /8.1
　　　　　顆 ツムラ 6 / 9
出　典：世医得効方（巻二　痎瘧）
名称由来：小柴胡湯と五苓散の合方により命名された。
方剤構成：柴胡5.0　半夏4.0　沢瀉4.0　黄芩2.5　大棗2.5
　　　　　人参2.5　猪苓2.5　茯苓2.5　白朮2.5　桂皮2.0
　　　　　甘草2.0　生姜0.5　　合計32.5g　12品目
煎液味覚：渋みがあり、甘味よりも苦みが強く、やや濃厚な味
　　　　　で飲みにくい。
原典薬能：「小柴胡湯與五苓散合和、名柴苓湯。治傷風、傷暑、瘧大効。」
　　　　　小柴胡湯と五苓散の合わせたものを柴苓湯と名付ける。風や暑に傷ついたり、
　　　　　瘧などを治療し、大変効果がある。
方剤解説：小柴胡湯証に浮腫・嘔吐などの水毒症状が見られる場合に用いられる五苓散が
　　　　　合方されている。
服薬指導：温服が望ましいが、嘔吐感があり服用困難な場合は冷服でも良い。
応　用：腎炎、肝炎、胃腸炎、下痢、暑気あたりなど。
参　考：①小柴胡湯と五苓散の合方は重複する生薬がないため、2方剤のエキス製剤を
　　　　　　合方しても良いが、賦形剤の含有比率が高くなる。
　　　　　②エキス製剤によって生薬分量にばらつきがある。
　　　　　③重金属：30ppm 以下、ヒ素：3 ppm 以下。
副作用　：①重大な副作用として間質性肺炎、偽アルドステロン症・ミオパシー。
　　　　　②過敏症として発疹・発赤・瘙痒・蕁麻疹など。
　　　　　③肝臓の AST・ALT・Al-P・γ-GTP・ビリルビンの上昇など。
　　　　　④消化器症状として口渇・食欲不振・胃部不快感・悪心・嘔吐・腹部膨満感・
　　　　　　腹痛・下痢・便秘など。
　　　　　⑤泌尿器症状として頻尿・排尿痛・血尿・残尿感・膀胱炎など。
　　　　　⑥その他全身倦怠感があらわれることがある。
併用注意：甘草含有製剤、グリチルリチン酸及びその塩類を含有する製剤。
慎重投与：著しく体力の衰えている患者。

No.：113　三黄瀉心湯（黄褐色）
さんおうしゃしんとう

剤形分量：細クラシエ 0.7/6　コタロー 0.6/6
　　　　　顆オースギ 1.4/3　サカモト 0.7/6
　　　　　　JPS 0.7/2.5　太虎堂 0.6/4.5
　　　　　　ツムラ 1.75/7.5　テイコク 1.21/7.5
　　　　　　本草 0.7/7.5　マツウラ 1/3
　　　　　カコタロー 0.6/3

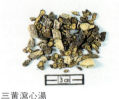

三黄瀉心湯

出　　典：金匱要略（驚悸吐衄下血胸満瘀血病）
名称由来：生薬名に黄がつく3種類の生薬で、心部の熱を鎮める薬能により命名された。
方剤構成：黄連1.0　黄芩1.0　大黄1.0　合計3g　3品目
煎液味覚：あっさりした苦さであるが、苦みが強くて飲みにくい。
原典薬能：「心気不足、吐血衄血、瀉心湯主之。」
　　　　　気持ちが落ち着かなくイライラし、吐血や鼻血が出るときには瀉心湯を用いる。
方剤解説：全て清熱作用の強い薬剤で、消炎瀉下剤である。
服薬指導：①苦みが強く、清熱を目的で用いるため冷服が望ましい。
　　　　　②煎じ薬では熱湯100mLを加え約3分間煮沸しカスを去り頓服する。
応　　用：高血圧症、動脈硬化症、諸出血、上衝、耳鳴り、不安神経症、顔面紅潮、口内炎、結膜炎、不眠、興奮など。
参　　考：エキス製剤では生薬含有量にばらつきが見られ、大黄を2g含む製剤もある。
副作用：①重大な副作用として間質性肺炎、肝機能障害・黄疸。
　　　　②消化器症状として食欲不振・腹痛・下痢など。
慎重投与：①下痢・軟便、胃腸虚弱、著しく体力の衰えている患者。
　　　　　②妊娠又は妊娠している可能性のある患者には投与しないことが望ましい。授乳中の婦人には慎重投与。

No.：103　酸棗仁湯（淡灰褐色）
さんそうにんとう

剤形分量：顆オースギ 2.8/6　ツムラ 3.25/7.5
　　　　　　マツウラ 2.7/6

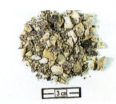

酸棗仁湯

出　　典：金匱要略（血痺虚労病）
名称由来：君薬の酸棗仁により命名された。
方剤構成：酸棗仁10.0　茯苓5.0　知母3.0　川芎3.0　甘草2.0
　　　　　合計23.0g　5品目
煎液味覚：少し苦みと甘味があり、後口にわずかなヒリヒリ感があり、やや飲みにくい。
原典薬能：「虚労、虚煩、不得眠、酸棗湯主之。」
　　　　　身体が大変疲労しているために、胸苦しく、よく眠れない時には酸棗（仁）湯を用いる。
方剤解説：鎮静作用のある酸棗仁が君薬であるが、さらに茯苓は利水により気を静め、知母は虚煩を除き、川芎は血を巡らし、甘草は緊張を緩和させ、全ての生薬の相互作用によって、虚労による不眠を改善する。
服薬指導：虚労による不眠であるため、温服が望ましい。

応　　用：不眠症、神経衰弱、神経症、自律神経失調症など。
参　　考：煎じ薬で不眠に用いる酸棗仁は微炙（僅かに加熱する）して用いるとされている。
副作用：①重大な副作用として偽アルドステロン症・ミオパシー。
　　　　②消化器症状として食欲不振・胃部不快感・悪心・腹痛・下痢など。
併用注意：甘草含有製剤、グリチルリチン酸及びその塩類を含有する製剤。
慎重投与：胃腸虚弱、食欲不振・悪心・嘔吐のある患者。

No.：121　三物黄芩湯（さんもつおうごんとう）（灰褐色）

剤形分量：顆ツムラ 3.75/7.5
出　　典：金匱要略（婦人産後病）
名称由来：三種類の生薬で君薬の黄芩により命名された。
方剤構成：地黄6.0　黄芩3.0　苦参3.0　　合計12.0g
　　　　　3品目
煎液味覚：最初の口当たりは良いが、苦みが強く後口に少しヒリヒリ感もあって飲みにくい。
原典薬能：「千金三物黄芩湯、治婦人在草蓐、自発露得風、四肢苦煩熱、頭痛者、與小柴胡湯、頭不痛、但煩者、此湯主之。」
　　　　　千金の三物黄芩湯は屋外で婦人が出産する時露にあたり、風邪に侵され、四肢がほてるような熱があり、苦しい状態を治す。頭痛がある者には小柴胡湯を与え、頭痛はなくただ煩熱がある者にはこの三物黄芩湯を用いる。
方剤解説：黄芩により血熱を除き、さらに苦参が皮膚の熱感を除き、地黄によって血を補う。
服薬指導：温服が望ましいが、苦みも強いため、煩躁感が強い場合は冷服でも良い。
応　　用：血虚熱により手足の火照りが強い場合に用いる。湿疹、指掌角皮症、掌蹠膿疱症、不眠症、高血圧、更年期障害など。
参　　考：苦参の煎出液は皮膚瘙痒症に洗浄剤として用いられる。
副作用：①重大な副作用として間質性肺炎、肝機能障害・黄疸。
　　　　②過敏症として発疹・蕁麻疹など。
　　　　③消化器症状として食欲不振・胃部不快感・悪心・嘔吐・下痢など。
慎重投与：胃腸虚弱、食欲不振・悪心・嘔吐のある患者。

三物黄芩湯

No.：93　滋陰降火湯（じいんこうかとう）（灰褐色）

剤形分量：顆ツムラ 5.5/7.5
出　　典：万病回春（巻四　虚労）
名称由来：本剤の薬能が陰を補い、陰虚による虚火が原因で起こる咳嗽を鎮める作用により命名された。
方剤構成：当帰3.0　芍薬3.0　地黄3.0　天門冬3.0
　　　　　麦門冬3.0　陳皮3.0　白朮3.0　知母1.5　黄柏1.5
　　　　　甘草1.5　　合計25.5g　10品目
煎液味覚：不快な甘味があり、さらに苦みが口に残りまずくて飲みにくい。

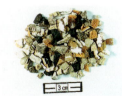

滋陰降火湯

原典薬能：「滋陰降火湯、治陰虚火動、発熱、咳嗽、吐痰、喘急、盗汗、口乾。此方與六味地黄丸、相兼服之、大補虚労神効」

　　　　　滋陰降火湯は陰虚火動（陰を司る腎が虚したことにより、下腹部の熱が上の方に集まる状態）による発熱、咳嗽、痰を吐く、喘息発作、寝汗、口の乾燥を治す。この方剤に六味地黄丸を兼用して服用すると、大いに虚労を補い、優れた効果がある。

方剤解説：本剤は四君子湯と四物湯を合方した八珍湯の加減法を基本とした方剤で、陰虚を補うために四物湯が加わり、脾胃を補うために四君子湯の白朮・甘草に陳皮が作用しており、虚熱により消耗した津液を補うために天門冬・麦門冬が含まれ、知母・黄柏は腎の虚熱を除く作用がある。一方、虚熱があるため八珍湯より温性生薬である川芎・人参が除かれ、痰が粘稠で切れにくく胃内停水が見られないことより茯苓が除かれている。

服薬指導：①基本的には陰虚であるため、温服が望ましい。
　　　　　②胃腸が虚弱な患者が服用すると、胃部不快感や軟便が見られることがある。

応　　用：肺結核、気管支炎、気管支喘息、腎盂炎、消耗性発熱など。

参　　考：白朮ではなく、蒼朮を用いているエキス製剤もある。

副作用：①重大な副作用として偽アルドステロン症・ミオパシー。
　　　　②消化器症状として食欲不振・胃部不快感・悪心・嘔吐・下痢など。

併用注意：甘草含有製剤、グリチルリチン酸及びその塩類を含有する製剤。

慎重投与：胃腸虚弱、食欲不振・悪心・嘔吐のある患者。

No.:92　滋陰至宝湯（じいんしほうとう）（淡褐色）

剤形分量：顆ツムラ 6/9
出　　典：万病回春（巻六　婦人虚労）
名称由来：本剤は陰を滋養するのに、宝のように優れた効能があるため命名された。
方剤構成：当帰3.0　芍薬3.0　白朮3.0　茯苓3.0　陳皮3.0
　　　　　知母3.0　香附子3.0　地骨皮3.0　麦門冬3.0
　　　　　貝母2.0　薄荷1.0　柴胡1.0　甘草1.0
　　　　　合計32.0g　13品目

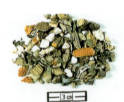
滋陰至宝湯

煎液味覚：少し芳香があって、甘味も苦味もそれほど強くなく飲みやすい。

原典薬能：「滋陰至宝湯、治婦人諸虚百損、五労七傷、経脈不調、肢体羸痩。此薬、専調経水、滋血脈、補虚労、扶元気、健脾胃、養心肺、潤咽喉、清頭目、定心荒、安神魄、退潮熱、除骨蒸、止喘嗽、化痰涎、収盗汗、住泄瀉、開鬱気、利胸膈、療腹痛、解煩渇、散寒熱、祛体疼、大有奇効、不能盡述。」

　　　　　滋陰至宝湯は婦人疾患において虚が原因の多くの病気、過労や精神的な疲労、血液の循環異常、身体が痩せるような病気を治す。この薬は主に、体内の血液や水分を調え、血液を滋養し、虚労を補い、元気を出させ、脾胃の機能を良くし、心肺を滋養し、咽喉部を潤し、頭や目をスッキリさせ、不安感を除き、精神を安定にし、潮熱を除き、蒸すような骨の痛みを除き、喘息や咳を鎮め、去痰作用があり、寝汗をなくし、下痢を治し、鬱滞した気分を良くし、胸膈部のふさがったような状態を改善し、腹痛を治し、煩渇を改善し、寒熱を除き、身体の疼くような痛みをなくすのに大変効果がある。ことごとく述べる必要はない。

方剤解説：本剤は血虚による不定愁訴に用いられる逍遙散の加減法と考えられる。補気作

用の茯苓・白朮・甘草に、気鬱を取り除き健胃作用のある陳皮・香附子・薄荷を含み、微熱を除くために知母・柴胡・地骨皮が加えられ、さらに津液を補い、去痰の目的で麦門冬・貝母が加えられている。また、補血と鎮痛の目的により、四物湯から胃腸に負担の少ない当帰・芍薬が含まれている。

服薬指導：基本的には虚証なので、温服が望ましい。
応　用：虚弱体質による微熱、気管支喘息、肺結核、気管支拡張症など。
参　考：滋陰降火湯ほど陰虚により虚熱は強くなく、慢性呼吸器疾患による神経症的な症状が見られる場合に本剤の適応となる。
副作用：①重大な副作用として偽アルドステロン症・ミオパシー。
　　　　②消化器症状として食欲不振・胃部不快感・悪心・下痢など。
併用注意：甘草含有製剤、グリチルリチン酸及びその塩類を含有する製剤。
慎重投与：胃腸虚弱、食欲不振・悪心・嘔吐のある患者。

No.：501　紫雲膏（しうんこう）（赤紫色）

剤形分量：軟膏　ツムラ
出　典：春林軒膏方便覧
名称由来：紫根を煮えたゴマ油に入れたとき、雲がわき出るようなムラサキの色が出てくることにより命名されたと考えられる。
方剤構成：ゴマ油100.0　当帰10.0　紫根10.0
　　　　　サラシミツロウ35.0　豚脂2.0　合計157.0g
　　　　　5品目

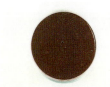
紫雲膏

形　状：濃い赤ムラサキの色で、ゴマ油の臭いが強く、患部に塗擦するとベトベト感が強い。
原典薬能：「紫雲、潤肌膏是也。春林軒号紫膏。香油四十銭、当帰五銭、紫根四銭一作五銭、蜜臘十銭一作十五銭、マンテイカ一銭、右五味先煮香油当帰ヲ入次ニマンテイカヲ下シ煮テ後紫根ヲ入レ沫ノナキヲ見テ下シ、溶化シテ後火ヲ下ス也。」
　　　　紫雲、潤肌膏とはこれである。春林軒紫膏と呼ぶ。ゴマ油四十銭、当帰五銭、紫根四銭（ある説では五銭とある）、蜜臘十銭（ある説では十五銭とある）、豚脂（マンテイカ）一銭、右五味のうち先にゴマ油を煮て、次に当帰を入れて、そして豚脂を入れて溶かした後カスを濾し、紫根を入れて沫が出なくなったらカスを濾し、良く溶かして火を消す。
方剤解説：当帰・紫根の働きによって、消炎・排膿・鎮痛・肉芽形成作用があり、ゴマ油・紫根は皮膚保護作用がある。
服薬指導：①患部に塗布するとべとつき感が強いが、薄く塗布すれば1時間ほど経過するとべとつき感はなくなる。
　　　　　②衣服に付着すると色が落ちないので、患部にガーゼなどを用いるように説明する。
応　用：ひび、あかぎれ、かぶれ、火傷、切り傷、凍瘡、褥瘡、痔など。
参　考：本剤は『外科正宗』（白禿瘡門）に記されている「潤肌膏」を原方とし、華岡青洲が応用した。
副作用：過敏症として皮膚又は局所に発疹・瘙痒などあらわれることがある。
禁　忌：本剤に過敏症の既往歴の患者、重度の熱傷・外傷、化膿性の創傷で高熱のある患者、患部の湿潤やただれのひどい患者。

No.：35　四逆散（淡灰褐色）

- **剤形分量**：顆ツムラ 2.25/7.5
- **出　典**：傷寒論（少陰病）
- **名称由来**：四逆の意味は四肢に気血が行き届かず冷えた状態を意味するが、本剤の四逆とは四肢の気が胸部に集まり、胸脇部の不快を指すものと考えられる。
- **方剤構成**：柴胡5.0　芍薬4.0　枳実2.0　甘草2.0
  合計13.0g　4品目
- **煎液味覚**：苦みと甘味のまざった麦茶のような味で飲みにくい。
- **原典薬能**：「少陰病、四逆、其人或欬、或悸、或小便不利、或腹中痛、或泄利下重者、四逆散主之。」

  少陰病の患者で四逆があり、咳があったり、動悸があったり、尿が出にくくなったり、お腹が痛んだり、下痢をしてスッキリ排便できなくて臀部が重く感じたりする時は四逆散を用いる。
- **方剤解説**：柴胡により胸脇苦満を除き、枳実により気の滞りによる痛みを和らげ、芍薬・甘草によって腹部及び四肢の筋肉緊張を緩和し、痛みを取り除く。
- **服薬指導**：本剤は筋肉の緊張を和らげることを目標としているため、温服が望ましい。
- **応　用**：胆嚢炎、胆石症、胃炎、胃潰瘍、肋膜炎、肩こり、腹部筋肉痛、ヒステリー、癲癇など。
- **参　考**：本剤と裏寒による四逆の症状に用いる四逆湯（甘草・乾姜・附子）とは内容が異なるため区別する。
- **副作用**：重大な副作用として偽アルドステロン症・ミオパシー。
- **併用注意**：甘草含有製剤、グリチルリチン酸及びその塩類を含有する製剤。
- **慎重投与**：著しく体力の衰えている患者。

四逆散

No.：75　四君子湯（淡灰褐色）

- **剤形分量**：細東洋 3.3/ 6
  顆ツムラ 2.75/7.5
  錠オースギ 3.5/18
- **出　典**：太平恵民和剤局方（巻三　一切気）
- **名称由来**：本剤に含まれる4生薬（人参・白朮・茯苓・甘草）全てが温性の甘味薬であるため、その穏やかな作用が君子の徳に似ていることより命名された。

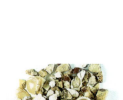
四君子湯

- **方剤構成**：人参4.0　白朮4.0　茯苓4.0　大棗2.0　甘草2.0
  生姜0.5　　合計16.5g　6品目
- **煎液味覚**：少し甘すぎてわずかな苦みもあるが、薄味で飲みやすい。
- **原典薬能**：「四君子湯、営衛気虚、蔵腑怯弱、心腹脹満、全不思食、腸鳴泄瀉、嘔噦吐逆、大宜服之。」

  四君子湯は営衛（身体の血液・体液に含まれている身体を養う物質の総称）の気が虚して、精神的な原因で臓腑が弱り、心腹部が張り、まったく食欲がなく、腸鳴と下痢があり、シャックリや嘔吐がある場合に、この薬を服用すると大変良い。

方剤解説：人参は気を補う代表的な生薬であり、補気により気虚による脾の衰退機能を活性化する。白朮・茯苓は脾虚により生じた胃内の水分を排出し、脾の働きを良くする。甘草は脾虚により不足した甘味を補給し、大棗・生姜とともに滋養健胃作用として働く。
服薬指導：①脾虚を補う薬剤であるため、温服すべきである。
　　　　　②体質的に人参が適さない患者が服用すると、火照り感を訴える場合がある。
応　　用：補気健胃薬の基本方剤として、胃腸虚弱、食欲不振、貧血、下痢、四肢無力、疲労困憊、脱力感、胃炎、潰瘍、胃下垂症、消耗性疾患など。
参　　考：①蒼朮を用いているエキス製剤もある。
　　　　　②本剤に半夏、茯苓を加味したものが六君子湯である。
　　　　　③出典では大棗・生姜は生薬数として含まれていない。
副作用：①重大な副作用として偽アルドステロン症・ミオパシー。
　　　　②過敏症として発疹・蕁麻疹など。
併用注意：甘草含有製剤、グリチルリチン酸及びその塩類を含有する製剤。

No.：N-314　梔子柏皮湯（ししはくひとう）（黄褐色）

剤形分量：細コタロー　1.2/6
出　　典：傷寒論（陽明病）
名称由来：本剤の君薬である梔子と柏皮（黄柏の皮）により命名された。
方剤構成：山梔子3.0　黄柏2.0　甘草1.0　　合計6.0g
　　　　　3品目

梔子柏皮湯

煎液味覚：あっさりした味だが、甘味より苦みが強くて飲みにくい。
原典薬能：「傷寒、身黄、発熱者、梔子蘗皮湯主之。」
　　　　　傷寒の病気で、身体が黄色くなり、発熱があるときには梔子柏皮湯を用いる。
方剤解説：本剤は黄疸症状に用いられる茵蔯蒿湯のように腹満・便秘・小便不利などは見られなく、軽度の黄疸に用いられる方剤である。黄連解毒湯から黄芩・黄連を除き、甘草が加わった構成となっている。
服薬指導：苦みが強いので温服が困難であれば冷服でも良い。
応　　用：肝炎、蕁麻疹、皮膚瘙痒症など。
参　　考：最近の臨床ではアトピー性皮膚炎に用いる機会が多い。
副作用：①重大な副作用として偽アルドステロン症・ミオパシー。
　　　　②消化器症状として食欲不振・胃部不快感・下痢など。
併用注意：甘草含有製剤、グリチルリチン酸及びその塩類を含有する製剤。

No.：46　七物降下湯（灰褐色）

剤形分量：細 東洋 4.5/7.5
　　　　　　顆 オースギ 4.3/7.5　ツムラ 4/7.5
　　　　　　　マツウラ 5/7.5
出　典：大塚敬節経験方
名称由来：本剤は7種類の薬物によって気を降下させる薬能から命名された。
方剤構成：釣藤鈎4.0　当帰3.0　川芎3.0　芍薬3.0　地黄3.0
　　　　　　黄耆3.0　黄柏2.0　　合計21.0g　7品目
煎液味覚：甘味も少し感じるが、味が濃く苦みも強くて飲みにくい。
原典薬能：『日本東洋医学雑誌第5巻3号』に収載された論文「釣藤・黄耆の加味による高血圧症の治療：大塚敬節」より引用すると、「高血圧症で、種々の治療を施しても効のないもの、血圧は降っても、頭重、不眠、眩暈、耳鳴、不安感、肩こり等の自覚症状の去らないもの、最小血圧の高いもの、腎障碍を伴うもの等に、一昨年から四物湯加釣藤黄耆黄柏或は黄連解毒湯加釣藤黄耆大黄、或は大柴胡湯加釣藤黄耆、或は柴胡加竜骨牡蛎湯加釣藤黄耆等を用いて、自覚症状が速に消失しているが、これによって血圧が長期間にわたって安定している者が多い。（中略）。そして先ず自分に試用した。その時の処方は四物湯加黄耆釣藤黄柏であったが、これの服用によって、その当時最大170最小100あった血圧が数日で下降し、その後2年を経た現在最高120内外最小80内外である。これに勢を得て、この加味を用いた患者は数十人に及んでいる。」と記されている。
方剤解説：血虚を補い、止血を目的に四物湯を基本とし、鎮痙作用のある釣藤鈎、毛細血管を拡大する黄耆の薬効により血圧を下げ、地黄の胃もたれを防止するために黄柏が加えられた。
服薬指導：四物湯を基本方剤としているため、温服が望ましい。
応　用：高血圧症、動脈硬化症、頭痛、肩こり、のぼせなど。
参　考：①煎じ薬では本剤の適応症でやや虚した場合に杜仲を加え、八物降下湯として用いる。
　　　　　②識別コードが東洋56である。
副作用：消化器症状として食欲不振・胃部不快感・悪心・嘔吐・下痢など。
慎重投与：著しく胃腸虚弱な患者、食欲不振・悪心・嘔吐の患者。

七物降下湯

No.：71　四物湯（灰褐色）

剤形分量：細 クラシエ 3.6/6　コタロー 3.5/6
　　　　　　　ジュンコウ 4.2/7.5
　　　　　　顆 太虎堂 5.04/7.5　ツムラ 2.75/7.5
　　　　　　　テイコク 3.03/7.5　本草 4.2/7.5
　　　　　　錠 クラシエ 3.3/18
出　典：太平恵民和剤局方（巻九　婦人諸疾）
名称由来：四種類の薬物より構成されたことにより命名された。
方剤構成：当帰3.0　川芎3.0　芍薬3.0　地黄3.0　　合計12.0g　4品目
煎液味覚：とろ味のある甘味で苦みと芳香もやや感じるが、薄味でわりと飲みやすい。

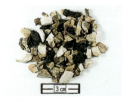

四物湯

原典薬能：「四物湯、調益営衛、養気血。治衝任虚損、月水不調、臍腹㽲痛、崩中漏下、血瘕塊硬、発歇疼痛、妊娠宿冷、将理失宜、胎動不安、血下不止、及産後乗虚、風寒内搏、悪露不下、結生瘕聚、少腹堅痛、時作寒熱」
　　　　　　四物湯は営衛を調節し、気血を滋養する。本剤は女性の身体機能が弱り、生理不順、臍や腹部に絞られるような痛み、不正出血、子宮筋腫、発作的な痛み、妊娠時の冷え、間違った養生法、胎動が不安な状態、出血が止まらない、及び産後の虚したときに風寒の外邪によって、後産が除かれず、腹部で固まり、下腹部が硬く痛み、時々寒熱がある場合に用いる。
方剤解説：全ての構成生薬が血を補う作用であるが、当帰・川芎は身体を温め血液循環を促進し、冷えによる痛みを取り除き、芍薬は筋肉の緊張を解きほぐし、地黄は腎の機能を補う作用もある。
服薬指導：①臨床では本剤単独で用いることは少なく、他剤との合方で用いられることが多い。
　　　　　②虚証に用いる方剤であるため、温服が望ましい。
応　　用：冷え症、月経不順、更年期障害、自律神経失調症など。
参　　考：本剤との合方方剤として、黄連解毒湯との合方が温清飲、四君子湯が八珍湯、苓桂朮甘湯が連珠飲である。
副作用：消化器症状として食欲不振・胃部不快感・悪心・嘔吐・下痢など
慎重投与：著しく胃腸虚弱な患者、食欲不振・悪心・嘔吐の患者。

No.：64　炙甘草湯（しゃかんぞうとう）（灰褐色）

剤形分量：細 コタロー 9＋2（ゼラチン）/15
　　　　　顆 ツムラ 7/9
出　　典：傷寒論（太陽病）　金匱要略（血痺虚労病）
名称由来：君薬の炙甘草により命名された。
方剤構成：地黄6.0　麦門冬6.0　炙甘草4.0　桂皮3.0
　　　　　麻子仁3.0　大棗3.0　人参3.0　生姜0.5
　　　　　阿膠2.0　　合計30.5g　9品目

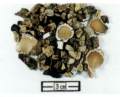
炙甘草湯

煎液味覚：少し渋みがあって味も濃く、甘味が強すぎて少し飲みにくい。
原典薬能：「傷寒脉結代、心動悸、炙甘草湯主之。」
　　　　　　傷寒の症状において、脉が途中で止まるような脉（不整脈）で、心部に動悸がある場合には炙甘草湯を用いる。
方剤解説：地黄・麦門冬・麻子仁は腎虚により生じた心熱を冷まし、枯燥した体内の津液を潤す。炙甘草・大棗は心胸部の急迫症状を緩和し、人参は気を補い桂皮が気を巡らす。阿膠は血熱を冷まし出血を防ぐ。
服薬指導：①甘草は炙甘草を用い、温服が望ましい。
　　　　　②麻子仁による軟便が見られる場合もある。
　　　　　③煎じ薬の場合は他薬を煎じてカスを濾した後、阿膠を溶かして服用する。
　　　　　④甘草の分量が多く、長期に服用することが多いため、甘草の副作用に注意する。
応　　用：不整脈、心臓神経症、高血圧症、甲状腺機能亢進症、不眠など。
参　　考：別名を復脉（脉を復活させる）湯と呼ぶ。
副作用：①重大な副作用として偽アルドステロン症・ミオパシー。

②過敏症として発疹・発赤・瘙痒・蕁麻疹など。
③消化器症状として食欲不振・胃部不快感・悪心・嘔吐・下痢など。
併用注意：甘草含有製剤、グリチルリチン酸及びその塩類を含有する製剤、ループ系利尿剤（フロセミド・エタクリン酸）、チアジド系利尿剤（トリクロルメチアジド）。
慎重投与：著しく胃腸虚弱、食欲不振・悪心・嘔吐のある患者。
禁　忌：アルドステロン症、ミオパシー、低カリウム血症の患者。

No.：68　芍薬甘草湯（淡灰褐色）
しゃくやくかんぞうとう

剤形分量：細 クラシエ 2.9/6　コタロー 2.5/6
　　　　　　ジュンコウ 2/4.5　東洋 2.4/4.5
　　　　　顆 ツムラ 2.5/7.5　テイコク 2.65/7.5
　　　　　　本草 2.4/7.5　マツウラ 3/6

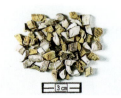
芍薬甘草湯

出　典：傷寒論（太陽病・発汗後病）
名称由来：本剤の構成生薬二味の名称により命名された。
方剤構成：芍薬6.0　甘草4.0　　合計10.0g　2品目
煎液味覚：苦みも少しあるが、甘味がとても強く口に残り飲みにくい。
原典薬能：「傷寒脉浮、自汗出、小便数、心煩、微悪寒、脚攣急、與桂枝湯、得之便厥、咽乾煩躁吐逆、作甘草乾姜湯與之、厥愈、更作芍薬甘草湯、其脚即伸。」
　　　　　　傷寒の症状で、脉は浮いた脉で、自汗があり、頻尿で、心煩、少し悪寒があり、脚に痙攣があるときに桂枝湯を服用させたところ、たちまち手足が冷え、のどが渇き、胸がムカムカして、嘔吐があるときには、甘草乾姜湯を服用させる。すると、手足が冷えた状態は治る。次に芍薬甘草湯を服用させると、脚の痙攣が治まり、もとのように伸びる。
方剤解説：芍薬と甘草の二味により、筋肉の緊張を緩和し痛みを取り除く作用がある。漢方薬の中で即効性の期待できる薬剤である。
服薬指導：①通常頓服薬として用いられ、長期服用はしない。
②即効性の薬効を促すため、温服が望ましい。
応　用：坐骨神経痛、急性腰痛、胃痙攣、胆石疝痛、腹痛、腎石疝痛、筋肉痛、関節痛、生理痛など。
参　考：①重金属30ppm以下、ヒ素2ppm以下。
②現代医療において筋肉痛軽減目的で応用されている。
副作用：①重大な副作用として間質性肺炎、偽アルドステロン症・ミオパシー。
②脱力感・筋力低下・筋肉痛・四肢痙攣・麻痺などの横紋筋融解症。
併用注意：甘草含有製剤、グリチルリチン酸及びその塩類を含有する製剤、ループ系利尿剤（フロセミド・エタクリン酸）、チアジド系利尿剤（トリクロルメチアジド）。
禁　忌：アルドステロン症、ミオパシー、低カリウム血症の患者。

No.：S-05　芍薬甘草附子湯（褐色）

剤形分量：細三和 2.6/4.5
出　典：傷寒論（太陽病・発汗後病）
名称由来：本剤の構成生薬三味の名称により命名された。
方剤構成：芍薬6.0　甘草4.0　附子1.0　　合計11.0g
　　　　　3品目
煎液味覚：薄味でやや苦みもあるが、甘味が強く飲みにくい。
原典薬能：「発汗、病不解、反悪寒者、虚故也、芍藥甘草附子湯主之。」
　　　　　発汗したところ病気が治らなくて、却って悪寒がある者は虚しているからである。このようなときには芍薬甘草附子湯を服用させる。
方剤解説：芍薬甘草湯の症で、冷えによる痛みが見られる場合に用いる。
服薬指導：芍薬甘草湯に準じる。
応　用：芍薬甘草湯に準じる。
参　考：エキス製剤は芍薬・甘草が5gである。
副作用：①重大な副作用として偽アルドステロン症・ミオパシー。
　　　　②その他として心悸亢進・のぼせ・舌のしびれ・悪心など。
併用注意：甘草含有製剤、グリチルリチン酸及びその塩類を含有する製剤、ループ系利尿剤（フロセミド・エタクリン酸）、チアジド系利尿剤（トリクロルメチアジド）。
慎重投与：①体力の充実している患者、暑がりでのぼせが強く赤ら顔の患者。
　　　　　②妊婦又は妊娠している可能性のある患者には投与しないことが望ましい。
　　　　　③小児には慎重に投与。
禁　忌：アルドステロン症、ミオパシー、低カリウム血症の患者。

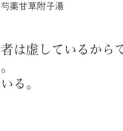
芍薬甘草附子湯

No.：48　十全大補湯（灰褐色）

剤形分量：細クラシエ 6.2/7.5　コタロー 8.5/15
　　　　　三和 6.1/9　ジュンコウ 5.35/7.5
　　　　　東洋 5.7/9
　　　　　顆オースギ 6.1/12　ツムラ 5/7.5
　　　　　テイコク 4.36/9　本草 6.1/9
出　典：太平恵民和剤局方（巻五　諸虚）
名称由来：10種類の薬物を用い、身体全てを大いに補う意味より命名された。
方剤構成：当帰4.0　地黄4.0　白朮4.0　茯苓4.0　川芎3.0　芍薬3.0　人参3.0
　　　　　桂皮3.0　黄耆3.0　甘草2.0　　合計33.0g　10品目
煎液味覚：全体的に甘くドロッとした味でやや苦いが、味が濃い割には飲みやすい。
原典薬能：「十全大補湯、治男子婦人、諸虚不足、五労七傷、不進飲食、久病虚損、時発潮熱、気攻骨脊、拘急疼痛、夜夢遺精、面色萎黄、脚膝無力、一切病後、気不如旧、憂愁思慮、傷動気血、喘嗽中満、脾腎気弱、五心煩悶、並皆治之、此薬、性温不熱、平補有効、養気育神、醒脾止渇、順正辟邪、温暖脾胃、其効不可具述。」
　　　　　十全大補湯は男性女性を問わず、諸々の虚した状態、過労や精神的な疲労、食欲不振、慢性病で虚した状態、時々発熱するような病、気が骨や脊髄を攻め

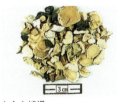
十全大補湯

て痛む病、筋肉が引き連れて痛む病、夢をよく見たり遺精があり、顔色が黄色く、下肢が無力で、全ての病後の弱った状態で気力が前のように元気がないとき、精神的な悩みや不安で気血を傷つけ、喘息や咳があり、腹部が張り、脾と腎の気が弱り、煩悶があるような全ての病を治す。この薬は穏やかに温める薬で身体を急に温める熱薬ではない。緩やかに補う効果があり、気を養い、精神を安定させ、脾の機能を活性化し渇きを止める。身体に良い気を巡らし邪気を追い払う。脾胃の働きを徐々に回復する。その効果を具（つぶさ）に述べる必要がないほど種々の薬効がある。

方剤解説：本剤は気虚を補い、補気健胃作用のある四君子湯と、血虚を補う四物湯、さらに黄耆が汗による気脱を防ぎ皮膚の抵抗力を高め、桂皮は身体を温め気血の循環を調和する。

服薬指導：気血両虚に用いる薬剤であるため、温服が望ましい。

応　　用：術後や種々の原因による体力低下、疲労倦怠、貧血、低血圧症、冷え症、寝汗、皮膚疾患など。

参　　考：①原典では、大棗・生姜を加えて煎じると記されている。
　　　　　　②蒼朮を用いているエキス製剤もある。
　　　　　　③識別コードが三和32である。
　　　　　　④重金属30ppm 以下、ヒ素 3 ppm 以下。

副作用：①重大な副作用として偽アルドステロン症・ミオパシー。
　　　　　②過敏症として発疹・発赤・瘙痒・蕁麻疹など。
　　　　　③消化器症状として食欲不振・胃部不快感・悪心・嘔吐・下痢など。
　　　　　④湿疹・皮膚炎などが悪化することがある。

併用注意：甘草含有製剤、グリチルリチン酸及びその塩類を含有する製剤。

慎重投与：著しく胃腸虚弱、食欲不振・悪心・嘔吐のある患者。

No.: 6　十味敗毒湯（淡灰褐色）
じゅうみ はいどくとう

剤形分量：細クラシエ 3.9/ 6　　コタロー 3.8/ 6
　　　　　　三和 3.7/7.5　　東洋 4 /6
　　　　　顆オースギ 2.8/ 6　　KTS 4 /9
　　　　　　サカモト 4 /6　　JPS 2.6/7.5
　　　　　　太虎堂 4.04/7.5　　ツムラ 3.5/7.5
　　　　　　テイコク 4.4/ 9　　東亜 3.8/7.5
　　　　　　本草 4 /7.5　　マツウラ 4 /7.5
　　　　　錠クラシエ 3.2/18

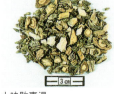

十味敗毒湯

出　　典：瘍科方筌（癰疽門）

名称由来：10種類の薬物を用い、皮膚病の原因となる毒を皮膚から敗退させる意味より命名された。

方剤構成：柴胡3.0　桔梗3.0　川芎3.0　樸樕3.0　茯苓3.0　防風2.0　独活2.0
　　　　　　荊芥2.0　甘草2.0　生姜0.5　　合計23.0g　10品目

煎液味覚：全体に芳香が強く、苦みと甘味があり飲みにくい。

原典薬能：「十味敗毒湯、家方、治癰疽及諸般瘡腫、起憎寒、壮熱焮痛者。」
　　　　　　　十味敗毒湯は家方である。癰疽及び諸般の瘡腫や寒邪によって熱が発生して熱く痛む者を治す。

方剤解説：皮膚疾患に用いられる柴胡剤と考えられ、腹診では胸脇苦満が指標となる。構

成薬物中柴胡・茯苓・防風・独活・荊芥は皮膚表面の風熱を除き痒みを抑え、桔梗・川芎・樸樕・茯苓・甘草は排膿除湿により皮膚患部の蘇生作用がある。
服薬指導：温服が望ましいが、服用困難であれば冷服でも良い。
応　用：化膿性疾患、湿疹、蕁麻疹、中耳炎、尋常性痤瘡、リンパ腺炎など。
参　考：①樸樕ではなく桜皮を用いているエキス製剤もある。
　　　　②浅田宗伯は本剤に連翹を加えて用いている。
　　　　③識別コードが三和25、東洋61である。
副作用：①重大な副作用として偽アルドステロン症・ミオパシー。
　　　　②過敏症として発疹・発赤・瘙痒・蕁麻疹など。
　　　　③消化器症状として食欲不振・胃部不快感・悪心・下痢など。
併用注意：甘草含有製剤、グリチルリチン酸及びその塩類を含有する製剤。
慎重投与：著しく体力の衰えている患者、著しく胃腸虚弱、食欲不振・悪心・嘔吐のある患者。

No.：51　潤腸湯（じゅんちょうとう）（暗黄褐色）

剤形分量：㊞太虎堂 5.38/7.5　ツムラ 5/7.5
出　典：万病回春（巻四　大便閉）
名称由来：乾燥した腸内を潤す薬能により命名された。
方剤構成：地黄5.0　当帰3.0　麻子仁2.0　桃仁2.0　杏仁2.0
　　　　枳実2.0　厚朴2.0　黄芩2.0　甘草1.5　大黄1.0
　　　　合計22.5g　10品目

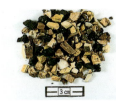
潤腸湯

煎液味覚：最初甘味と苦みがあり、後口に苦みと渋みが残り油っぽく少し飲みにくい。
原典薬能：「潤腸湯、治大便閉結不通。」
　　　　潤腸湯は大便が固まり、腸が塞がり便秘になった状態を治す。
方剤解説：地黄・当帰は血熱によって乾燥した血を補い、麻子仁・杏仁・桃仁は乾燥した腸内を潤し、枳殻・厚朴は気の滞りを通じさせガスを排出する。黄芩・大黄は腸熱を除き、便を排出する。甘草は腸内の緊張を和らげる。
服薬指導：瀉下を目的とした方剤中、作用は比較的穏やかであるが、薬能が強いと下痢症状が見られるので、少量より使用すべきである。
応　用：血熱・血虚が原因の常習性便秘、便秘を伴った肌荒れなど。
参　考：エキス剤では大黄が2g又は3g含む。
副作用：①重大な副作用として間質性肺炎、偽アルドステロン症・ミオパシー、肝機能障害・黄疸。
　　　　②消化器症状として食欲不振・胃部不快感・悪心・嘔吐・腹痛・下痢など。
併用注意：甘草含有製剤、グリチルリチン酸及びその塩類を含有する製剤。
慎重投与：①下痢・軟便、著しく胃腸虚弱、食欲不振・悪心・嘔吐、著しく体力の衰えている患者。
　　　　②妊娠又は妊娠している可能性のある患者には投与しないことが望ましい。授乳中の婦人には慎重投与。

No.：99　小建中湯（淡灰褐色）
しょうけんちゅうとう

- **剤形分量**：細コタロー 4.5＋20（粉末飴）/27
  - 顆オースギ 4＋20（コウイ）/25.2　ツムラ 3.75＋10（粉末飴）/15
- **出　典**：傷寒論（太陽病）　金匱要略（血痺虚労病・黄疸病・婦人雑病）
- **名称由来**：建中とはお腹を建てる意味で、すなわち弱ったお腹を丈夫にすることであり、小とはその薬能が穏やかであるという意味より命名された。
- **方剤構成**：芍薬6.0　桂皮4.0　大棗4.0　甘草2.0　生姜0.5　膠飴20.0　合計36.5g
  - 6品目
- **煎液味覚**：まろやかな甘さで、香りも良く、少しぴりっとした味が調和していて、薄味でとても飲みやすい。
- **原典薬能**：「傷寒、陽脉濇、陰脉弦、法當腹中急痛、先與小建中湯。」
  - 傷寒の病で陽脉が濇の脉で、陰脉が弦の脉で腹中が急に痛む症状にはまず小建中湯を服用する。
- **方剤解説**：桂枝湯証で腹直筋の緊張により腹痛が見られる場合に、桂枝加芍薬湯を用いるが、さらに腹部の緊張が強く体力が低下した場合に、滋養・強壮・緩和作用のある膠飴が加わった本剤を用いる。
- **服薬指導**：①甘味の強い方剤で、幼児でも服用しやすいが、一方で甘味を嫌う場合には、桂枝加芍薬湯を用いる。煎じ薬では膠飴を減量する。
  - ②エキス剤では1日の服薬分量が多いため、湯に溶かして温服する方が飲みやすい。
- **応　用**：腹痛、虚弱体質、感冒、夜泣き、夜尿症、神経症など。
- **参　考**：①煎じ薬ではカスを濾した後に膠飴を入れ、よく溶かして服用する。
  - ②本剤は桂枝加芍薬湯に膠飴が加わったものである。
- **副作用**：①重大な副作用として偽アルドステロン症・ミオパシー。
  - ②過敏症として発疹・発赤・瘙痒など。
- **併用注意**：甘草含有製剤、グリチルリチン酸及びその塩類を含有する製剤。

No.：9　小柴胡湯（淡黄褐色）
しょうさいことう

- **剤形分量**：細クラシエ 5.4/6　コタロー 5/7.5
  - 三和 4.6/7.5　ジュンコウ 3.95/6
  - 東洋 5/7.5
  - 顆オースギ 4/7.5　本草 4.2/7.5　JPS 4.3/7.5
  - 太虎堂 4.25/6　ツムラ 4.5/7.5
  - テイコク 3.45/7.5　マツウラ 3.8/6
  - 錠オースギ 4/18　クラシエ 4.8/18

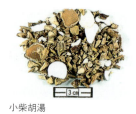

小柴胡湯

- **出　典**：傷寒論（太陽病・陽明病・太陰病）
  - 金匱要略（嘔吐噦下利病・黄疸病・婦人産後病）
- **名称由来**：柴胡が君薬であり、大柴胡湯に比べ、作用が穏やかであることより命名された。
- **方剤構成**：柴胡7.0　半夏5.0　黄芩3.0　人参3.0　大棗3.0　甘草2.0　生姜0.5
  - 合計23.5g　7品目
- **煎液味覚**：甘味が強く、少し苦みもあるが、全体的には比較的飲みやすい。
- **原典薬能**：「傷寒、五六日、中風、往来寒熱、胸脇苦満、嘿嘿不欲飲食、心煩、喜嘔、或胸中煩而不嘔、或渇、或腹中痛、或脇下痞鞕、或心下悸、小便不利、或不渇、身

有微熱、或欬者、小柴胡湯主之」
　　傷寒に患い五六日過ぎた中風の状態で、発熱があったり悪寒があったり、胸脇の部位が張って苦しく、黙々として食欲がなく、心臓の部位がムカムカした感じがあり、しばしば嘔気がある。あるいは胸中がムカムカするが嘔気はなく、あるいは口渇があり、あるいは腹中が痛み、あるいは脇下の部位が硬くなっており、あるいは心下に動悸があり、尿がよくでない。あるいは口渇なく微熱があり、あるいはせきする者には小柴胡湯を用いる。

方剤解説：柴胡が君薬として胸脇苦満を除き、さらに黄芩とともに胸脇部の熱による諸症状を取り除く。人参・大棗・甘草は脾を補い、半夏・生姜の健胃作用により悪心嘔吐を除き、消化機能を改善する。

服薬指導：体力が少し衰えた少陽病に用いるため、温服が望ましい。

応　用：肝炎などの肝機能障害、肺炎、気管支炎、感冒、腎炎、リンパ腺炎、発熱性疾患など。

参　考：①治療法として発汗・催吐・瀉下を禁じるような症状に和解剤として用いる方剤であるため、別名を三禁湯と呼ぶ。
②本剤は出典書籍において最も多くの条文が見られる方剤である。
③本剤を基本とした合方は柴陥湯（合小陥胸湯）、柴苓湯（合五苓散）、柴胡四物湯（合四物湯）、柴朴湯（合半夏厚朴湯）、さらに香蘇散・桂枝茯苓丸・麻杏甘石湯なども合方としてよく用いられる。
④識別コードが三和11、東洋64である。
⑤重金属30ppm 以下、ヒ素3 ppm 以下。

副作用：①重大な副作用として間質性肺炎（0.1％未満）、偽アルドステロン症（0.1％未満）、ミオパシー、肝機能障害・黄疸。
②過敏症として発疹・瘙痒・蕁麻疹など。
③肝機能として AST・ALT・Al-P・γ-GTP・ビリルビンの上昇など。
④消化器症状として食欲不振・胃部不快感・悪心・嘔吐・腹痛・下痢・便秘など。
⑤泌尿器症状として頻尿・排尿痛・血尿・残尿感・膀胱炎など。

併用注意：甘草含有製剤、グリチルリチン酸及びその塩類を含有する製剤、ループ系利尿剤（フロセミド・エタクリン酸）、チアジド系利尿剤（トリクロルメチアジド）。

併用禁忌：（使用しないこと）インターフェロン製剤、INF-α、INF-β。

禁　忌：①インターフェロン投与中の患者。
②肝硬変、肝癌の患者。
③慢性肝炎における肝機能障害で血小板数が10万/mm³以下の患者。

警　告：①本剤の投与により間質性肺炎が起こり、早期に適切な処置を行わない場合、死亡等の重篤な転帰に至ることがあるので、患者の状態を十分観察し、発熱、咳嗽、呼吸困難、肺音の異常(捻髪音)、胸部 X 線異常等があらわれた場合には、ただちに本剤の投与を中止すること。
②発熱、咳嗽、呼吸困難等があらわれた場合には、本剤の服用を中止し、ただちに連絡するよう患者に対し注意を行うこと。

No.：109 小柴胡湯加桔梗石膏 （淡黄褐色）
しょうさいことうかききょうせっこう

剤形分量：顆ツムラ 5/7.5
出　典：本朝経験方
名称由来：小柴胡湯に桔梗・石膏が加味されたことにより命名された。
方剤構成：柴胡7.0　半夏5.0　黄芩3.0　人参3.0　大棗3.0
　　　　　甘草2.0　生姜0.5　桔梗3.0　石膏10.0
　　　　　合計36.5g　9品目

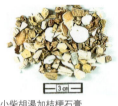
小柴胡湯加桔梗石膏

煎液味覚：とろっとした甘味とわずかに苦みと渋みがあり、やや飲みにくい。
原典薬能：『勿誤薬室方函口訣』「牛蒡芩連湯」の条文に「時毒、頭瘟の類、其の初めは葛根湯加桔梗石膏にて発汗すべし。発汗後、腫痛解せざる者は小柴胡湯加桔梗石膏に宜し。」
　　　　　頭部や顎などの部位が発赤するような病は、最初に葛根湯加桔梗石膏で発汗させる。発汗後に腫瘍のような腫れ物ができて痛む場合には小柴胡湯加桔梗石膏を用いる。
方剤解説：小柴胡湯証で上部の炎症性疾患に清熱・消炎・排膿の目的で桔梗・石膏を加えて用いる。
服薬指導：小柴胡湯に準じる。
応　用：扁桃炎、耳下腺炎、頸部リンパ節炎、中耳炎、鼻炎、甲状腺炎など。
参　考：桔梗・石膏の分量を加減する場合は小柴胡湯エキスに桔梗・石膏エキスを加味する。
副作用：①重大な副作用として偽アルドステロン症・ミオパシー、肝機能障害、黄疸。
　　　　②過敏症として発疹・蕁麻疹など。
　　　　③消化器症状として食欲不振・胃部不快感・軟便・下痢など。
併用注意：甘草含有製剤、グリチルリチン酸及びその塩類を含有する製剤。
慎重投与：胃腸虚弱、著しく体力の衰えている患者。

No.：19 小青竜湯 （淡褐色）
しょうせいりゅうとう

剤形分量：細クラシエ 5.2/6　コタロー 5/7.5
　　　　　　　三和 5.6/9
　　　　　顆オースギ 4.1/7.5　サカモト 4.22/9
　　　　　　　テイコク 4.22/9　JPS 5/7.5　太虎堂 4/7.5
　　　　　　　ツムラ 5/9　東亜薬品 4.5/7.5　本草 4.5/7.5
　　　　　錠オースギ 4.1/18　クラシエ 3.9/18
出　典：傷寒論（太陽病・可発汗病）
　　　　　金匱要略（痰飲咳嗽病・婦人雑病）

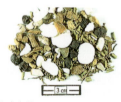
小青竜湯

名称由来：青竜とは東方の守護神を意味しており、麻黄の青色と水を退ける作用を竜にたとえている。小は大青竜湯に比べ薬効が穏やかであることを示している。
方剤構成：半夏6.0　麻黄3.0　桂皮3.0　芍薬3.0　五味子3.0　細辛3.0　甘草2.0
　　　　　乾姜1.0　　合計24.0g　8品目
煎液味覚：酸味がとても強く、舌の麻痺感があり、飲んだ後少し渋みがあり飲みにくい。
原典薬能：「傷寒表不解、心下有水気、乾嘔、発熱而欬、或渇、或利、或噎、或小便不利、

少腹満、或喘者、小青竜湯主之。」
傷寒で身体表面の病邪が除かれていなくて、心下の部位に水が溜まっており、嘔気があり発熱して咳が出る場合、あるいは口渇があり、あるいは下痢したり、あるいは噎（む）せたり、あるいは尿がよくでなくて、下腹部が張ったり、あるいは喘息がある場合には小青竜湯を用いる。

方剤解説：半夏が君薬として心下部に停滞している水を排出し、麻黄・桂皮により傷寒を除き熱を下げ、桂枝は気の上衝を鎮め、麻黄・芍薬・甘草によって気管支の緊張を和らげ、五味子・細辛・甘草によって咽を潤し、細辛・乾姜は体内の冷えを取り除く。

服薬指導：①本剤は体内の冷えを除き温める作用があるため、温服すべきである。
②五味子による酸味が強く、服用後ヒリヒリ感があることを服薬指導時に説明する。

応　用：クシャミ・水様性鼻水を伴うアレルギー性鼻炎、花粉症、感冒、気管支炎など。

参　考：重金属30ppm以下、ヒ素3ppm以下。

副作用：①重大な副作用として間質性肺炎、偽アルドステロン症・ミオパシー、肝機能障害・黄疸。
②過敏症として発疹・発赤・瘙痒など。
③自律神経系症状として不眠・発汗過多・頻脈・動悸・全身脱力感・精神興奮など。
④消化器症状として食欲不振・胃部不快感・悪心・嘔吐・腹痛・下痢など。
⑤泌尿器症状として排尿障害など。

併用注意：①麻黄含有製剤、エフェドリン類含有製剤、モノアミン酸化酵素（MAO）阻害剤、甲状腺製剤、カテコールアミン製剤（アドレナリン・イソプレナリン）、キサンチン系製剤（テオフィリン・ジプロフィリン）。
②甘草含有製剤、グリチルリチン酸及びその塩類を含有する製剤、ループ系利尿剤（フロセミド・エタクリン酸）、チアジド系利尿剤（トリクロルメチアジド）。

慎重投与：①病後の衰弱期・著しく体力の衰えている患者。
②胃腸虚弱、食欲不振・悪心・嘔吐の患者。
③発汗傾向の著しい患者。
④狭心症・心筋梗塞等の循環器系障害のある患者又はその既往歴のある患者。
⑤重症高血圧症、高度の腎障害、排尿障害、甲状腺機能亢進症の患者。

禁　忌：アルドステロン症、ミオパシー、低カリウム血症の患者。

No.:21 小半夏加茯苓湯（しょうはんげかぶくりょうとう）（淡灰白色）

剤形分量：細 クラシエ 1.7/6　　コタロー 1.2/6
顆 オースギ 0.9/3　　ツムラ 2.25/7.5
　　テイコク 1.73/7.5　本草 1.4/7.5

出　典：金匱要略（痰飲咳嗽病）

名称由来：大半夏湯（半夏・人参・白蜜）に比べて小半夏湯（半夏・生姜）があり、本剤はさらに茯苓が加味されたことにより命名された。

方剤構成：半夏6.0　茯苓5.0　ヒネ生姜4.0　　合計15.0g
3品目

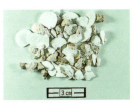

小半夏加茯苓湯

煎液味覚：薄味で甘味も苦みもないが、少しヒリヒリ感があり、やや飲みにくい。
原典薬能：「卒嘔吐、心下痞、膈間有水、眩悸者、半夏加茯苓湯主之。」
　　　　　突然嘔吐があり、心下の部位が痞えて、めまいや動悸がある場合は半夏加茯苓湯を用いる。
方剤解説：半夏・ヒネ生姜は嘔吐を鎮め、健胃作用があり、さらに半夏・茯苓は水毒によるめまいや動悸を取り除く作用がある。
服薬指導：温服が望ましいが、服用困難であれば冷服でも良い。
応　　用：悪心、嘔吐、つわりなど。
参　　考：エキス製剤はヒネ生姜ではなく生姜1.5g〜2ｇ用いている。

No.：22　消風散（しょうふうさん）（灰褐色）

剤形分量：細コタロー 6/9
　　　　　顆オースギ 4/7.5　ツムラ 4/7.5
出　　典：外科正宗（巻四　疥瘡）
名称由来：本剤の薬能が皮膚病において瘙痒の原因と考えられている風邪を取り除くことにより命名された。
方剤構成：石膏5.0　当帰3.0　地黄3.0　防風2.0　蒼朮2.0
　　　　　牛蒡子2.0　木通2.0　荊芥2.0　知母2.0　胡麻2.0
　　　　　蝉退1.5　苦参1.5　甘草1.0　　合計29.0g
　　　　　13品目

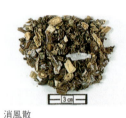
消風散

煎液味覚：苦みと芳香の入り交じった不快な味でとても飲みにくい。
原典薬能：「治風湿浸淫血脈、致生瘡疥、瘙痒不絶、及大人小兒、風熱癮疹、遍身雲片斑點、乍有乍無、並効。」
　　　　　病邪の風湿が血脈に浸入して、できものができたり、痒みが止まらないものを治す。さらに大人や子供の風熱による蕁麻疹、身体全身に雲片のようなものが出たり消えたりするものにも効果がある。
方剤解説：本剤の目標となる皮膚疾患は分泌物が多いため、体内の血液が乾燥し、熱が発生して患部は赤みを呈しており、瘙痒が強くなる。石膏・知母・苦参は体内の乾燥と熱を除き、当帰・地黄は血液を潤し、防風・牛蒡子・荊芥・胡麻・蝉退・甘草は患部の熱を除き、痒みを鎮める。さらに蒼朮・木通は患部の分泌物を排除する。
服薬指導：温服が困難であれば、冷服でも良い。
応　　用：湿疹、アトピー性皮膚炎、蕁麻疹、水虫、あせも、皮膚瘙痒症など。
参　　考：本剤の証で皮膚が赤く痒みが強いときは黄連解毒湯を合方として用いることもある。
副作用　：①重大な副作用として偽アルドステロン症・ミオパシー。
　　　　　②消化器症状として食欲不振・胃部不快感・悪心・嘔吐・軟便・下痢など。
併用注意：甘草含有製剤、グリチルリチン酸及びその塩類を含有する製剤。
慎重投与：著しく体力の衰えている患者、胃腸虚弱、食欲不振・悪心・嘔吐の患者。

No.：101　升麻葛根湯（淡灰褐色）

- **剤形分量**：顆ツムラ 2.25/7.5
- **出　典**：万病回春（巻二　傷寒）
- **名称由来**：君薬として用いられている升麻・葛根により命名された。
- **方剤構成**：葛根5.0　芍薬3.0　甘草1.5　升麻1.0　生姜0.5
　　　　　　合計11.0g　5品目
- **煎液味覚**：薄味だが、甘味と苦みの混じった味でやや飲みにくい。
- **原典薬能**：「升麻葛根湯、治傷寒、頭痛、時疫、増寒、壮熱、肢体痛、発熱、悪寒、鼻乾、不得睡、兼治寒暄不時、人多病疫、乍煖脱衣、及瘡疹已発、未発、疑似之間、宜服。」
　　　　　　升麻葛根湯は傷寒の頭痛、発熱性伝染病、悪寒、発熱、身体や関節の痛み、鼻の乾燥、眠れないような症状を治す。また寒いときや温かいときに関係なく伝染病にかかった人が、熱くて衣服を脱いだり、出来物や湿疹が発生したり、まだ発生しないときでも疑わしいときに服用すると良い。
- **方剤解説**：葛根・升麻・生姜により風寒を排出し、葛根・芍薬・甘草により緊張を和らげ痛みを取り除く。
- **服薬指導**：薬効を高めるために温服が望ましい。
- **応　用**：感冒、頭痛、麻疹、蕁麻疹など。
- **参　考**：エキス剤では升麻2gを用いる。
- **副作用**：重大な副作用として偽アルドステロン症・ミオパシー。
- **併用注意**：①甘草含有製剤、グリチルリチン酸及びその塩類を含有する製剤。
　　　　　　②湿疹・皮膚炎などが悪化することがある。

升麻葛根湯

No.：SG-140　四苓湯（淡灰白色）

- **剤形分量**：細オースギ 0.75/3
- **出　典**：丹渓心法（巻七　泄瀉）
- **名称由来**：構成生薬4種類と、猪苓又は茯苓の生薬名により命名された。
- **方剤構成**：沢瀉4.0　茯苓4.0　白朮4.0　猪苓4.0
- **煎液味覚**：苦みのある薄味で、後に刺激のある渋みが残る。
- **原典薬能**：「湿生於内水瀉小便不利者此方主之（本文は『医方考1584年』による）」
　　　　　　身体内部に湿が生じて水様便があり、小便不利の者はこの方剤を用いる。
- **方剤解説**：処方内容は五苓散から桂皮が除かれた利水作用のある生薬で構成されており、気逆による頭痛が見られない場合の嘔吐や浮腫、小便不利、下痢などの症状に用いる。
- **服薬指導**：温服の服用が望ましい。
- **応　用**：暑気あたり、急性胃腸炎
- **参　考**：①エキス製剤は白朮ではなく蒼朮である。
　　　　　　②本剤に桂皮を加味したものが五苓散である。

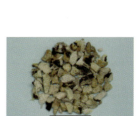

四苓湯

No.：104　辛夷清肺湯（しんいせいはいとう）（黄褐色）

- **剤形分量**：細 クラシエ 4.3/7.5　コタロー 7.5/12
  顆 オースギ 6.3/12　ツムラ 4.5/7.5
- **出　典**：勿誤薬室方函
- **名称由来**：辛夷を君薬とした方剤で、薬能が肺に関連する器官の炎症を抑える作用により命名。
- **方剤構成**：麦門冬5.0　石膏5.0　知母3.0　百合3.0　黄芩3.0
  山梔子3.0　辛夷2.0　枇杷葉2.0　升麻1.0
  合計27.0g　9品目

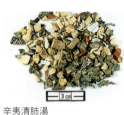
辛夷清肺湯

- **煎液味覚**：すっきりした味だが、芳香の味と苦みが強いので飲みにくい。
- **原典薬能**：「此方は脳臓鼻淵、鼻中瘜肉、或鼻不聞香臭等の症、凡て熱毒に属する者に用て効あり。脳臓鼻淵は大抵葛根湯加川芎大黄、或は頭風神方に化毒丸を兼用して治すれども、熱毒あり疼痛甚き者は、此方に非れば治するを能わず。」
  　　この方剤は膿汁を伴った鼻炎やはなたけ、あるいは香りや臭いを嗅ぐことができない症状、このような熱毒が原因で起こる症状に効果がある。脳臓鼻炎は通常葛根湯加川芎大黄、あるいは頭風神方に化毒丸を併用して治すけれども、熱毒があって疼痛のひどい者は辛夷清肺湯でないと治すことができない。
- **方剤解説**：麦門冬・百合・枇杷葉の働きにより、鼻咽喉部を潤し排膿作用がある。石膏・知母・黄芩・山梔子・升麻は清熱作用があり、患部の炎症を抑制する。さらに、辛夷の気を巡らす作用により鼻閉を改善する。
- **服薬指導**：薬剤の多くが寒涼薬であるため、温服が困難であれば冷服でも良い。
- **応　用**：鼻炎、蓄膿症、鼻閉など。
- **参　考**：辛夷の香が鼻閉を改善するため、煎出時に匂いを嗅ぐことも薬効に繋がる。
- **副作用**：①重大な副作用として間質性肺炎、肝機能障害・黄疸、腸管膜静脈硬化症。
  ②肝臓の AST・ALT・Al-P・γ-GTP・ビリルビンの上昇など。
  ③消化器症状として食欲不振・胃部不快感・軟便・下痢など。
- **慎重投与**：著しく体力の衰えている患者、胃腸虚弱な患者。

No.：66　参蘇飲（じんそいん）（淡褐色）

- **剤形分量**：顆 太虎堂 4.93/7.5　ツムラ 4/7.5
- **出　典**：太平恵民和剤局方（巻二　傷寒）
- **名称由来**：本剤は人参と蘇葉を君薬としており、その一字をとり命名された。また飲とか飲子は湯と同じ意味であり、飲料水のように数回に分けて服用する薬とも考えられる。

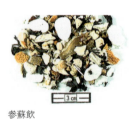
参蘇飲

- **方剤構成**：半夏3.0　茯苓3.0　桔梗2.0　陳皮2.0　葛根2.0
  前胡2.0　人参1.5　大棗1.5　蘇葉1.0　枳実1.0
  木香1.0　甘草1.0　生姜0.5　合計21.5g　13品目
- **煎液味覚**：苦みと甘味が混じったすっきりした味だが、少し飲みにくい。
- **原典薬能**：「治感冒発熱頭疼、或因痰飲凝節、兼以為熱、並宜服之。若因感冒発熱、亦如養胃湯法、以被蓋、臥連進数服、微汗即愈。有余熱、更宜徐徐服之、自平治。因痰飲発熱、但連日頻進、此薬以熱退、為期、不可預止。雖有前胡乾葛、但能解肌耳、既有枳殻橘紅輩、自能寛中快膈、不致傷脾、兼大治中脘痞満嘔逆悪心。

開胃進食、無以踰此。母以性涼為疑、壹切発熱皆能取効、不必拘其所因也。小児室女亦宜服之。」

　　感冒で発熱して頭が疼くように痛む症状を治し、あるいは痰飲（体内の病的な水）凝固が原因で発熱がある場合もこの薬を服用すると良い。もし感冒による発熱が原因の場合は養胃湯を服用するような方法で飲み暖かい寝床で横になって数回服用する。じっとり汗が出ればすぐに治る。まだ熱が残っている場合は少しずつ服用すれば自然に治る。痰飲の発熱が原因の場合も数日この薬を服用し、熱が無くなれば服用を中止する。早めに服用を中止してはいけない。前胡や乾葛（葛根）が含まれているけれども、この薬は肌の熱を取り除くだけである。枳殻や橘紅（陳皮）のような薬剤が胸膈や腹部機能を改善し、脾の機能を低下させず、心下部の痞（つか）えや張った状態、嘔吐や悪心をよく治し、健胃作用により食欲を増進させる。この方剤よりも優れたものはない。薬の性質が涼薬だからといって疑ってはいけない。全ての発熱にとても効果があり、発熱の原因には拘わらない。また小児や女性も服用すると良い。

方剤解説：本剤は胃腸機能を改善する六君子湯より白朮が除かれたものに、体表部の熱を除く葛根・前胡・蘇葉、去痰作用の桔梗、気を巡らす蘇葉・枳殻・木香が含まれている。本剤はもともと胃腸が弱くて、感冒になったとき麻黄剤が適さない場合に用いられる。
服薬指導：身体を温める補剤であるため、温服が望ましい。
応　　用：感冒、気管支炎、気管支喘息、肺炎、神経症、気鬱など。
参　　考：本剤は虚弱により風邪がなかなか治らない場合に応用される。
副作用　：①重大な副作用として偽アルドステロン症・ミオパシー。
　　　　　②過敏症として発疹・蕁麻疹など。
併用注意：甘草含有製剤、グリチルリチン酸及びその塩類を含有する製剤。

No.：85　神秘湯（しんぴとう）（淡褐色）

剤形分量：細クラシエ 3/6　コタロー 3.4/6　東洋 4/6
　　　　　顆オースギ 2.8/6　ツムラ 2.75/7.5
　　　　　　本草 2.9/7.5
出　　典：勿誤薬室方函
名称由来：本剤は鋭い薬能があり、その効果の強さから「神秘」の命名がなされたものと思われる。

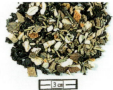
神秘湯

方剤構成：麻黄5.0　杏仁4.0　厚朴3.0　陳皮2.5　甘草2.0
　　　　　柴胡2.0　蘇葉1.5　　合計20.0g　7品目
煎液味覚：薄味だが渋み、甘味、苦味の混じった味で飲みにくい。
原典薬能：「療久咳奔喘、坐臥不得、并喉裏呀聲気絶」
　　　　　慢性の咳や喘息発作で、静かに座ったり寝ていることができなく、喘鳴があり呼吸困難を治療する。
方剤解説：本剤は麻黄剤として喘息発作に用いる麻杏甘石湯より石膏が除かれ、気を巡らし健胃作用のある厚朴・陳皮・蘇葉が加えられ、さらに柴胡が含まれている。すなわち、口渇がなく胸脇苦満があり、気鬱傾向の喘息に用いられる。
服薬指導：麻黄の分量（5g）が多いため副作用に注意する。
応　　用：気管支喘息、小児喘息、肺気腫、気鬱など。
参　　考：①麻黄を3g含むエキス製剤もある。

方剤の解説

副作用　：①重大な副作用として偽アルドステロン症・ミオパシー。
　　　　　②自律神経系症状として不眠・発汗過多・頻脈・動悸・全身脱力感・精神興奮など。
　　　　　③消化器症状として食欲不振・胃部不快感・悪心・嘔吐など。
　　　　　④泌尿器症状として排尿障害など。
併用注意：①麻黄含有製剤、エフェドリン類含有製剤、モノアミン酸化酵素（MAO）阻害剤、甲状腺製剤、カテコールアミン製剤（アドレナリン・イソプレナリン）、キサンチン系製剤（テオフィリン・ジプロフィリン）。
　　　　　②甘草含有製剤、グリチルリチン酸及びその塩類を含有する製剤。
慎重投与：①病後の衰弱期・著しく体力の衰えている患者。
　　　　　②胃腸虚弱、食欲不振・悪心・嘔吐の患者。
　　　　　③発汗傾向の著しい患者。
　　　　　④狭心症・心筋梗塞等の循環器系障害のある患者又はその既往歴のある患者。
　　　　　⑤重症高血圧症、高度の腎障害、排尿障害、甲状腺機能亢進症の患者。

No.：30　真武湯（しんぶとう）（淡灰白色）

剤形分量：細 コタロー 2.4/6　三和 2.4/4.5
　　　　　顆 JPS 2.6/7.5　ツムラ 2/7.5
出　　典：傷寒論（太陽病・少陰病・発汗後病）
名称由来：本剤は別の名を玄武湯と呼ばれており、玄武とは北方を護る黒い亀を意味する。また五行説では水＝北＝腎＝寒＝黒の関係が成り立ち、本剤の薬能が寒を除き、腎を補い利水作用があること、さらに附子の色が黒い（玄）ことなどの理由により命名された。

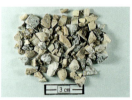
真武湯

方剤構成：茯苓5.0　芍薬3.0　蒼朮3.0　生姜0.5　附子1.0　　合計12.5g
　　　　　5品目
煎液味覚：わずかに苦みと渋みはあるが、全体に薄味なので比較的飲みやすい。
原典薬能：「太陽病発汗、汗出不解、其人仍発熱、心下悸、頭眩身瞤動、振振欲擗地者真武湯主之。」
　　　　　　太陽病で発汗した後、汗は出たが治らず、まだ発熱があり、心下部に動悸があり、めまいがして、身体がぴくぴく動き、地面に倒れそうな者には真武湯を用いる。
　　　　　「少陰病、二三日不已、至四五日、腹痛、小便不利、四肢沈重、疼痛、自下利者、此為有水気、其人或欬、或小便利、或下痢、或嘔者、真武湯主之。」
　　　　　　少陰病で2、3日しても治らず4、5日経つと、腹痛があり尿がでなく、四肢が重く疼痛があり、下痢になる者は水気が原因である。このような場合、咳があったり、頻尿になったり、下痢になったり、嘔吐がある人には真武湯を用いる。
方剤解説：本剤は体内の冷えによる水分代謝に異常を来たし、めまい・動悸・下痢などが見られる。
　　　　　　よって、附子・生姜により冷えを除き気を巡らし、新陳代謝を促進する。さらに茯苓・蒼朮の作用により水分代謝を正常に戻し、芍薬によって緊張を緩和し痛みを取り除く。

服薬指導：冷えが原因の病態に用いるため、温服すべきである。
応　　用：慢性胃炎、胃アトニー症、低血圧症、慢性腎炎、冷え症、下痢症、めまい、ふらつきなど。
参　　考：①気虚による胸部の痞えがある場合は人参湯を合方する。
　　　　　②識別コードが三和2である。
　　　　　③重金属30ppm以下、ヒ素3ppm以下。
副作用：心悸亢進・のぼせ・舌のしびれ・悪心など。
慎重投与：①体力の充実している患者、暑がりでのぼせが強く赤ら顔の患者。
　　　　　②妊婦又は妊娠している可能性のある患者には投与しないことが望ましい。
　　　　　③小児には慎重に投与。

No.:58　清上防風湯（黄褐色）
せいじょうぼうふうとう

剤形分量：🈴オースギ 4.4/7.5　ツムラ 4.75/7.5
出　　典：万病回春（巻五　面病）
名称由来：本剤は防風を君薬とし、頭や顔面（上焦）にできる吹き出物の原因である熱を除く清熱作用があることにより命名された。

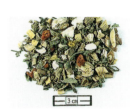
清上防風湯

方剤構成：川芎2.0　黄芩2.0　連翹2.0　防風2.0　白芷2.0
　　　　　桔梗2.0　山梔子2.0　甘草1.5　枳殻1.5　荊芥1.0
　　　　　黄連1.0　薄荷1.0　合計20.0g　12品目
煎液味覚：苦みと甘味の混じった少し気持ち悪い味で、後口にヒリヒリ感があって飲みにくい。
原典薬能：「清上焦火、治頭面生瘡癤風熱之毒。」
　　　　　　上焦の火を冷まし、風熱の毒によって生じた頭面の瘡癤を治す。
方剤解説：川芎・白芷により邪気を上部に引き上げ、黄芩・山梔子・黄連の清熱作用により患部の炎症を鎮め、連翹・防風・桔梗・甘草・枳殻・荊芥・薄荷により発散・排膿・解毒の効果が見られる。
服薬指導：温服が困難であれば冷服でも良い。
応　　用：尋常性痤瘡、頭部・顔面の湿疹、中耳炎、慢性副鼻腔炎など。
参　　考：本剤服用後、一時的に吹き出物が増加することもある。これは薬効による発散作用のためで、その後改善されることもあり、軽度の場合は服用を続け経過観察する。
副作用：①重大な副作用として偽アルドステロン症・ミオパシー、肝機能障害・黄疸。
　　　　②過敏症として発疹・蕁麻疹など。
　　　　③消化器症状として食欲不振・胃部不快感・悪心・腹痛・下痢など。
併用注意：甘草含有製剤、グリチルリチン酸及びその塩類を含有する製剤。
慎重投与：著しく胃腸虚弱、食欲不振・悪心・嘔吐のある患者。

No.:136 清暑益気湯（淡黄褐色）

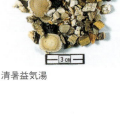
清暑益気湯

- **剤形分量**：顆ツムラ 5 /7.5
- **出　典**：医学六要（暑門－暑風卒倒）
- **名称由来**：本剤の薬能が暑さによって生じた身体の熱を冷まし、虚した気を補うことにより命名された。
- **方剤構成**：人参3.0　白朮3.0　麦門冬3.0　当帰3.0　黄耆3.0
  五味子2.0　陳皮2.0　甘草2.0　黄柏2.0
  合計23.0g　9品目
- **煎液味覚**：酸味が強く、また苦みも強く甘味もあり、すこしどろっとした不快な味で飲みにくい。
- **原典薬能**：「夏月無病、宜服補剤、以陽気盡発于外内虚也。惟生脈散加耆朮陳皮炒黄柏、煎湯妙切、忌発泄。」
  　夏の時期は病気でなくても補剤を服用するのが良い。体内の陽気が体外に出てしまい、体内が虚してしまうからである。ただ生脈散に黄耆・白朮・陳皮・炒黄柏を加えただけであるがとても効果が良い。発汗や瀉下を禁じる。
- **方剤解説**：本剤は夏期に用いる補中益気湯証であり、補中益気湯より温性生薬の大棗・生姜と気を引き上げ発散させる柴胡・升麻が除かれ、夏期の津液不足を補う生脈散の方意により麦門冬・五味子が加えられ、清熱目的で黄柏が含まれている。
- **服薬指導**：①温服が望ましいが、夏季に服用するときは冷服でも良い。
  ②五味子による酸味の味が強いことを説明する。
- **応　用**：夏バテによる疲労倦怠感・食欲不振・下痢・夏やせ、慢性肝炎など。
- **参　考**：①エキス製剤は白朮ではなく蒼朮を用い、構成生薬の重量が若干異なる。
  ②本剤は『内外傷弁惑論』などに収載されている清暑益気湯とは内容が異なり、後の時代に書かれた『医学六要』を出典としているため、前者と区別する場合は本剤を「近製の清暑益気湯」と呼ぶ。
- **副作用**：①重大な副作用として偽アルドステロン症・ミオパシー。
  ②過敏症として発疹・蕁麻疹など。
  ③消化器症状として食欲不振・胃部不快感・悪心・下痢など。
  ④湿疹・皮膚炎が悪化することがある。
- **併用注意**：甘草含有製剤、グリチルリチン酸及びその塩類を含有する製剤。

No.:111 清心蓮子飲（淡褐色）

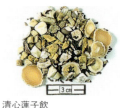
清心蓮子飲

- **剤形分量**：細ジュンコウ 4.2/ 6　東洋 5 /7.5
  顆ツムラ 5 /7.5
- **出　典**：太平恵民和剤局方（巻五　痼冷）（巻八　雑病）
- **名称由来**：本剤の薬能が心部の熱を冷ます薬効と君薬である蓮肉（蓮子）により命名された。
- **方剤構成**：蓮肉4.0　麦門冬4.0　茯苓4.0　人参3.0
  車前子3.0　黄芩3.0　黄耆2.0　地骨皮2.0
  甘草1.5　合計26.5g　9品目
- **煎液味覚**：薄味でやや甘味があり、苦みもあまりなく飲みやすい。
- **原典薬能**：「治心中蓄積、時常煩躁、因而、思慮労力、憂愁抑鬱、是致、小便白濁、或有沙膜、夜夢走泄、遺瀝澁痛、便赤如血、或因酒色過度、上盛下虚、心火炎上、肺

金受尅、口舌乾燥、漸成消渇、睡臥不安、四肢倦怠、男子五淋、婦人帯下赤白、及病後気、不収斂、陽浮於外、五心煩熱。薬性温平、不冷不熱、常服、清心養神、秘精補虚、滋潤腸胃、調順気血。」

　　悩みや過労、憂愁や抑鬱気分が心中に蓄積したため、常に煩躁感があり、小便が白濁したり砂や膜のようなものが見られたり、夜夢を見て遺精があったり、遺尿があり痛みもあり、血便が見られる。あるいは酒色の過度により、上部に熱が溜まり実し、下部が冷えて虚した状態になり、心の機能が異常亢進し肺にも影響を及ぼす。口舌が乾燥し、消渇になり、不眠があり、四肢倦怠、男子は排尿がスッキリせず、女性は帯下が見られる。さらに病後の気が回復せず、陽気が身体の表面に集まり、心部や手足に煩熱感がある状態を治す。薬性は温平で冷ますのでもなく熱するのでもなく、常に服用すると、心部の熱を除き精神を安定させ、精気を蓄え虚を補い、腸胃の機能を改善し、気血を調え巡らす。

方剤解説：蓮肉・麦門冬により上焦の熱を除き、下焦の虚を補い、滋潤作用がある。茯苓・車前子・地骨皮・黄芩は清熱・鎮静・利尿作用があり、さらに人参・茯苓・甘草は四君子湯として気虚を補い、脾胃の機能を改善する。
服薬指導：一般的には虚弱に用いる方剤であるため、温服が望ましい。
応　用：慢性尿道炎、慢性膀胱炎、慢性前立腺炎、前立腺肥大、糖尿病、口内炎、神経症など。
参　考：①医療用エキス製剤で蓮肉を含む製剤は他に啓脾湯がある。君薬として蓮肉を用いるのは本剤のみである。
　　　　②識別コードが東洋72である。
副作用：①重大な副作用として間質性肺炎・偽アルドステロン症・ミオパシー、肝機能障害・黄疸。
　　　　②過敏症として発疹・蕁麻疹など。
　　　　③湿疹・皮膚炎が悪化することがある。
併用注意：甘草含有製剤、グリチルリチン酸及びその塩類を含有する製剤。

No.：90　清肺湯（せいはいとう）（黄褐色）

剤形分量：顆ツムラ6/9
出　典：万病回春（巻二　咳嗽）
名称由来：本剤の薬能が肺熱による症状を除くことにより命名された。
方剤構成：茯苓3.0　当帰3.0　麦門冬3.0　黄芩2.0　桔梗2.0
　　　　陳皮2.0　桑白皮2.0　貝母2.0　杏仁2.0
　　　　山梔子2.0　天門冬2.0　大棗2.0　竹葉2.0
　　　　五味子1.0　甘草1.0　生姜0.5　合計31.5g
　　　　16品目

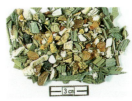

清肺湯

煎液味覚：どろっとした甘酸っぱい苦みが口に残り、気持ち悪い味で飲みにくい。
原典薬能：「治一切咳嗽、上焦痰盛。」
　　　　全ての咳嗽で上焦に熱が溜まり、黄痰が多く出るものを治す。
方剤解説：当帰は血を補い、麦門冬・天門冬・五味子は肺を潤すことにより粘性の強い痰を薄くさせ、桔梗・貝母・杏仁により去痰を行い、黄芩・桑白皮・山梔子・竹葉により肺熱を鎮める。さらに茯苓・陳皮・大棗・甘草・生姜によって脾胃を補い、体内の水分代謝を改善し、痰の生成を抑制する。

服薬指導：咽を潤すよう数回に分けて服用しても良い。
応　　用：慢性気管支炎、肺炎、肺結核、気管支喘息、気管支拡張症など。
参　　考：①『万病回春』には２種類の清肺湯が収載されており、本剤以外に巻４失血門に
　　　　　　も収載されているが、本剤とは内容が異なる。
　　　　　②エキス製剤は竹葉でなく、竹茹である。
副　作　用：①重大な副作用として間質性肺炎・偽アルドステロン症・ミオパシー、肝機能
　　　　　　障害・黄疸。
　　　　　②消化器症状として食欲不振・胃部不快感・悪心・下痢など。
併用注意：甘草含有製剤、グリチルリチン酸及びその塩類を含有する製剤。
慎重投与：著しく胃腸虚弱、食欲不振・悪心・嘔吐のある患者。

No.：124　川芎茶調散（淡褐色）
（せんきゅうちゃちょうさん）

剤形分量：⓴オースギ 3.3/7.5　ツムラ 3.25/7.5
出　　典：太平恵民和剤局方（巻一　諸風）（巻二　傷寒）
名称由来：川芎と茶葉が君薬となり、気を調える作用により命
　　　　　名された。
方剤構成：川芎3.0　香附子3.0　白芷2.0　羌活2.0　荊芥2.0
　　　　　防風2.0　薄荷2.0　甘草1.5　茶葉1.5
　　　　　合計19.0g　9品目

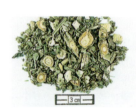
川芎茶調散

煎液味覚：苦みと薄荷などの芳香が強く飲みにくい。
原典薬能：「治丈夫婦人、諸風上攻、頭目昏重、偏正頭疼、鼻塞聲重、傷風壮熱、肢体煩疼、
　　　　　肌肉蠕動、膈熱痰盛、婦人血風、攻疰、太陽穴疼。但是感風気悉皆治之。」
　　　　　　男性・女性に邪風が攻撃して、頭目が重くボットして、疼くような偏頭痛や
　　　　　頭痛があり、鼻がつまり声が重くなり、邪風に傷つき発熱し、肢体が熱を持っ
　　　　　た疼くような痛みがあり、肌肉が蠕動し、胸膈部に熱が溜まり、痰が多く発生
　　　　　し、女性の場合は血が風に侵され病気になり、太陽穴（つぼの場所）に疼くよ
　　　　　うな痛みがあるものを治す。風の気が原因で起こる病気は全て効果がある。
方剤解説：頭目の冷えによる痛みを温薬の川芎と順気薬の香附子、覚醒利尿薬の茶葉、緩
　　　　　和薬の甘草により取り除き、さらに白芷・羌活・防風・荊芥・薄荷によって風
　　　　　を発散させる。
服薬指導：苦みが強く香りも強いが、温服が望ましい。
応　　用：頭痛、偏頭痛、筋緊張性頭痛、鼻炎など。
参　　考：医療用エキス製剤中、茶葉を含む方剤は本剤のみである。
副　作　用：①重大な副作用として・偽アルドステロン症・ミオパシー。
　　　　　②消化器症状として食欲不振・胃部不快感・悪心・下痢など。
併用注意：甘草含有製剤、グリチルリチン酸及びその塩類を含有する製剤。
慎重投与：著しく胃腸虚弱、食欲不振・悪心・嘔吐のある患者。

No.：53　疎経活血湯（淡灰褐色）
そけいかっけつとう

剤形分量：顆オースギ 5.6/12　太虎堂 5.15/7.5
　　　　　　ツムラ 5/7.5

出　典：万病回春（巻五　痛風）

名称由来：本剤の薬能である経絡を疎通し、血液の働きを活発にすることより命名された。

方剤構成：当帰2.0　地黄2.0　蒼朮2.0　川芎2.0　桃仁2.0
　　　　　　茯苓2.0　芍薬2.0　牛膝1.5　威霊仙1.5　防已1.5
　　　　　　羌活1.5　防風1.5　竜胆1.5　陳皮1.5　白芷1.0
　　　　　　甘草1.0　生姜0.5　　合計27.0g　17品目

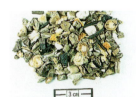

疎経活血湯

煎液味覚：芳香の味が強くて苦みもあり、苦みとヒリヒリ感が口に残り飲みにくい。

原典薬能：「治遍身走痛如刺、左足痛尤甚。左属血。多因酒色損傷、筋脈虚空、被風寒、湿熱感於内、熱包於寒、則痛、傷筋絡。是以昼軽夜重。宜以疎経活血行湿。此非白虎歴節風也。」

　　刺すような痛みが身体すみずみまで走り抜け、左足の痛みが最も激しい。左は血に属す。大変多いのは酒色に溺れて、筋肉や血管（神経）が弱り風寒に傷つくと、湿熱が体内に生じて、熱が寒を包み込んでしまう。すると痛くなり、筋肉や血管（神経）が傷つく。このような病気になると、昼間は軽く、夜になると悪化する。このような場合は血管の流れを疎通し、血液の働きを活発にして、湿の循環を促進するのが良い。この病気は白虎湯を用いるような歴節風とは異なるものである。

方剤解説：血虚を補う四物湯が基本として、桃仁・牛膝が加わり活血鎮痛の効果がある。さらに。蒼朮・茯苓・防已・竜胆・陳皮により患部の湿を取り除き、威霊仙・羌活・防風・白芷が風を追い払い痛みを除く。また茯苓・陳皮・甘草・生姜は健胃作用として働く。

服薬指導：血虚で風寒が原因による疾患のため、温服が望ましい。

応　用：坐骨神経痛、腰痛、変形性膝関節症、関節リウマチなど。

参　考：白朮を用いているエキス製剤もある。

副作用：①重大な副作用として・偽アルドステロン症・ミオパシー。
　　　　　②消化器症状として食欲不振・胃部不快感・悪心・嘔吐・下痢など。
　　　　　③妊婦又は妊娠している可能性のある患者には投与しないことが望ましい。

併用注意：甘草含有製剤、グリチルリチン酸及びその塩類を含有する製剤。

慎重投与：著しく胃腸虚弱、食欲不振・悪心・嘔吐のある患者。

タ行

No.：84　大黄甘草湯（黄褐色）
（だいおうかんぞうとう）

- **剤形分量**：顆オースギ 0.8/ 3　ツムラ 1.5/7.5
  錠オースギ 0.8/ 6
- **出　典**：金匱要略（嘔吐噦下利病）
- **名称由来**：構成生薬の大黄と甘草により命名された。
- **方剤構成**：甘草2.0　大黄1.0　合計3.0g　2品目
- **煎液味覚**：苦みより甘味が強く、薄味なので比較的飲みやすい。
- **原典薬能**：「食已即吐者、大黄甘草湯主之。」
  　吐き気とか嘔吐感はないが、食べ終わるとすぐに吐く場合には大黄甘草湯を用いる。
- **方剤解説**：古典では食中毒などによる嘔吐に抗菌作用のある大黄を含む本剤が用いられている。現在の一般的な目標は本剤の緩下作用を目的としている。すなわち大黄の緩下作用と甘草による緩和作用により、腹痛を伴わず排便を促す効果がある。
- **服薬指導**：①エキス製剤では大黄の量を加減できないので、薬効が強い場合は軟便又は下痢症状が見られるため、症状をよく観察して分量を調節する。
  ②通常は腸の緊張を和らげ朝方に便通があるように、温服による就寝時の頓服服用が望ましい。
- **応　用**：実証タイプの常習性便秘、便秘が原因と思われる諸疾患に用いる。
- **参　考**：①エキス剤は大黄4ｇを含むため、苦みが強い。
  ②一般薬は丸剤の大甘丸を用いることが多い。
  ③重金属：30ppm以下、ヒ素：3ppm以下。
- **副作用**：①重大な副作用として偽アルドステロン症・ミオパシー。
  ②消化器症状として食欲不振・腹痛・下痢など。
- **併用注意**：甘草含有製剤、グリチルリチン酸及びその塩類を含有する製剤。
- **慎重投与**：①下痢・軟便、胃腸虚弱、著しく体力の衰えている患者。
  ②妊娠又は妊娠している可能性のある患者には投与しないことが望ましい。授乳中の婦人には慎重投与。

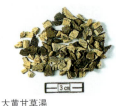

大黄甘草湯

No.：33　大黄牡丹皮湯（黄褐色）
（だいおうぼたんぴとう）

- **剤形分量**：細コタロー 3.8/ 6
  顆ツムラ 3.5/7.5　テイコク 2.32/7.5
- **出　典**：金匱要略（瘡癰腸癰浸淫病）
- **名称由来**：構成生薬中君薬である大黄と牡丹皮により命名された。
- **方剤構成**：冬瓜子6.0　牡丹皮4.0　桃仁4.0　大黄1.0
  芒硝1.0　合計16.0g　5品目
- **煎液味覚**：苦みは強くないが、芳香のある不快な味で飲みにくい。
- **原典薬能**：「腸癰者、少腹腫痞、按之即痛、如淋小便自調、時々発熱、自汗出、復悪寒、其脉遅緊者、膿未成、可下之、當有血、脉洪数者、膿已成、不可下也、大黄牡丹

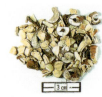

大黄牡丹皮湯

湯主之。」
　　　　腸癰は下腹部が腫れて痞えがあり、これを触ると痛みがある。淋病のようであるが、排尿に異常はなく、時々発熱があり、自汗があり、また悪寒もある。脈が遅緊の場合はまだ完全に膿んでいない。下すべきである。このような場合は瘀血が必ずある。脈が洪数の場合はすでに膿んでしまっているので、下してはいけない。大黄牡丹湯を用いる。
方剤解説：駆瘀血を目標として、牡丹皮、桃仁、大黄が働き、抗炎症及び排膿を目標に冬瓜子、大黄、芒硝が用いられている。
服薬指導：温服が望ましいが、炎症が強い場合は冷服でも良い。
応　　用：実証の炎症性下腹部疼痛を目標に、子宮内膜炎、尿道炎、膀胱炎、虫垂炎、月経困難症など。
参　　考：①エキス剤は大黄2g を含む。
　　　　　　②テイコクは芒硝の分量が多い（硫酸ナトリウム4g）。
　　　　　　③芒硝により、やや塩味であることを説明する。
副作用：消化器症状として食欲不振・腹痛・下痢など。
慎重投与：①下痢・軟便、胃腸虚弱、著しく体力の衰えている患者。
　　　　　　②妊娠又は妊娠している可能性のある患者には投与しないことが望ましい。授乳中の婦人には慎重投与。
　　　　　　③治療上食塩制限が必要な患者に投与する場合は注意。

No.：100　大建中湯（だいけんちゅうとう）（淡灰白色）

剤形分量：細 コタロー　2.1＋20（粉末飴）/27
　　　　　　顆 ツムラ　1.25＋10（粉末飴）/15
出　　典：金匱要略（腹満寒疝宿食病）
名称由来：小建中湯に比較して胃腸に対する作用が強いことにより命名された。
方剤構成：人参3.0　乾姜3.0　山椒2.0　膠飴20.0
　　　　　　合計28.0g　4品目

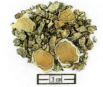
大建中湯（去膠飴）

煎液味覚：甘味はあるが、ヒリヒリ感が強く、服用後舌がしびれ飲みにくい。
原典薬能：「心胸中大寒痛、嘔不能飲食、腹中寒、上衝皮起、出見頭足、上下痛而不可触近、大建中湯主之」
　　　　　　心胸部の冷えによる痛みが強く、嘔気があって飲食ができない。腹中が冷えて、腸の動きが皮膚表面に現れ、虫の頭と足が動き回るような形に見え、腹部の上下に痛みがあり、触ることができない。このような場合は大建中湯を用いる。
方剤解説：体力の消耗とともに強い冷えによる腹痛があり、胃腸機能が衰えた症状に人参と膠飴が体力を補い、乾姜と山椒は辛味性健胃薬として胃腸機能を高める。
服薬指導：①冷えが原因による症状に用いるため、温服が望ましい。
　　　　　　②辛味性生薬により、服用後口中にヒリヒリ感がある場合は水などですすぐように指導する。
応　　用：胃下垂、弛緩性便秘、腸管通過障害、腹部膨満感、過敏性大腸症候群、胆石症など。
参　　考：①エキス剤は乾姜5g である。

②煎じ薬ではカスを濾した後に膠飴を入れて、溶かして服用する。
③煎じ薬では小建中湯と大建中湯の合方を中建中湯（大塚敬節経験方）として用いる。
④局方では無コウイ大建中湯エキスとして収載されている。
⑤重金属15ppm以下、ヒ素1ppm以下。

副作用　：①重大な副作用として間質性肺炎。
②過敏症として発疹・蕁麻疹など。
③消化器症状として腹痛・下痢など。

No.：8　大柴胡湯（だいさいことう）（淡黄褐色）

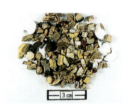

大柴胡湯

剤形分量：細 クラシエ 5.4/6　コタロー 6/9　三和 5.8/9
　　　　　　　ジュンコウ 3.85/6　東洋 4/6
　　　　　顆 オースギ 3.9/7.5　テイコク 4.29/9
　　　　　　JPS 4.5/7.5　太虎堂 4.26/6　ツムラ 4.5/7.5
　　　　　　本草 3.4/7.5　マツウラ 3.6/6
　　　　　錠 オースギ 4/18　クラシエ 4.8/18
出　典　：傷寒論（太陽病・発汗後病・可下病）
　　　　　金匱要略（腹満寒疝宿食病）
名称由来：小柴胡湯に比べ薬効が強いことにより命名された。
方剤構成：柴胡6.0　半夏4.0　黄芩3.0　芍薬3.0　大棗3.0　枳実2.0　生姜0.5
　　　　　大黄1.0　　合計22.5g　8品目
煎液味覚：甘味がなく全体的に苦くて飲みにくい。
原典薬能：「太陽病、過經十餘日、反二三下之、後四五日、柴胡證仍在者、先與小柴胡湯、嘔不止、心下急、鬱鬱微煩者、為未解也、與大柴胡湯、下之則愈。」
　　　　　　太陽病で10日ぐらい経過した時に、却って2、3日下してしまった。その後4、5日たっても柴胡剤を用いる少陽病の症状が見られるときは、まず小柴胡湯を与える。それでも嘔気が止まず、心下が痞え、鬱々として少し胸苦しいのはまだ病が除かれていないからである。大柴胡湯を与えて下すと治る。
方剤解説：本剤は小柴胡湯より人参、甘草が除かれ、芍薬、枳実、大黄が含まれている。小柴胡湯よりも体力のある実証タイプで、胸脇部に緊張感や疼痛があり便秘を伴うものに用いる。
服薬指導：本剤服用後軟便が見られる場合は大柴胡湯去大黄を用いる。温服が望ましいが、服用困難な場合は冷服でも良い。
応　用　：気管支喘息、高血圧症、動脈硬化症、胃・十二指腸潰瘍、胆石症、肝炎、糖尿病、肥満など。
参　考　：①コタローは大黄が2gである。
②識別コードが三和31、東洋77である。
副作用　：①重大な副作用として間質性肺炎、肝機能障害・黄疸。
②肝臓の AST・ALT・Al-P・γ-GTP・ビリルビンの上昇など。
③消化器症状として食欲不振・腹痛・下痢など。
慎重投与：①下痢・軟便、胃腸虚弱、著しく体力の衰えている患者。
②妊娠又は妊娠している可能性のある患者には投与しないことが望ましい。授乳中の婦人には慎重投与。

No.：N-319　大柴胡湯去大黄（黄褐色）
だいさいこ と う き ょ だいおう

剤形分量：細コタロー 5.7/9　三和 5.6/9
出　典：大柴胡湯に同じ
名称由来：大柴胡湯に同じ
方剤構成：柴胡6.0　半夏4.0　黄芩3.0　芍薬3.0　大棗3.0
　　　　　　枳実2.0　生姜0.5　　合計21.5g　7品目
煎液味覚：薄味だが、苦みが強くて飲みにくい。
原典薬能：大柴胡湯に同じ。
方剤解説：大柴胡湯を用いる症状で便秘が見られない場合に用いる。
服薬指導：温服が望ましい。
応　用：大柴胡湯に同じ。
参　考：識別コードが三和30、名称が大柴胡去大黄湯である。
慎重投与：著しく体力の衰えている患者。

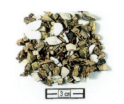
大柴胡湯去大黄

No.：133　大承気湯（黄褐色）
だいじょうき とう

剤形分量：細コタロー 2.3/6
　　　　　　顆ツムラ 3/7.5
出　典：傷寒論（陽明病・少陰病・発汗後病）
　　　　　　金匱要略（痙湿暍病・腹満寒疝宿食病・嘔吐噦下利病）
名称由来：承気とは腹部に滞った気を下すことにより循環を良くすることで、承気剤の中で最も作用の強いことにより命名された。
方剤構成：厚朴5.0　枳実3.0　大黄1.0　芒硝1.0　　合計10.0g　4品目
煎液味覚：薄味であっさりしているが、苦みが強くて飲みにくい。
原典薬能：「陽明病、脉遅、雖汗出、不悪寒者、其身必重、短気、腹満而喘、有潮熱者、此外欲解、可攻裏也、手足濈然汗出者、此大便已硬也、大承気湯主之。」
　　　　　　陽明病で、脉が遅く、汗が出ても悪寒はなく、身体は必ず重く、短気、腹満、喘鳴が見られ、潮熱のある場合は、表（外）証は治ろうとしているので、裏の方を攻めるべきである。手足全体にしっとり汗が出るのは大便がすでに堅くなっているからである。大承気湯を用いる。
方剤解説：本剤は体力の充実した便秘を伴う腹部膨満に用いる。厚朴と枳実により腹部の膨満した気を通じ、更に大黄によって気を下し、芒硝と共に排便作用により改善する。
服薬指導：①本剤の薬能が強い場合は軟便になる。実証タイプに用いる薬剤であり、かなり苦みが強いため冷服でも良い。
　　　　　　②芒硝が含まれているため、やや塩味であることを説明する。
応　用：高血圧症、常習性便秘、頭痛、肩こりなど。
参　考：①エキス剤は大黄2g を含む。
　　　　　　②煎じ薬では本剤より芒硝を除き分量を少なくしたものを小承気湯として用いる。
副作用：消化器症状として食欲不振・腹痛・下痢など。

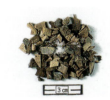
大承気湯

慎重投与：①下痢・軟便、胃腸虚弱、著しく体力の衰えている患者。
②妊娠又は妊娠している可能性のある患者には投与しないことが望ましい。授乳中の婦人には慎重投与。
③治療上食塩制限が必要な患者に投与する場合は注意。

No.：97 大防風湯（だいぼうふうとう）（暗灰色）

剤形分量：細三和 6.5/9
　　　　　　顆ツムラ 8/10.5
出　典：太平恵民和剤局方（巻一　諸風）
名称由来：本剤は十全大補湯の方意が含まれており、また風邪を除く薬物中防風が主薬であることにより命名された。
方剤構成：当帰3.0　芍薬3.0　地黄3.0　黄耆3.0　防風3.0
　　　　　　杜仲3.0　蒼朮3.0　川芎2.0　人参1.5　羌活1.5
　　　　　　牛膝1.5　甘草1.5　大棗1.5　乾姜1.0　附子1.0　　合計32.5g　15品目
煎液味覚：やや甘くとろみのある味だが、後口にやや苦みと辛みがあり飲みにくい。
原典薬能：「袪風順気、活血脉、壮筋骨、除寒湿、逐冷気、又治患痺、後脚痛、瘦弱、不能行履、名曰痺風、或両膝腫大痛、髀脛枯腊、但存皮骨、拘攣跧臥、不能屈伸、名曰鶴膝風、服之、気血流暢、肌肉漸生、自然行履如故。」
　　　　　　風を去って気を巡らし、血行を良くし、筋骨を丈夫にする。身体の寒湿を除き、冷気を追い払う。下痢をした後、足が痛み身体が衰えて歩くことができなくなる病気を痺風と呼ぶ。あるいは両膝が腫れて痛みが強く、下肢がやせ細って骨と皮だけになり、引き連れてかがみ込み、屈伸ができなくなる。このような病気を鶴膝風と呼ぶ。この薬を飲むと気血の巡りが良くなり、肌肉が丈夫になり、自然に元のように歩けるようになる。
方剤解説：慢性に経過したため、気血が虚したことにより起こる運動麻痺、筋肉や関節の疼痛に用いるため、気血を補う十全大補湯に冷えや疼痛を取り除く防風、羌活、乾姜、附子及び筋骨を丈夫にする杜仲、牛膝が加味されている。
服薬指導：身体を温める作用があるため温服が望ましい。
応　用：慢性関節リウマチ、関節炎、下肢の運動障害、半身不随など。
参　考：識別コードが三和06である。
副作用：①重大な副作用として偽アルドステロン症・ミオパシー。
②過敏症として発疹・蕁麻疹など。
③消化器症状として食欲不振・胃部不快感・悪心・嘔吐・下痢など。
④その他心悸亢進・のぼせ・舌のしびれなど。
⑤妊婦又は妊娠している可能性のある患者には投与しないことが望ましい。
併用注意：甘草含有製剤、グリチルリチン酸及びその塩類を含有する製剤。
慎重投与：①体力の充実している患者、暑がりでのぼせが強く赤ら顔の患者。
②著しく胃腸虚弱な患者、食欲不振・悪心・嘔吐の患者。
③妊婦又は妊娠している可能性のある患者には投与しないことが望ましい。
④小児には慎重に投与。
⑤湿疹・皮膚炎が悪化することがるので注意。

No.：91　竹茹温胆湯（黄褐色）

剤形分量：⓮ツムラ 5.5/7.5
出　典：寿世保元（巻2 傷寒）
名称由来：本剤は基本方剤温胆湯に数種の生薬が加味されており、主薬が竹茹であることにより命名された。
方剤構成：半夏5.0　柴胡3.0　竹茹3.0　茯苓3.0　麦門冬3.0
　　　　　　香附子2.0　桔梗2.0　陳皮2.0　枳実2.0　黄連1.0
　　　　　　甘草1.0　人参1.0　生姜0.5　　合計28.5g
　　　　　　13品目

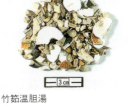
竹茹温胆湯

煎液味覚：苦みがとても強くてえぐみもあり飲みにくい。
原典薬能：「傷寒、日数過多、其熱不退、夢味不寧、心驚恍惚、煩躁多痰、宜竹茹温胆湯。」
　　　　　　傷寒の病が数日経過して、発熱が除かれない。夢をよく見てぐっすり眠れない。驚きやすく精神的に落ち着かず、煩躁があり痰が多い。これには竹茹温胆湯が良い。
方剤解説：本剤は慢性に経過した咳嗽に用いられるが、清熱作用の柴胡、黄連と去痰鎮静作用のある半夏、竹茹、茯苓、麦門冬、桔梗、枳実、更に香附子、陳皮、生姜により気を巡らし、また補気作用のある人参、甘草が含まれており、高齢者の咳嗽や痰の為に気分が落ち着かず眠れない慢性症状に応用される。
服薬指導：苦みは強いが、少量ずつでも咽を潤すような温服が望ましい。
応　用：不眠症、神経症、気管支炎、気管支喘息、肺炎など。
参　考：煎じ薬では温胆湯の加味方剤として、加味温胆湯が不眠などの症状にしばしば用いられる。
副作用：①重大な副作用として偽アルドステロン症・ミオパシー。
　　　　　②過敏症として発疹・瘙痒など。
併用注意：甘草含有製剤、グリチルリチン酸及びその塩類を含有する製剤。

No.：59　治頭瘡一方（黄褐色）

剤形分量：⓮ツムラ 3 /7.5
出　典：勿誤薬室方函
名称由来：本剤が頭瘡を治療する一方剤であることにより命名された。
方剤構成：連翹3.0　川芎3.0　蒼朮3.0　防風2.0　忍冬2.0
　　　　　　荊芥1.0　甘草1.0　紅花1.0　大黄1.0
　　　　　　合計17.0g　9品目

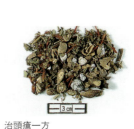
治頭瘡一方

煎液味覚：後味が少し甘いが、やや不快な臭いがあり苦みがあって飲みにくい。
原典薬能：「此方は頭瘡のみならず、凡て上部頭面の発瘡に用ゆ。清上防風湯は清熱を主とし、此の方は解毒を主とするなり。」
　　　　　　この薬は頭瘡だけではなく、上部の頭にできる全てのデキモノに用いられる。清上防風湯の薬能は清熱作用であり、本剤は解毒作用を目的とする。
方剤解説：連翹、防風、忍冬、荊芥の作用により頭瘡を取り除き、紅花、大黄により患部の血行を促し、炎症を抑制する。また温性の川芎により上部の毒を他薬とともに取り除く。

服薬指導：乳幼児が服用困難な場合は温服でなくても良く、少量ずつ随時服用する。
応　　用：小児の頭瘡、乳幼児の湿疹、脂漏性湿疹、アトピー性皮膚炎など。
参　　考：①エキス剤は大黄0.5gである。
　　　　　②別名を大芎黄湯と呼ぶ。
副 作 用：①重大な副作用として偽アルドステロン症・ミオパシー。
　　　　　②過敏症として発疹・発赤・瘙痒など。
　　　　　③消化器症状として食欲不振・胃部不快感・悪心・腹痛・下痢など。
併用注意：甘草含有製剤、グリチルリチン酸及びその塩類を含有する製剤。
慎重投与：①下痢・軟便、著しく胃腸虚弱、食欲不振・悪心・嘔吐、著しく体力の衰えている患者。
　　　　　②妊娠又は妊娠している可能性のある患者には投与しないことが望ましい。授乳中の婦人には慎重投与。

No.：89　治打撲一方（ちだぼくいっぽう）（灰褐色）

剤形分量：顆ツムラ　2.25/7.5
出　　典：勿誤薬室方函
名称由来：本剤が打撲に用いる一方剤であることにより命名された。
方剤構成：桂皮3.0　川芎3.0　川骨3.0　樸樕3.0　甘草1.5
　　　　　丁子1.0　大黄1.0　　合計15.5g　7品目
煎液味覚：トロッとした甘味とやや苦みがあり、芳香と渋みが強く飲みにくい。

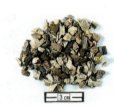
治打撲一方

原典薬能：「此方は能く筋骨疼痛を治す。萍蓬、一名川骨、血分を和す。樸樕骨疼を去る。故に二味を以て主薬とす。本邦血分の薬、多く川骨を主とする者亦此の意なり。日を経て愈えざる者附子を加ふるは、此の品能く温経するが故なり。」
　　　　　本剤は筋骨の疼痛を治す。川骨は血液の状態を改善し、樸樕は骨の疼きを除く。この2種類を主薬とする。日本で用いられる血液の薬は川骨を主薬とするものが多いのはこのような理由による。時間が過ぎても治らない時に附子を加えるのは、附子の作用が経絡を温めるためである。
方剤解説：鎮痛消炎作用のある川芎、川骨、樸樕、大黄の駆瘀血作用と桂皮、丁子の順気、及び甘草の緩和作用により、打撲による鬱血や疼痛症状を改善する。
服薬指導：患部に熱感が見られない場合は温服が望ましい。
応　　用：打撲、捻挫、打撲や骨折の後遺症など。
参　　考：本剤以外に打撲に用いられる方剤は桃核承気湯、通導散、桂枝茯苓丸などがある。
副 作 用：①重大な副作用として偽アルドステロン症・ミオパシー。
　　　　　②過敏症として発疹・発赤・瘙痒など。
　　　　　③消化器症状として食欲不振・胃部不快感・悪心・腹痛・下痢など。
併用注意：甘草含有製剤、グリチルリチン酸及びその塩類を含有する製剤。
慎重投与：①下痢・軟便、著しく胃腸虚弱、食欲不振・悪心・嘔吐、著しく体力の衰えている患者。
　　　　　②妊娠又は妊娠している可能性のある患者には投与しないことが望ましい。授乳中の婦人には慎重投与。

No.:74 調胃承気湯（ちょういじょうきとう）（淡黄褐色）

剤形分量：㋱ツムラ 1.25/7.5
出　典：傷寒論（太陽病・陽明病・発汗後病）
名称由来：承気湯類の中で胃の作用を調える働きがあることにより命名された。
方剤構成：甘草1.0　大黄1.0　芒硝1.0　　合計3.0g　3品目
煎液味覚：甘みのある薄い塩味で、やや飲みにくい。
原典薬能：「傷寒脉浮、自汗出、小便数、心煩、微悪寒、脚攣急、反與桂枝、欲攻其表、此誤也、得之便厥、咽中乾、煩躁吐逆者、作甘草乾姜湯與之、以復其陽、若厥愈、足温者、更作芍薬甘草湯與之、其脚即伸、若胃気不和、譫語者、少與調胃承気湯、若重発汗、復加焼針者、四逆湯主之。」

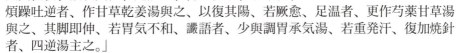
調胃承気湯

　　　　　傷寒の病で脉浮、汗が出て、頻尿で、心煩があり、脚が引き連れる時に、桂枝湯を与えて、表証を攻めるのは間違っている。このような症状に桂枝湯を与えると、すぐに手足が冷たくなる厥冷になり、咽が渇き、煩躁して吐くことがある。この場合には陽気を復活させるために甘草乾姜湯を与える。厥冷が治り足が暖かくなってきたら、足が伸びるように更に芍薬甘草湯を与える。もし胃の調子が悪く、譫言（うわごと）がある時は調胃承気湯を少し与える。再び発汗させたり焼針を加えた時は四逆湯を与える。

方剤解説：本剤は冷えのぼせや腹満などの症状はなく、承気湯類の中では作用が穏やかである。甘草は腹部の緊張を緩和し、痛みを和らげる。
服薬指導：腹痛がある場合は温服が望ましい。瀉下作用により軟便になることもあり、やや塩からい味であることを説明する。
応　用：胃部不快感、下腹部痛、膨満感、便秘など。
参　考：エキス剤は大黄2ｇを含む。
副作用：①重大な副作用として偽アルドステロン症・ミオパシー。
　　　　②消化器症状として食欲不振・腹痛・下痢など。
併用注意：甘草含有製剤、グリチルリチン酸及びその塩類を含有する製剤。
慎重投与：①下痢・軟便、著しく胃腸虚弱、著しく体力の衰えている患者。
　　　　②妊娠又は妊娠している可能性のある患者には投与しないことが望ましい。授乳中の婦人には慎重投与。
　　　　③治療上食塩制限が必要な患者に投与する場合は注意。

No.:47 釣藤散（ちょうとうさん）（淡灰褐色）

剤形分量：㋱ツムラ 4.5/7.5　マツウラ 5/7.5
出　典：普済本事方（巻二　頭痛頭暈諸方）
名称由来：主薬の釣藤鈎によって命名された。
方剤構成：石膏5.0　釣藤鈎3.0　陳皮3.0　半夏3.0
　　　　　麦門冬3.0　茯苓3.0　防風2.0　人参2.0　菊花2.0
　　　　　甘草1.0　生姜0.5　合計27.5g　11品目
煎液味覚：やや渋みと芳香があり全体的に苦みが強く、甘味があまりなくとても飲みにくい。
原典薬能：「治肝厥頭暈、清頭目。」

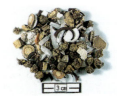
釣藤散

肝臓疾患が原因と考えられる神経症による頭痛やめまいに用い、頭や眼をスッキリさせる。
方剤解説：釣藤鈎、防風、菊花により頭痛を取り除き、石膏は内熱を除き、半夏、茯苓、陳皮、生姜は鎮静・健胃作用があり、麦門冬、人参、甘草は身体を潤し補う働きがある。
服薬指導：温服が望ましいが、口渇やのぼせ感が強い場合は冷服でも良い。
応　用：頭痛、高血圧、肩こり、めまい、のぼせ、不眠、更年期障害、自律神経失調症など。
参　考：①胃腸虚弱者の頭痛は半夏白朮天麻湯を用いることが多い。
②重金属30ppm 以下、ヒ素3 ppm 以下。
副作用：①重大な副作用として偽アルドステロン症・ミオパシー。
②過敏症として発疹・蕁麻疹など。
③消化器症状として食欲不振・胃部不快感・軟便・下痢・便秘など。
併用注意：甘草含有製剤、グリチルリチン酸及びその塩類を含有する製剤。

No.：N-320　腸癰湯（ちょうようとう）（淡褐色）

剤形分量：細コタロー 3.7/ 6
出　典：千金要方（巻23　腸癰）
名称由来：本剤を用いる病名によって命名された。
方剤構成：薏苡仁9.0　冬瓜子6.0　桃仁5.0　牡丹皮4.0
合計24.0g　4品目
煎液味覚：薄味だがまずい水のような味で、後に苦みが残り飲みにくい。

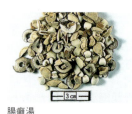
腸癰湯

原典薬能：「腸癰之為病、小腹重而彊、抑之則痛、小便数似淋、時時汗出、復悪寒、其身皮皆甲錯、腹皮急如腫状、其脉数者、小有膿也、其脉遅緊者、未有膿也、甚者腹脹大、轉側聞水声、或遶臍生瘡、或膿従臍中出、或大便出膿血。」
腸癰の病気は下腹部が重く、これを抑えると痛く、頻尿で淋病のようである。時々汗が出て、再び悪寒があり、その皮膚はザラザラしており、腹部の皮が突っ張り腫れたようになり、脉が速い場合は少し膿んでいる。脉が遅く緊張していればまだ膿んでいない。ひどい場合には腹部が大きく腫れ、寝返りすると水の音が聞こえる。あるいは臍の周りに出来物ができ、あるいは臍の中から膿が排出され、あるいは大便に膿血が出る。
方剤解説：本剤は大黄牡丹皮湯の大黄・芒硝のかわりに薏苡仁が用いられており、駆瘀血剤の桃仁と牡丹皮及び排膿消炎作用のある薏苡仁と冬瓜子の相互作用によって、腹部の炎症性疾患に応用される。
服薬指導：温服が望ましいが、口渇などがある場合は冷服でも良い。大黄牡丹皮湯よりも作用は緩かであるが、虚弱者には慎重投与する。
応　用：慢性虫垂炎、子宮内膜炎、下腹部痛など。
参　考：別名を瓜子仁湯と呼ぶ。
副作用：消化器症状として胃部不快感・下痢など。
慎重投与：妊娠又は妊娠している可能性のある患者には投与しないことが望ましい。

No.：40　猪苓湯（淡灰白色）

剤形分量：細クラシエ 2.5/6
　　　　　　コタロー 1.2＋3（ゼラチン）/6
　　　　　　三和 3.7/7.5　東洋 4/6
　　　　　顆オースギ 0.4＋3（アキョウ）/6
　　　　　　JPS 5.2/7.5　太虎堂 4.2/6
　　　　　　ツムラ 2.5/7.5　テイコク 2.49/7.5
　　　　　　本草 2.4/7.5　マツウラ 0.7＋3（ゼラチン）/6

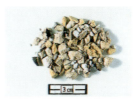
猪苓湯

出　典：傷寒論（陽明病・少陰病）
　　　　金匱要略（消渇小便利淋病）
名称由来：本剤中主薬の猪苓により命名された。
方剤構成：猪苓3.0　茯苓3.0　滑石3.0　沢瀉3.0　阿膠3.0　合計15.0g　5品目
煎液味覚：全体に薄味だが少し苦み、渋み、生臭さがあってまずい水のようでやや飲みにくい。
原典薬能：「若脉浮、発熱、渇欲飲水、小便不利者、猪苓湯主之。」
　　　　　もし脉が浮いた脉で、発熱があり、渇いて水を飲みたがり、小便が出にくい場合は猪苓湯を用いる。
方剤解説：猪苓、茯苓、沢瀉は利尿作用があり、滑石は清熱消炎作用、阿膠は止血作用がある。
服薬指導：冷えを伴った虚弱なタイプに用いるため温服が望ましい。
応　用：腎炎、腎結石、尿道炎、膀胱炎、膀胱結石、前立腺炎、排尿痛など。
参　考：①煎じ薬ではカスを濾した後に阿膠を加え、溶かして服用する。
　　　　②識別コードが三和34、東洋80である。
副作用：①過敏症として発疹・発赤・瘙痒など。
　　　　②消化器症状として胃部不快感など。

No.：112　猪苓湯合四物湯（灰褐色）

剤形分量：顆ツムラ 5/7.5
出　典：本朝経験方
名称由来：猪苓湯と四物湯の合方により命名された。
方剤構成：猪苓3.0　茯苓3.0　滑石3.0　沢瀉3.0　阿膠3.0
　　　　　当帰3.0　川芎3.0　芍薬3.0　地黄3.0
　　　　　合計27.0g　9品目

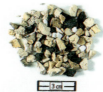
猪苓湯合四物湯

煎液味覚：やや甘味のあるトロッとした味に苦み、渋み、生臭さがあり、少し飲みにくい。
原典薬能：猪苓湯と四物湯の項を参照。
方剤解説：血尿と血尿による血虚を補うために猪苓湯と四物湯が合方されている。
服薬指導：慢性に経過した冷えを伴う血虚の症状に用いるため、温服が望ましい。
応　用：慢性腎炎、慢性膀胱炎、排尿困難、排尿痛など。
参　考：煎じ薬ではカスを濾した後に阿膠を加え、溶かして服用する。
副作用：消化器症状として食欲不振・胃部不快感・悪心・腹痛・下痢など。
慎重投与：著しく胃腸虚弱、食欲不振・悪心・嘔吐のある患者。

No.：105　通導散（黄褐色）

剤形分量：㊥コタロー 6.5/12
　　　　　　㊥太虎堂 5/7.5　ツムラ 4.5/7.5
出　典：万病回春（巻八　折傷）
名称由来：薬能が打撲などによる瘀血を導き通じさせることに
　　　　　　より命名された。
方剤構成：当帰3.0　枳殻3.0　厚朴2.0　陳皮2.0　木通2.0
　　　　　　紅花2.0　蘇木2.0　甘草2.0　大黄1.0　芒硝1.0
　　　　　　合計20.0g　10品目
煎液味覚：口当たりはドロッとした甘味があり、後に苦みが残り飲みにくい。
原典薬能：「治跌撲傷損極重、大小便不通、乃瘀血不散、吐腹膨脹、上攻心腹、悶乱、至死
　　　　　　者、先服此薬、打下死血瘀血、然後、方可服補損薬、不可用酒煎、愈不通矣、
　　　　　　亦量人虚実而用。」
　　　　　　打撲や損傷がひどく、大便や小便が困難で、患部の瘀血が周囲に散らばらず、
　　　　　　腹部が膨満し、心臓や上腹部を圧迫し、悶え苦しんで死に至る時にはこの薬を
　　　　　　服用すると、死血や瘀血がなくなる。その後に身体を補う薬を服用する。お酒
　　　　　　を用いて煎じてはいけない。瘀血が治らない。分量は虚実の状態を観察し、加
　　　　　　減して用いる。
方剤解説：当帰、紅花、蘇木、大黄は血の鬱滞を改善し、枳殻、厚朴、陳皮は気の鬱滞を
　　　　　　改善し、木通、芒硝は水の鬱滞を改善する。甘草は患部の緊張を緩和する作用
　　　　　　がある。全体的には体力の充実した瘀血の強い症状に用いる。
服薬指導：口渇がある場合は冷服でも良い。
応　用：打撲傷、更年期障害、腰痛、便秘、月経不順、月経痛、高血圧、肩こりなど。
参　考：エキス剤では大黄3gを含む。
副作用：①重大な副作用として偽アルドステロン症・ミオパシー。
　　　　　②消化器症状として食欲不振・胃部不快感・悪心・腹痛・下痢など。
併用注意：甘草含有製剤、グリチルリチン酸及びその塩類を含有する製剤。
慎重投与：①下痢・軟便、著しく胃腸虚弱、食欲不振・悪心・嘔吐、著しく体力の衰えて
　　　　　　いる患者。
　　　　　②妊娠又は妊娠している可能性のある患者には投与しないことが望ましい。授
　　　　　　乳中の婦人には慎重投与。
　　　　　③治療上食塩制限が必要な患者に投与する場合は注意。

通導散

No.：61　桃核承気湯（黄褐色）

剤形分量：㊥クラシエ 2.5/6　コタロー 3/6
　　　　　　　ジュンコウ 2.3/6
　　　　　　㊥オースギ 2.4/4.5　JPS 2.4/7.5
　　　　　　　ツムラ 3/7.5　テイコク 2.38/7.5
　　　　　　　本草 2.3/7.5
　　　　　　㊥クラシエ 2.2/18
出　典：傷寒論（太陽病・可下病）
名称由来：主薬の桃仁（桃核）によって命名された。
方剤構成：桃仁5.0　桂皮4.0　甘草1.5　大黄1.0　芒硝1.0　　合計12.5g　5品目

桃核承気湯

煎液味覚：苦みはそれほど強くなく、甘味と桂皮の香りがあって比較的飲みやすい。
原典薬能：「太陽病不解、熱結膀胱、其人如狂、血自下、下者愈、其外不解者、尚未可攻、當先解其外、外解已、但小腹急結者、乃可攻之、宜桃核承気湯。」
　　　　　太陽病が治らず膀胱がある下腹部に発熱性の炎症があり、患者は狂ったようになり、下血が自然に出る。下血のある場合は下腹部の熱が除かれるので治る。外證が除かれていない場合はまだ下腹部を攻めてはいけない。まず外證を治療すべきで、外證が除かれた後に下腹部の急結だけが見られる時はその部位を攻めるべきである。桃核承気湯が宜しい。
方剤解説：下腹部の瘀血による塊を桃仁、桂皮が除き、大黄、芒硝はのぼせの原因となる下腹部の炎症や熱を取り除く。下腹部の瘀血によるのぼせを桂皮と甘草が鎮め、また甘草は下腹部の疼痛を緩和する。
服薬指導：①下腹部が冷えている場合は温服が望ましい。
　　　　　②芒硝が含まれているため、やや塩味であることを説明する。
応　　用：冷えのぼせ、月経困難、更年期障害、ヒステリー、血の道証、痔、肩こりなど。
参　　考：エキス製剤では大黄3gを含む。
副作用：①重大な副作用として偽アルドステロン症・ミオパシー。
　　　　②過敏症として発疹・発赤・瘙痒など。
　　　　③消化器症状として食欲不振・胃部不快感・腹痛・下痢など。
併用注意：甘草含有製剤、グリチルリチン酸及びその塩類を含有する製剤。
慎重投与：①下痢・軟便、著しく胃腸虚弱、著しく体力の衰えている患者。
　　　　　②妊娠又は妊娠している可能性のある患者には投与しないことが望ましい。授乳中の婦人には慎重投与。
　　　　　③治療上食塩制限が必要な患者に投与する場合は注意。

No.：86　当帰飲子（とうきいんし）（灰褐色）

剤形分量：顆ツムラ5/7.5
出　　典：済生方（巻六　瘡疥）
名称由来：主薬が当帰で飲料水のように服用する（飲子）ことにより命名された。
方剤構成：当帰5.0　地黄4.0　芍薬3.0　川芎3.0　蒺藜子3.0
　　　　　防風3.0　何首烏2.0　荊芥1.5　黄耆1.5　甘草1.0
　　　　　合計27.0g　10品目

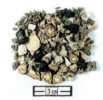
当帰飲子

煎液味覚：苦みが少なく、少し甘味があって飲みやすい。
原典薬能：「治心血凝滞、内蘊風熱、発見皮膚、遍身瘡疥、或腫、或痒、或膿水浸淫、或発赤疹。」
　　　　　血液が凝滞して、身体の内部に風熱がこもり、皮膚を見てみると、身体隅々まで湿疹があり、あるいは腫れ、あるいは痒みがあり、あるいは膿が出て皮膚がただれ、あるいは赤く発疹がある。
方剤解説：本剤は血虚を補う四物湯に、皮膚の痒みを除く蒺藜子、防風、荊芥と皮膚の排膿蘇生作用のある何首烏、黄耆、甘草が加味されている。
服薬指導：血虚による皮膚疾患であるため温服が望ましいが、口渇がある場合は少しずつ冷服しても良い。
応　　用：皮膚瘙痒症、乾性皮膚疾患、老人性瘙痒症など。
参　　考：高齢者の皮膚瘙痒症に応用されることが多い。

副作用 ：①重大な副作用として偽アルドステロン症・ミオパシー。
②消化器症状として食欲不振・胃部不快感・悪心・腹痛・下痢など。
併用注意：甘草含有製剤、グリチルリチン酸及びその塩類を含有する製剤。
慎重投与：著しく胃腸虚弱、食欲不振・悪心・嘔吐のある患者。

No.：123 当帰建中湯（淡灰褐色）

剤形分量：顆ツムラ 3.75/7.5
出　　典：金匱要略（婦人産後病）
名称由来：小建中湯に当帰が加味されたことにより命名された。
方剤構成：芍薬6.0　当帰4.0　桂皮4.0　大棗4.0　甘草2.0
　　　　　生姜0.5　　合計20.5g　6品目
煎液味覚：トロッとした甘味が強く、やや飲みにくい。
原典薬能：「治婦人産後、虚羸不足、腹中刺痛不止、吸吸少気、
　　　　　或少腹中急摩痛、引腰背、不能食飲、産後一月、日得服四五剤偽善、令人強壮宜。」
　　　　　　産後に身体が弱って、腹中の刺すような痛みが止まらず、呼吸も浅い。あるいは下腹部のひびくような痛みが腰背部まで突っ張り、飲食ができない。産後1カ月までは1日に4、5剤服用するのがよく、人を丈夫にする場合にも良い。
方剤解説：産後の血虚による腹部疼痛であるため、小建中湯に血虚を補う当帰が加えられている。
服薬指導：産後の虚弱による疼痛であるため温服すべきである。
応　　用：産後の腹痛、脱肛、腰痛、病後の体力低下など。
参　　考：虚弱が強い時は膠飴を加える。
副作用 ：①重大な副作用として偽アルドステロン症・ミオパシー。
②過敏症として発疹・発赤・瘙痒など。
③消化器症状として食欲不振・胃部不快感・悪心・下痢など。
併用注意：甘草含有製剤、グリチルリチン酸及びその塩類を含有する製剤。
慎重投与：著しく胃腸虚弱、食欲不振・悪心・嘔吐のある患者。

当帰建中湯

No.：38 当帰四逆加呉茱萸生姜湯（淡褐色）

剤形分量：細クラシエ 4.2/7.5　コタロー 6/9
　　　　　顆オースギ 4.6/9　ツムラ 4/7.5
出　　典：傷寒論（厥陰病）
名称由来：手足の厥冷に用いられる当帰を主薬とした当帰四逆湯に呉茱萸、生姜が加味されたことにより命名された。
方剤構成：大棗5.0　当帰3.0　桂皮3.0　芍薬3.0　木通3.0
　　　　　細辛2.0　呉茱萸2.0　甘草2.0　生姜0.5
　　　　　合計23.5g　9品目
煎液味覚：苦み、渋み、甘味の入り混じった味で、特に苦みが後に強く残りとても飲みにくい。

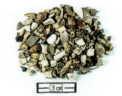

当帰四逆加呉茱萸生姜湯

原典薬能：「手足厥寒、脉細欲絶者、当帰四逆湯主之、若其人内有久寒者、宜当帰四逆加呉茱萸生姜湯。」
　　　　　手足の冷えが強く、脉が細くてなくなりそうな者には当帰四逆湯を用いる。当帰四逆湯の症状で、身体の内部に長い間冷えがある時には当帰四逆加呉茱萸生姜湯が良い。
方剤解説：虚弱による冷えが強いため、滋養緩和を目的とした大棗が最も多く用いられ、さらに当帰と芍薬が血を補い、木通が冷えによって滞った水分による浮腫を除き、桂皮と細辛が気を巡らし手足の冷えを取り除く。また芍薬と甘草は冷えによる痛みや手足の筋肉を緩和する。身体の冷えによる頭痛や嘔吐を呉茱萸、生姜が改善する。
服薬指導：苦みの強い薬であるが、冷えを取り除くために温服すべきである。
応　用：冷え症、レイノー病、頭痛、下腹部痛、坐骨神経痛、月経痛、凍瘡、悪心嘔吐など。
参　考：本剤は冷えを主訴とする場合に多く用いられる。
副作用：①重大な副作用として偽アルドステロン症・ミオパシー。
　　　　②過敏症として発疹・発赤・瘙痒など。
　　　　③消化器症状として食欲不振・胃部不快感・悪心・下痢など。
併用注意：甘草含有製剤、グリチルリチン酸及びその塩類を含有する製剤、ループ系利尿剤（フロセミド・エタクリン酸）、チアジド系利尿剤（トリクロルメチアジド）。
慎重投与：著しく胃腸虚弱、食欲不振・悪心・嘔吐のある患者。

No.：23　当帰芍薬散（とうきしゃくやくさん）（黄褐色）

剤形分量：散 太虎堂 5.15/7.5
　　　　　細 クラシエ 5/6　コタロー 5.5/9
　　　　　　三和 4.8/7.5　ジュンコウ 3.65/6
　　　　　　東洋 4.2/7.5
　　　　　顆 オースギ 4.2/7.5　JPS 4.6/7.5
　　　　　　太虎堂 5.15/7.5　ツムラ 4/7.5
　　　　　　テイコク 3.2/7.5　本草 4.5/7.5
　　　　　　マツウラ 4.2/7.5
　　　　　錠 オースギ 4.2/18

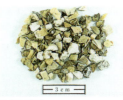

当帰芍薬散

出　典：金匱要略（婦人妊娠病・婦人雑病）
名称由来：主薬の当帰と芍薬により命名された。
方剤構成：芍薬4.0　茯苓4.0　蒼朮4.0　沢瀉4.0　当帰3.0　川芎3.0　合計22.0g
　　　　　6品目
煎液味覚：全体的に薄味だが、少し苦みと芳香がありやや飲みにくい。
原典薬能：「婦人懐娠、腹中㽲痛、当帰芍薬散主之。」
　　　　　婦人が妊娠をして、腹中に突っ張るような痛み（㽲痛 きゅうつう）がある時は当帰芍薬散を用いる。
方剤解説：胃腸が丈夫でない虚弱な婦人疾患の軽度な瘀血症状に用いるため、四物湯より地黄が除かれ、茯苓、蒼朮、沢瀉によって水毒症状を除く。すなわち、本剤は血虚と水毒が原因と考えられる産婦人科疾患に適用されるが、他疾患にも広く用いられている。
服薬指導：血虚や冷えに用いる薬剤であるため、温服すべきである。

応　　用：月経不順、月経痛、不妊症、流産、めまい、頭痛、浮腫、貧血、肩こり、腹痛、腎炎、高血圧、皮膚疾患、更年期障害、自律神経失調症など大変応用範囲が広い。
参　　考：①婦人の聖薬とも言われており、産婦人科疾患で多く用いられる方剤であるが、婦人疾患に限定されず、老人性痴呆や皮膚疾患など幅広い疾患に用いられている。
　　　　　②エキス製剤では蒼朮ではなく白朮を使用し、芍薬6gの製剤もある。
　　　　　③識別コードが三和22、東洋85である。
副作用：①過敏症として発疹・瘙痒など。
　　　　②肝機能としてGOT・GPTの上昇など。
　　　　③消化器症状として食欲不振・胃部不快感・悪心・嘔吐・腹痛・下痢など。
慎重投与：著しく胃腸虚弱な患者、食欲不振・悪心・嘔吐のある患者。

No.：S-29　当帰芍薬散加附子湯（褐色）
とうきしゃくやくさんかぶしとう

剤形分量：細三和 5.9/9
出　　典：類聚方広義
名称由来：当帰芍薬散に附子が加わることにより命名された。
方剤構成：芍薬4.0　茯苓4.0　蒼朮4.0　沢瀉4.0　当帰3.0
　　　　　川芎3.0　附子1.0　合計23.0g　7品目
煎液味覚：薄味だが少し苦みと芳香があり、やや飲みにくい。
原典薬能：「若下痢不止、悪寒者、加附子。」
　　　　　『類聚方廣義』頭注の解説に当帰芍薬散の加味法として、下痢をして悪寒がある場合には附子を加えると記されている。
方剤解説：当帰芍薬散証に、冷えによる痛みや下痢を改善する目的で附子が加味されている。
服薬指導：当帰芍薬散に同じ。
応　　用：当帰芍薬散を用いる疾患で強い冷えを伴う場合に用いられる。
参　　考：エキス製剤は芍薬6gである。
副作用：①消化器症状として食欲不振・胃部不快感・悪心・嘔吐・腹痛・下痢など。
　　　　②その他として心悸亢進・のぼせ・舌のしびれなど。
慎重投与：①体力の充実している患者、暑がりでのぼせが強く赤ら顔の患者。
　　　　　②著しく胃腸虚弱な患者、食欲不振・悪心・嘔吐のある患者。
　　　　　③妊婦又は妊娠している可能性のある患者には投与しないことが望ましい。
　　　　　④小児には慎重に投与。

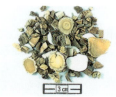
当帰芍薬散加附子湯

No.：102　当帰湯（淡灰褐色）
とうきとう

剤形分量：顆ツムラ 4.75/7.5
出　　典：千金要方（巻一三　心腹痛）
名称由来：主薬の当帰によって命名された。
方剤構成：当帰5.0　半夏5.0　芍薬3.0　厚朴3.0　桂皮3.0
　　　　　人参3.0　黄耆1.5　山椒1.5　甘草1.0　乾姜1.0
　　　　　合計27.0g　10品目

当帰湯

煎液味覚：甘味もあるが苦みも少しあり、服用後ヒリヒリ感があるため、やや飲みにくい。
原典薬能：「治心腹絞痛、諸虚冷気腹痛。」
　　　　　心腹部に絞るような痛みがあり、全ての虚した状態で、冷気によって腹痛があるものを治す。
方剤解説：温性の補血薬として当帰が働き、半夏が体内の水分を調節し、芍薬と甘草は疼痛を緩和し、厚朴と桂皮は気を巡らし、人参と黄耆は気を補い、桂皮、山椒、乾姜が冷えを取り除く。
服薬指導：冷えによる疼痛に用いるため温服が望ましい。服用後口中にヒリヒリ感が見られる。
応　　用：肋間神経痛、心臓神経痛、狭心症、膵炎など。
参　　考：出典の『千金要方』にはいくつかの当帰湯が収載されているが、内容が異なる。
副 作 用：①重大な副作用として偽アルドステロン症・ミオパシー。
　　　　　②過敏症として発疹・発赤・瘙痒・蕁麻疹など。
　　　　　③消化器症状として食欲不振・胃部不快感・悪心・下痢など。
併用注意：甘草含有製剤、グリチルリチン酸及びその塩類を含有する製剤。
慎重投与：①著しく胃腸虚弱、食欲不振・悪心・嘔吐のある患者。
　　　　　②湿疹・皮膚炎などが悪化することがある。

ナ行

No.：88　二朮湯（にじゅつとう）（淡黄褐色）

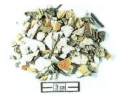
二朮湯

剤形分量：顆ツムラ　5/7.5
出　　典：万病回春（巻五　臂痛）
名称由来：二陳湯の方意も含まれており、また主薬の白朮と蒼朮の二味により命名された。
方剤構成：半夏2.0　白朮1.5　天南星1.5　陳皮1.5　茯苓1.5
　　　　　香附子1.5　黄芩1.5　威霊仙1.5　蒼朮1.5
　　　　　羌活1.5　甘草1.5　生姜0.5　合計17.5g
　　　　　12品目
煎液味覚：やや芳香と苦みがあり、服用後少しヒリヒリ感はあるが、薄味で比較的飲みやすい。
原典薬能：「二朮湯治痰飲雙臂痛者、又治手臂痛、是上焦湿痰、横行經絡中、作痛也。」
　　　　　二朮湯は痰飲が原因で両肘が痛む場合を治す。また手や肘の痛みも治す。これは上焦の湿痰が經絡の中に入って横行することが原因で痛む。
方剤解説：本剤は湿痰を取り除く薬剤を中心に構成されており、さらに香附子、威霊仙、羌活は気を巡らし、患部の痛みを取り除く。
服薬指導：湿痰を取り除く目的の温性生薬が多いため、温服が望ましい。
応　　用：頚肩腕症候群、肩こり、五十肩など。
参　　考：エキス製剤は構成生薬の重量が多く、合計重量29gである。
副 作 用：重大な副作用として間質性肺炎、偽アルドステロン症・ミオパシー、肝機能障害・黄疸。
併用注意：甘草含有製剤、グリチルリチン酸及びその塩類を含有する製剤。

No.：81 二陳湯（淡灰褐色）

剤形分量：細東洋 3/6
　　　　　顆ツムラ 3/7.5
出　　典：太平恵民和剤局方（巻四　痰飲）
名称由来：構成生薬中、採集後新鮮なものより陳（ふる）いものが好まれる半夏と陳皮が主薬であることにより命名された。
方剤構成：半夏5.0　茯苓5.0　陳皮4.0　甘草1.0　生姜0.5
　　　　　合計15.5g　5品目
煎液味覚：少し芳香はあるが、甘味も苦みも少なく、薄味で比較的飲みやすい。
原典薬能：「二陳湯治痰飲為患、或嘔吐悪心、或頭眩心悸、或中脘不快、或発為寒熱、或因食生冷、脾胃不和。」
　　　　　二陳湯は痰飲が原因で嘔吐悪心があったり、めまいや動悸がしたり、みぞおちに不快感があったり、悪寒や発熱があったり、冷たい食べ物によって胃の調子が悪くなった場合を治す。
方剤解説：胃内の停水（痰飲）を取り除く半夏、茯苓に健胃作用のある陳皮、甘草、生姜が加えられている。
服薬指導：温服が望ましいが、悪心嘔吐が強く温服が困難な場合は冷服でも良い。
応　　用：悪心嘔吐、眩暈、頭痛、悪阻、車酔いなど。
参　　考：①本剤に人参、白朮、大棗を加えると六君子湯である。
　　　　　②識別コードが東洋87である。
副作用：重大な副作用として偽アルドステロン症・ミオパシー。
併用注意：甘草含有製剤、グリチルリチン酸及びその塩類を含有する製剤。

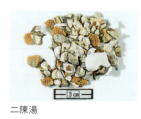
二陳湯

No.：67 女神散（黄褐色）

剤形分量：顆ツムラ 4.5/7.5
出　　典：勿誤薬室方函
名称由来：女性の疾患に用いると神のように効き目が良いことにより命名された。
方剤構成：当帰4.0　香附子4.0　川芎3.0　桂皮3.0　白朮3.0
　　　　　木香2.0　黄連2.0　黄芩2.0　檳榔子2.0　人参1.5
　　　　　甘草1.5　丁子0.5　大黄1.0　合計29.5g
　　　　　13品目
煎液味覚：苦みと芳香の味があって、甘味が少なく飲みにくい。
原典薬能：「治血証、上衝、眩暈、及産前後、通治之剤。」
　　　　　血が原因で起こるのぼせ、めまい、出産前後の病に用いる方剤である。
方剤解説：本症は血虚を伴った気虚により、虚熱の上焦による種々の症状が見られる。すなわち当帰、川芎は補血、白朮、人参、甘草は補気健胃、香附子、木香、檳榔子、丁子は気を巡らし、桂皮は上衝した気を下げ、黄連と黄芩は胸部や上腹部の清熱、大黄は機能低下により生じた便秘を改善する。臨床では主に更年期による種々の症状に用いられる。
服薬指導：①のぼせ感や熱感が強い場合は冷服でも良い。
　　　　　②便秘が見られない場合は去大黄として用いる。

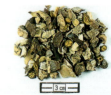
女神散

応　　用：更年期障害、のぼせ、めまい、不眠、イライラ、神経症など。
参　　考：①エキス製剤は大黄を含まない。
　　　　　②別名を安栄湯と呼び、方剤名を「如神散」とする場合もある。
副作用：①重大な副作用として偽アルドステロン症・ミオパシー、肝機能障害・黄疸。
　　　　　②過敏症として発疹・発赤・瘙痒・蕁麻疹など。
　　　　　③消化器症状として食欲不振・胃部不快感・悪心・下痢など。
併用注意：甘草含有製剤、グリチルリチン酸及びその塩類を含有する製剤。
慎重投与：著しく胃腸虚弱、食欲不振・悪心・嘔吐のある患者。

No.：32　人参湯（にんじんとう）（淡灰褐色）

剤形分量：細 クラシエ 3/6　コタロー 3.2/6
　　　　　　　東洋 2.4/4.5　本草 2.6/6
　　　　　顆 オースギ 2.6/6　太虎堂 3.56/7.5
　　　　　　　ツムラ 2.5/7.5　テイコク 2.06/7.5
　　　　　　　マツウラ 3/6

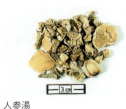

人参湯

出　　典：金匱要略（胸痺心痛短気病）
　　　　　傷寒論（太陽病・霍乱病・陰陽易差後労復病）
名称由来：主薬の人参により命名された。
方剤構成：人参3.0　白朮3.0　甘草2.0　乾姜1.0　　合計9.0g　4品目
煎液味覚：後味がやや辛く、少し甘すぎるが飲みやすい。
原典薬能：「胸痺、心中痞、留気結在胸、胸満、脇下逆搶心、枳実薤白桂枝湯主之、人参湯亦主之。」
　　　　　胸が塞がったようで、心中に痞えがあり、胸の中に気の塊があり、胸が張り、脇の下から心臓の方に突き上げるような痛みがある時は枳実薤白桂枝湯を用いる。また人参湯もこのような症状に用いる。
方剤解説：本剤は補気剤の基本処方であり、気虚により冷えが強く脾胃の機能が衰え、体力低下、胸腹部の不快感、倦怠感などを改善する。
服薬指導：①体力が衰え冷えを伴った状態なので温服すべきである。
　　　　　②服用後ヒリヒリ感が見られることもある。
応　　用：急慢性胃腸炎、胃潰瘍、嘔吐、易疲労、病後の体力低下など。
参　　考：①エキス製剤は甘草3g・乾姜3gを含み、蒼朮を用いているものもある。
　　　　　②別名を理中湯といい、『傷寒論』では理中丸として記載されている。
　　　　　③識別コードが東洋88である。
　　　　　④本剤に茯苓、大棗が加わると四君子湯の方意である。
副作用：①重大な副作用として偽アルドステロン症・ミオパシー。
　　　　　②過敏症として発疹・蕁麻疹など。
併用注意：甘草含有製剤、グリチルリチン酸及びその塩類を含有する製剤、ループ系利尿剤（フロセミド・エタクリン酸）、チアジド系利尿剤（トリクロルメチアジド）。
禁　　忌：アルドステロン症、ミオパシー、低カリウム血症の患者。

No.：108 人参養栄湯（にんじんようえいとう）（灰褐色）

剤形分量：細 クラシエ 6.7/7.5　コタロー 9.2/15
　　　　　　顆 オースギ 6.9/12　ツムラ 6/9
出　典：太平恵民和剤局方（巻五　痼冷）
名称由来：主薬の人参と身体の栄養を補う本剤の薬効により命名された。
方剤構成：地黄4.0　当帰4.0　白朮4.0　茯苓4.0　人参3.0
　　　　　　桂皮2.5　芍薬2.0　遠志2.0　陳皮2.0　黄耆2.0
　　　　　　甘草1.0　五味子1.0　　合計31.5g　12品目

人参養栄湯

煎液味覚：甘味と酸味の混じったとろみのある少し気持ち悪い味で、やや飲みにくい。
原典薬能：「治積労虚損、四肢沈滞、骨肉酸疼、吸吸少気、行動喘啜、小腹拘急、腰背強痛、心虚驚悸、咽乾唇燥、飲食無味、陽陰衰弱、悲憂惨戚、多臥少起、久者積年、急者百日、漸至痩削、五蔵気竭、難可振復、又治肺與大腸倶虚、咳嗽下痢、喘乏少気、嘔吐痰涎。」

　　　　　　疲れが溜まって虚ろな状態になり、四肢が重く、骨や筋肉が疼き、呼吸が弱く、動くとゼーゼーあえぎ、下腹部が突っ張り、腰背部が張って痛く、精神が弱って驚きやすく、咽や唇が渇き、食欲がなく、陰陽が衰弱して、悲しみや憂いで心が痛み、横になっていることが多く起きているのが少ない。長いものは何年も患い、短いものでも百日患っており、だんだんやせ細り、五臓の気が衰えて、健康になれないものを治す。また肺と大腸が共に虚し、咳嗽や下痢、弱いあえぎで呼吸が弱く、嘔吐して痰涎が出るものを治す。

方剤解説：本剤は十全大補湯より川芎が除かれ、鎮咳去痰、健胃、鎮静作用のある遠志、陳皮、五味子が加味された内容である。十全大補湯を用いる症状で咳嗽や喘息などがある場合に応用される。
服薬指導：①虚弱な症状に用いるので温服すべきである。
　　　　　　②五味子による酸味があり、また服用後遠志による咽喉粘膜の刺激がある。
応　用：疲労倦怠、咳嗽、慢性気管支炎、体力低下、貧血、健忘症、消耗性疾患など。
参　考：関連方剤の補中益気湯では喘息や咳嗽がある場合に、麦門冬と五味子が加えられた味麦益気湯を煎じ薬として用いる。
副作用：①重大な副作用として偽アルドステロン症・ミオパシー、肝機能障害・黄疸。
　　　　　②過敏症として発疹・発赤・瘙痒・蕁麻疹など。
　　　　　③肝機能として AST・ALT の上昇など。
　　　　　④消化器症状として食欲不振・胃部不快感・悪心・嘔吐・腹痛・下痢など。
併用注意：甘草含有製剤、グリチルリチン酸及びその塩類を含有する製剤。
慎重投与：著しく胃腸虚弱、食欲不振・悪心・嘔吐のある患者。

ハ行

No.：122　排膿散及湯（淡灰褐色）

剤形分量：細 コタロー 4.7/7.5
　　　　　　顆 ツムラ 4.5/7.5
出　典：勿誤薬室方函
名称由来：排膿作用のある排膿散と排膿湯の合方により命名された。
方剤構成：桔梗4.0　甘草3.0　大棗3.0　芍薬3.0　枳実3.0
　　　　　　生姜0.5　　合計16.5g　6品目
煎液味覚：甘味よりも苦みが強く、渋みもあり飲みにくい。
原典薬能：「排膿散、此方は諸瘡瘍を排撻するの効尤捷なり、其妙桔梗と枳実と合したる處にあり、即局方人参排毒散に枳殻桔梗連用したるも此方意なり、枳実を発散に用い、当帰を下気に用いるは、古本草の説、また此方を煎湯に活用する時は、排膿湯と合方して宜し。」
　　　　　　排膿散は諸々の瘡瘍を除くのに最も効果がある。その理由は桔梗と枳実の組み合わせである。すなわち『和剤局方』の人参排毒散に枳殻と桔梗が用いられているのもこの方意である。枳実を発散に用い当帰を下気に用いるのは古の本草の説である。またこの方剤を煎じ薬で活用する時は排膿湯（排膿散及湯）と合方するのが良い。
方剤解説：桔梗は排膿作用の主薬となり、枳実がその作用を促進し、甘草が消炎として働く。また甘草、芍薬、大棗の働きによって患部の緊張を緩和し、痛みを取り除く作用がある。
服薬指導：①患部の炎症が強い場合は冷服でも良い。
　　　　　　②甘味より苦みの強い薬であるが、その苦みが鎮痛や炎症を抑制する作用のあることを説明する。
応　用：痛みを伴った化膿性疾患の鼻炎、中耳炎、歯槽膿漏、化膿性リンパ腺炎、乳腺炎、蓄膿症、扁桃炎、肛門周囲膿瘍など。
参　考：原典の服用指示によると、排膿散は卵の黄身と混ぜて服用する。
副作用：重大な副作用として偽アルドステロン症・ミオパシー。
併用注意：甘草含有製剤、グリチルリチン酸及びその塩類を含有する製剤、ループ系利尿剤（フロセミド・エタクリン酸）、チアジド系利尿剤（トリクロルメチアジド）。
禁　忌：アルドステロン症、ミオパシー、低カリウム血症の患者。

排膿散及湯

No.：29　麦門冬湯（淡灰褐色）

剤形分量：細 コタロー 9/15　ジュンコウ 6/7.5
　　　　　　顆 JPS 5.8/7.5　ツムラ 6/9　テイコク 4.4/9
　　　　　　　 マツウラ 5/7.5
出　典：金匱要略（肺痿肺癰咳嗽上気病）
名称由来：主薬の麦門冬により命名された。
方剤構成：麦門冬10.0　半夏5.0　粳米5.0　大棗3.0　人参2.0
　　　　　　甘草2.0　　合計27.0g　6品目

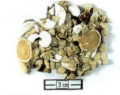

麦門冬湯

煎液味覚：薄味で甘味が強く、甘い米の研ぎ汁のような味で飲みやすい。
原典薬能：「大逆上気、咽喉不利、止逆下気者、麦門冬湯主之。」
　　　　　大いに気が上逆して咽喉が通じない時に、逆を止め気を下げるのには麦門冬湯を用いる。
方剤解説：本剤は咽が乾燥して咳き込む症状に用いる方剤であり、麦門冬は咽を潤すことによって咳を鎮め、人参、粳米も麦門冬の働きを助ける。半夏は去痰作用があり、大棗、甘草は緩和作用により咳嗽による身体の緊張を鎮める。
服薬指導：熱いお湯によく溶かして、咽を潤すように温服する。
応　　用：嗄声（させい：しわがれ声）、慢性気管支炎、喘息、肺結核、糖尿病など。
参　　考：①半夏を含む多くの方剤は生姜を含むが本剤は含まれていない。
　　　　　②重金属30ppm以下、ヒ素3ppm以下。
副作用：①重大な副作用として間質性肺炎、偽アルドステロン症・ミオパシー、肝機能障害・黄疸。
　　　　　②過敏症として発疹・蕁麻疹など。
併用注意：甘草含有製剤、グリチルリチン酸及びその塩類を含有する製剤。

No.：7　八味地黄丸（八味丸）（灰褐色）

剤形分量：細 クラシエ 5.2/6　コタロー 5.3/9　三和 6/9
　　　　　顆 オースギ 4.6/7.5　JPS 4.6/7.5
　　　　　　 ツムラ 4/7.5　テイコク 4.6/9　本草 4.4/7.5
　　　　　錠 オースギ 4.6/18　クラシエ 5.2/18
　　　　　丸 ウチダ 5.128/60

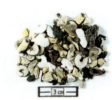
八味地黄丸

出　　典：金匱要略（中風歴節病・婦人雑病）
名称由来：構成生薬の八味と主薬の地黄によって命名された。
方剤構成：地黄6.0　沢瀉3.0　茯苓3.0　山薬3.0　山茱萸3.0
　　　　　牡丹皮3.0　桂皮1.0　附子1.0　　合計23.0g　8品目
煎液味覚：六味丸よりも飲みやすいが、酸味、甘味、渋みが混じり飲みにくい。
原典薬能：「治脚気上入、少腹不仁。虚労腰痛、少腹拘急、小便不利者、八味腎気丸主之。」
　　　　　脚気の症状が上の方に影響して下腹部の感覚がなくなる。虚労の腰痛、下腹部の引き連れ、小便の出にくいものには八味腎気丸を用いる。
方剤解説：地黄は腎虚を補い、牡丹皮と共に血液の循環を促し腰脚を丈夫にする。山薬は滋養強壮作用があり、山茱萸は腎虚により緩んだ機能を引き締める作用がある。茯苓、沢瀉は利水作用があり腎機能低下による水の変調を改善する。附子は身体を温め新陳代謝を活発にして、冷えによる痛みなどを取り除く。桂枝は順気作用と共に附子の作用を助ける。
服薬指導：①身体を温める作用があるため、温服が望ましい。
　　　　　②高齢者に用いる機会が多い方剤であるが消化機能の低下した患者に用いると、胃部不快感を訴えることが多い。
　　　　　③酸味のある薬であることを説明する。
応　　用：腎炎、膀胱炎、前立腺肥大症、尿失禁、頻尿、高血圧症、糖尿病、腰痛、白内障、耳鳴りなど老化に伴う諸疾患に用いられる。
参　　考：①原典の中風歴節病では崔氏八味丸、婦人雑病では腎気丸と記載されている。
　　　　　②原典では煉蜜で丸として酒で服すと記載されている。
　　　　　③本剤より桂皮・附子を除いたものが六味丸で、牛膝・車前子を加えたものが

　　　　　　　牛車腎気丸である。
　　　　　　④煎じ薬では手足のほてり感が見られる時に黄柏を加えることが多い。
　　　　　　⑤識別コードが三和04である。
　　　　　　⑥ツムラは附子の分量（修治附子末0.5g）が少ない。
　　　　　　⑦重金属30ppm以下、ヒ素3 ppm以下。
副作用：①過敏症として発疹・発赤・瘙痒など。
　　　　　　②消化器症状として食欲不振・胃部不快感・悪心・嘔吐・腹痛・下痢・便秘など。
慎重投与：①体力の充実している患者、暑がりでのぼせが強く赤ら顔の患者。
　　　　　　②著しく胃腸虚弱な患者、食欲不振・悪心・嘔吐の患者。
　　　　　　③妊婦又は妊娠している可能性のある患者には投与しないことが望ましい。
　　　　　　④小児には慎重に投与。

No.：16　半夏厚朴湯（はんげこうぼくとう）（灰褐色）

剤形分量：細 クラシエ 1.5/6　コタロー 2.2/6
　　　　　　三和 2.6/4.5　ジュンコウ 2/4.5　東洋 3/6
　　　　　　顆 オースギ 1.4/3　JPS 2.2/7.5　太虎堂 3/4.5
　　　　　　ツムラ 2.5/7.5　テイコク 1.61/7.5
　　　　　　本草 2/7.5
　　　　　　錠 オースギ 1.4/12　クラシエ 1.5/12

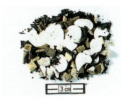
半夏厚朴湯

出　典：金匱要略（婦人雑病）
名称由来：主薬の半夏と厚朴によって命名された。
方剤構成：半夏6.0　茯苓5.0　厚朴3.0　蘇葉2.0　生姜0.5　合計16.5g　5品目
煎液味覚：薄味だが甘味はなく、やや焦げたような苦みのある味なので、少し飲みにくい。
原典薬能：「婦人、咽中、如有炙臠、半夏厚朴湯主之。」
　　　　　　婦人で咽中が焦げた肉のようなものが詰まっているように感じる場合は半夏厚朴湯を用いる。
方剤解説：本剤は咽中の不快感（咽中炙臠：いんちゅうしゃれん）を伴った神経症状を改善する。気の変調が大きな原因であるが、また水の変調も関わっている。水気の変調を改善する半夏が主薬となって、生姜とともに咽中の不快感を取り除き、茯苓とともに水の異常を改善する。さらに厚朴と蘇葉が気を巡らし神経症状を改善する。
服薬指導：①咽を潤すように服用し、温服が望ましい。
　　　　　　②本剤のような気剤は香りを嗅ぐことも治療効果を高める。
応　用：咽喉部不快感、神経性食道狭窄症、不安神経症、気管支炎、喘息、ヒステリー、嚥下困難症、浮腫など。
参　考：①本剤に小柴胡湯を合方したものが柴朴湯である。
　　　　　　②識別コードが三和13、東洋93である。
　　　　　　③重金属：30ppm以下、ヒ素：3 ppm以下。

No.：14　半夏瀉心湯（黄褐色）
はんげしゃしんとう

剤形分量：細 クラシエ 3.8/ 6　コタロー 5 /7.5
　　　　　　　三和 4.9/7.5　ジュンコウ 3.2/ 6　東洋 3.6/ 6
　　　　　　顆 オースギ 3.4/7.5　本草 3.4/7.5　JPS 4.6/7.5
　　　　　　　太虎堂 3.12/ 6　ツムラ 4.5/7.5
　　　　　　　テイコク 4.31/ 9　マツウラ 2.9/ 6
　　　　　　錠 クラシエ 3.8/18

半夏瀉心湯

出　典：傷寒論（太陽病）　金匱要略（嘔吐噦下痢病）
名称由来：主薬の半夏と本剤の薬能によって命名された。
方剤構成：半夏5.0　黄芩2.5　人参2.5　大棗2.5　甘草2.0　黄連1.0　乾姜1.0
　　　　　　合計16.5g　7品目
煎液味覚：甘味もあるが、後味に苦みが残り、やや飲みにくい。
原典薬能：「傷寒五六日、嘔而発熱者、柴胡湯證仍有者、而以他薬下之、柴胡證仍有者、復與柴胡湯、此雖已下之、不為逆、必蒸蒸而振、却発熱汗出而解、若心下満而鞕痛者、為結胸也、大陥胸湯主之、但満而不痛者、此為痞、柴胡不中與之、宜半夏瀉心湯。」

　　　　　　傷寒に患い5、6日が過ぎ、嘔気があって発熱のある者は柴胡の證を備えているが、柴胡剤以外の薬で下した。下した後、まだ柴胡の證がある時は柴胡剤を与える。このような症状に下したことは間違ってはいない。服用後必ず新陳代謝が活発になり、発熱があっても汗が出て治る。もし心下部のみぞおちあたりが張って堅く痛むようなものは結胸であるため、大陥胸湯を用いる。ただし張っているだけで痛みがない時は痞である。柴胡剤を与えずに半夏瀉心湯を用いる。

方剤解説：本剤の目標である心下痞（みぞおちのつかえ）の原因は胃の虚弱によって生じる場合と神経性の要因によって生じる場合がある。すなわち、瀉心とは単に心下部の痞えを改善するだけではなく、精神的な症状も安定させる作用を意味する。本剤の主薬は半夏であるが、心下部の熱による不快感は半夏とともに黄芩と黄連によって除かれる。さらに半夏と人参、大棗、甘草、乾姜により気を補い胃の機能が改善され、嘔吐や胃内停水などの症状が除かれる。
服薬指導：温服が望ましいが、嘔吐や胃部不快感が強い場合は冷服でも良い。
応　用：神経性胃炎、胃腸炎、口内炎、十二指腸潰瘍、下痢、食欲不振、二日酔いなど。
参　考：①エキス剤では甘草2.5g・乾姜2.5gで、乾姜ではなく生姜を用いている製剤もある。
　　　　　②煎じ薬では関連方剤として、ヒネ生姜を用いたものを生姜瀉心湯、甘草を増量したものを甘草瀉心湯として区別し、瀉心湯類中清熱剤だけで構成されたものが三黄瀉心湯である。
　　　　　③識別コードが三和18、東洋94である。
副作用：①重大な副作用として間質性肺炎、偽アルドステロン症・ミオパシー、肝機能障害・黄疸。
　　　　　②過敏症として発疹・蕁麻疹など。
併用注意：甘草含有製剤、グリチルリチン酸及びその塩類を含有する製剤、ループ系利尿剤（フロセミド・エタクリン酸）、チアジド系利尿剤（トリクロルメチアジド）。
禁　忌：アルドステロン症、ミオパシー、低カリウム血症の患者。

No.：37 半夏白朮天麻湯（淡黄褐色）
はんげびゃくじゅつてんまとう

剤形分量：細 クラシエ 4.7/7.5　コタロー 6.2/9
　　　　　　三和 4.9/7.5
　　　　　顆 ツムラ 4/7.5

出　典：脾胃論（巻三　調理脾胃治験）
名称由来：構成生薬中主薬の三味によって命名された。
方剤構成：半夏3.0　白朮3.0　蒼朮3.0　陳皮3.0　茯苓3.0
　　　　　　天麻2.0　麦芽2.0　神麴2.0　黄耆1.5　人参1.5
　　　　　　沢瀉1.5　黄柏1.0　生姜0.5　乾姜0.5
　　　　　　合計27.5g　14品目

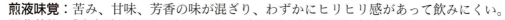
半夏白朮天麻湯

煎液味覚：苦み、甘味、芳香の味が混ざり、わずかにヒリヒリ感があって飲みにくい。
原典薬能：「素有脾胃之證、時顯煩躁、胸中不利、大便不通、初冬出外而晩帰、為寒気怫鬱悶乱大作、火不得伸故也、医疑有熱、治以疎風丸、大便行而病不減、又疑薬力小、復加至七八十丸、下両行、前證仍不減、添吐逆、食不能停、痰唾稠粘、湧出不止、眼黒頭旋、悪心煩悶、気短促、上喘、無力、不欲言、心神巓倒、兀兀不止、目不敢開、如在風雲中、頭苦痛如裂、身重如山、四肢厥冷、不得安臥、予謂前證、乃胃気已損、復下両次、則重虚其胃而痰厥頭痛、作矣、製半夏白朮天麻湯主之而愈。」

　もともと脾胃の病気があり、時々煩躁があったり、胸中の不快感があり、大便が通じない。初冬に外出して夜遅く帰ってきたため、寒気によって沸々として悶乱の症状が強い。身体の熱が体内を十分に巡らなかった為である。医者は熱があると思い、疎風丸という薬を用いた。大便は通じたが病は治らない。これは薬の効果が弱いと思い、7、80丸を更に用いた。下痢が2回あったが他の症状は良くならない。その上嘔吐があって、食事もできなく、粘っこい痰や唾がたくさん出て止まらない。眼がクラクラして頭がフラフラして、悪心と煩悶があり、呼吸が促迫で、喘があり、無力で言葉もしゃべることができない。精神が不安定で、眼を開かないでいると、風雲の中にいるように感じて、頭が割れそうに痛み、身体が山のように重く、四肢が冷たく安らかに横になれない。私が考えるには、初めの症状は胃気がすでに弱っていたのである。それなのに再び2度も下して、胃が更に虚したため、痰厥によって頭痛になったのである。半夏白朮天麻湯を製法して治療した。

方剤解説：本剤は脾胃の虚弱によって水気の変調が生じ、胃内停水によるめまい、頭痛などの症状が見られる。すなわち、本剤は六君子湯が基本となり、水毒症状が強いため甘草が除かれている。麦芽と神麴は消化機能を改善し、乾姜は胃内の冷えを除く。蒼朮と沢瀉は利水作用があり、天麻と黄柏はのぼせ感を静め、めまいや頭痛を改善する。

服薬指導：脾胃の虚弱に用いる薬剤であるため温服が望ましい。
応　用：胃腸虚弱者、胃下垂、眩暈、常習性頭痛、めまい、メニエール、自律神経失調症など。
参　考：①エキス製剤では蒼朮を含まないものもある。
　　　　　②識別コードが三和37である。
副作用：①過敏症として発疹・蕁麻疹など。
　　　　　②湿疹・皮膚炎などが悪化することがある。

No.：34　白虎加人参湯（淡灰褐色）

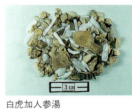
白虎加人参湯

剤形分量：細 クラシエ 2.6/6　コタロー 8/12
　　　　　　顆 ツムラ 5/9　テイコク 4.2/9
　　　　　　錠 クラシエ 2.6/12
出　典：傷寒論（太陽病・陽明病・発汗後病）
　　　　　　金匱要略（百合狐惑陰陽毒病）
名称由来：主薬の石膏が白いことと、西方の守護神である白虎により命名された白虎湯に人参が加味された方剤である。
方剤構成：石膏15.0　粳米8.0　知母5.0　人参2.0　甘草2.0　合計32.0g　5品目
煎液味覚：やや苦みのある米汁のような味で、少し飲みにくい。
原典薬能：「服桂枝湯、大汗出後、大煩渇不解、脉洪大者、白虎加人参湯主之。」
　　　　　　桂枝湯を服用してたくさんの汗が出た後、煩渇が強くて治らず、脉が洪大の場合には白虎加人参湯を用いる。
方剤解説：煩渇の原因である裏熱を石膏が取り除き、知母はその働きを助ける。また発汗により津液が不足して裏熱が発生するため、人参、粳米が身体を潤し津液を補う。さらに発汗による気虚を人参、甘草が補う。
服薬指導：温服が望ましいが、煩渇が強く温服できない場合は冷服でも良い。
応　用：口渇や煩躁感を伴う糖尿病、皮膚炎、湿疹、蕁麻疹、肺炎、感冒など。
参　考：①本剤は白虎湯に人参2gを加えたものである。
　　　　　　②製薬会社により人参が1.5gと3g加えられた2種類の製剤がある。
副作用：①重大な副作用として偽アルドステロン症・ミオパシー。
　　　　　　②過敏症として発疹・瘙痒・蕁麻疹など。
　　　　　　③消化器症状として口中不快感・食欲不振・胃部不快感・軟便・下痢など。
併用注意：甘草含有製剤、グリチルリチン酸及びその塩類を含有する製剤。
慎重投与：胃腸虚弱、著しく体力の衰えている患者。

No.：69　茯苓飲（淡灰褐色）

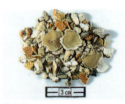
茯苓飲

剤形分量：細 コタロー 3.8/6
　　　　　　顆 ツムラ 2.75/7.5
出　典：金匱要略（痰飲咳嗽病）
名称由来：主薬の茯苓によって命名された。
方剤構成：茯苓5.0　白朮4.0　人参3.0　陳皮3.0　枳実1.5
　　　　　　生姜0.5　合計17.0g　6品目
煎液味覚：薄味だが、苦みとわずかにえぐみがあるので飲みにくい。
原典薬能：「治心胸中有停痰宿水、自吐出水後、心胸間虚、気満不能食、消痰気令能食。」
　　　　　　心胸部に痰や水があって、自然に水を吐いた後、心胸部が虚になり、気（ガス）が充満し食べることができない症状を治療する。痰気の鬱滞を取り除き、食事ができるようになる。
方剤解説：本剤は四君子湯が基本処方であるため、気虚による脾胃の機能低下により胃内の水分代謝機能が弱くなり、心胸部に影響を及ぼし痞え感がある場合に用いられる。胃内の水毒症状が強いため甘草が除かれ茯苓が増量されている。さらに

気の鬱滞を改善するため健胃作用のある枳実、陳皮、生姜が加えられている。
服薬指導：脾胃の虚弱に用いるため、温服が望ましい。
応　　用：慢性胃炎、胃下垂、胃拡張、神経性胃炎、胃部膨満感、ゲップ症など。
参　　考：ツムラは白朮ではなく蒼朮を用いている。
副作用　：過敏症として発疹・蕁麻疹など。

No.：116　茯苓飲合半夏厚朴湯（灰褐色）

剤形分量：顆ツムラ 4.5/7.5
出　　典：本朝経験方
名称由来：茯苓飲と半夏厚朴湯の合方により命名された。
方剤構成：半夏6.0　茯苓5.0　白朮4.0　厚朴3.0　陳皮3.0
　　　　　人参3.0　蘇葉2.0　枳実1.5　生姜0.5
　　　　　合計28.0g　9品目

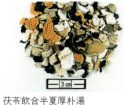
茯苓飲合半夏厚朴湯

煎液味覚：薄味だが、苦みがありやや飲みにくい。
原典薬能：半夏厚朴湯と茯苓飲の項参照。
方剤解説：半夏厚朴湯と茯苓飲の項参照。
服薬指導：半夏厚朴湯と茯苓飲の項参照。
応　　用：咽喉頭神経症、神経性胃炎、食道神経症、不安神経症、嚥下困難症など。
参　　考：半夏厚朴湯エキスと茯苓飲エキスの合方として用いる場合は原末エキスに対する賦形剤の比率が高くなる。
副作用　：過敏症として発疹・蕁麻疹など。

No.：S-09　附子人参（附子理中）湯（褐色）

剤形分量：細三和 2.8/4.5
出　　典：仁斉直指方（巻三　寒）
名称由来：お腹を調える（理中）薬能を持つ人参湯に附子が加味されたことにより命名された。
方剤構成：人参3.0　白朮3.0　甘草2.0　乾姜1.0　附子1.0
　　　　　合計10.0g　5品目

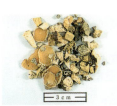
附子人参湯

煎液味覚：甘味が強く辛味もありやや飲みにくい。
原典薬能：「治中寒、中湿、嘔逆、虚弱。」
　　　　　　腹部に寒と湿があり、嘔吐のある虚弱体質を治す。
方剤解説：人参湯の目標で手足や胃内の冷えが強く胃の機能が衰えているため、附子により冷えを取り除き、理中湯により脾胃の機能を改善する。
服薬指導：①冷えを取り除く薬剤であるため温服すべきである。
　　　　　②服用後口中にヒリヒリ感が見られることもある。
応　　用：神経性胃炎、胃・十二指腸潰瘍、冷え症など。
参　　考：エキス剤は甘草3ｇ・乾姜3ｇである。
副作用　：①重大な副作用として偽アルドステロン症・ミオパシー。
　　　　　②過敏症として発疹・蕁麻疹など。
　　　　　③その他として心悸亢進・のぼせ・舌のしびれ・悪心など。
併用注意：甘草含有製剤、グリチルリチン酸及びその塩類を含有する製剤、ループ系利尿

慎重投与：剤（フロセミド・エタクリン酸）、チアジド系利尿剤（トリクロルメチアジド）。
①体力の充実している患者、暑がりでのぼせが強く赤ら顔の患者。
②妊婦又は妊娠している可能性のある患者には投与しないことが望ましい。
③小児には慎重に投与。
禁　忌：アルドステロン症、ミオパシー、低カリウム血症の患者。

No.：79 平胃散（淡褐色）

剤形分量：細 コタロー 4/6
　　　　　顆 オースギ 2.9/7.5　ツムラ 3.25/7.5
　　　　　　テイコク 1.9/7.5　本草 3 /7.5
出　典：太平恵民和剤局方（巻三　一切気）
名称由来：胃の機能を高める（平胃）薬能により命名された。
方剤構成：蒼朮4.0　厚朴3.0　陳皮3.0　大棗2.0　甘草1.0
　　　　　生姜0.5　　合計13.5g　6品目
煎液味覚：薄味の甘味でわずかに苦みと芳香はあるが、比較的飲みやすい。
原典薬能：「治脾胃不和、不思飲食、心腹胸肋脹満刺痛、口苦無味、胸満短気、嘔噦悪心、噫気呑酸、面色萎黄、肌体痩弱、怠惰嗜臥、体重節痛、常多自利、或発霍乱、及五噎八痞、膈気翻胃、並宜服之。」
　　脾胃の機能が衰え、食欲がない、心腹胸肋のあたりが張って刺すような痛みがある。口が苦く味を感じない、胸が張って呼吸が短い、嘔気やシャックリ、悪心があり、ゲップや胃酸がこみ上げる。顔色は萎えて黄色く、身体は痩せて弱く、身体がだるくて横になるのを好む。身体は重く感じ節々が痛み、常に下痢することが多い、あるいは霍乱を発病したり、消化器の閉塞感や痞えがあり、膈部の気が翻（ひるがえ）って起こる胃痛の症状に服用すると良い。
方剤解説：本剤は消化不良に用いる基本方剤であり、飲食物が胃に停滞した状態を蒼朮、厚朴、陳皮の働きによって取り除き、大棗と甘草は胃の緊張を和らげ、生姜は健胃作用として働く。
服薬指導：胃の虚弱に用いる方剤であるため温服が望ましい。
応　用：食欲不振、慢性胃炎、胃下垂、胃アトニーなど。
参　考：本剤に五苓散を合方したものが胃苓湯である。また煎じ薬では香附子・縮砂・藿香を加えたものが香砂平胃散として用いられる。
副作用：重大な副作用として偽アルドステロン症・ミオパシー。
併用注意：甘草含有製剤、グリチルリチン酸及びその塩類を含有する製剤。

平胃散

No.：20 防已黄耆湯（淡褐色）

剤形分量：細 クラシエ 3.2/7.5　コタロー 4.8/7.5
　　　　　　ジュンコウ 3.55/ 6
　　　　　顆 オースギ 3.8/7.5　サカモト 3.2/ 6
　　　　　　JPS 2.8/7.5　太虎堂 4.51/7.5
　　　　　　ツムラ 3.75/7.5　テイコク 3.02/7.5
　　　　　　本草 3.2/7.5　マツウラ 3.1/ 6

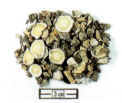

防已黄耆湯

　　　　　　錠クラシエ 3.2/18
出　　典：金匱要略（痙湿暍病・水気病）
名称由来：主薬の防已と黄耆によって命名された。
方剤構成：防已5.0　黄耆5.0　蒼朮3.0　大棗3.0　甘草1.5　生姜0.5　　合計18.0g
　　　　　6品目
煎液味覚：甘味を感じるがやや苦みもあり、少し飲みにくい。
原典薬能：「風湿脉浮、身重汗出悪風者、防已黄耆湯主之。」
　　　　　　風湿が原因で、脉は浮、身体が重く汗が出て寒気があるものには防已黄耆湯を用いる。
方剤解説：防已と蒼朮が体内の不要な水分を取り除き、黄耆により皮膚の弛緩による発汗を止め、また大棗、甘草、生姜は気を補い脾胃を丈夫にする。
服薬指導：肥満タイプであっても体力の衰えた患者に用いる方剤であるため温服が望ましい。
応　　用：多汗症、水太りの肥満症、変形性膝関節症、腎炎、浮腫など。
参　　考：蒼朮ではなく白朮を用いているエキス製剤もある。
副作用：①重大な副作用として間質性肺炎、偽アルドステロン症・ミオパシー、肝機能障害・黄疸。
　　　　②過敏症として発疹・発赤・瘙痒など。
併用注意：甘草含有製剤、グリチルリチン酸及びその塩類を含有する製剤。

No.：62　防風通聖散（ぼうふうつうしょうさん）（黄褐色）

剤形分量：細クラシエ 5.7/7.5　コタロー 6/9
　　　　　三和 5.4/9　東洋 5/7.5
　　　　　顆オースギ 5.2/9　JPS 5/7.5　太虎堂 5.4/7.5
　　　　　ツムラ 4.5/7.5　テイコク 3.04/7.5
　　　　　本草 5/7.5　マツウラ 5/7.5
　　　　　錠クラシエ 5.5/27

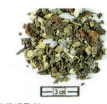
防風通聖散

出　　典：宣明論方（巻三　風論）
名称由来：主薬の防風と本剤には多くの薬効があるため、その働きが聖人に通じる、あるいは聖人が創作したという意味より命名されたものと考えられる。
方剤構成：滑石3.0　白朮2.0　桔梗2.0　黄芩2.0　石膏2.0　甘草2.0　当帰1.5　芍薬1.5
　　　　　川芎1.5　山梔子1.5　連翹1.5　薄荷1.5　荊芥1.5　防風1.5　麻黄1.5
　　　　　生姜0.5　大黄1.0　芒硝1.0　　合計29.0g　18品目
煎液味覚：苦み、甘味、渋みが入り混じった濃い味で飲みにくい。
原典薬能：「治中風、一切風熱、大便閉結、小便赤渋、頭面生瘡、眼目赤痛、或熱生風、舌強口噤、或鼻生風刺紫赤癮瘮、或成風癘而世呼為大風、或腸風而為痔漏、或腸鬱而為諸熱、譫妄驚狂、並皆治之。」
　　　　　中風及び一切の風熱によって、便秘、尿が渋って赤い、頭や顔にデキモノができて、眼が赤く痛み、あるいは熱によって風邪が生まれ舌が硬直してしゃべれない、あるいは鼻に痛みの強い紫赤色のデキモノができ、あるいは大風と呼ばれる風癘（癩病のような病気）ができ、あるいは痔疾患や痔瘻になり、あるいは腸鬱（腸閉塞のような病気）で発熱があり、譫言（うわごと）があり驚き狂うような病気を全て治す。

方剤解説：本剤は体力の充実したものが気血水の鬱滞により生じる種々の熱性疾患や炎症疾患に用いる薬剤で構成されている。体内の病因を排出するために、滑石、白朮、石膏は利尿作用があり、桔梗、川芎、連翹は排膿作用があり、黄芩、石膏、大黄、芒硝は清熱作用及び瀉下作用がある。更に甘草、大黄、芒硝は調胃承気湯の方意であり、気を静める作用もある。当帰、芍薬、川芎は血液の改善を行い、薄荷、荊芥、防風、麻黄、生姜は皮膚から病因を排出する。

服薬指導：基本的には実証タイプに用いる方剤であるため冷服でも良い。

応　用：肥満、常習性便秘、高血圧、皮膚疾患、糖尿病、脳出血後遺症など。

参　考：①製薬会社により大黄と芒硝の分量が異なる。
　　　　②識別コードが三和26、東洋100である。

副作用：①重大な副作用として間質性肺炎、偽アルドステロン症・ミオパシー、肝機能障害・黄疸。
　　　　②過敏症として発疹・瘙痒など。
　　　　③自律神経系として不眠・発汗過多・頻脈・動悸・全身脱力感・精神興奮など。
　　　　④肝機能として黄疸・AST・ALTの上昇など。
　　　　⑤消化器症状として食欲不振・胃部不快感・悪心・嘔吐・腹痛・軟便・下痢など。
　　　　⑥泌尿器疾患して排尿障害。

併用注意：①麻黄含有製剤、エフェドリン類含有製剤、モノアミン酸化酵素(MAO)阻害剤、甲状腺製剤、カテコールアミン製剤（アドレナリン・イソプレナリン）、キサンチン系製剤（テオフィリン・ジプロフィリン）。
　　　　②甘草含有製剤、グリチルリチン酸及びその塩類を含有する製剤。

慎重投与：①下痢・軟便、胃腸虚弱、食欲不振・悪心・嘔吐の患者。
　　　　②病後の衰弱期。
　　　　③発汗傾向の著しい患者。
　　　　④狭心症・心筋梗塞等の循環器系障害のある患者又はその既往歴のある患者。
　　　　⑤重症高血圧症、高度の腎障害、排尿障害、甲状腺機能亢進症の患者。
　　　　⑥妊娠又は妊娠している可能性のある患者には投与しないことが望ましい。授乳中の婦人には慎重投与。
　　　　⑦治療上食塩制限が必要な患者に投与する場合は注意。

No.：41　補中益気湯（ほちゅうえっきとう）（淡褐色）

剤形分量：散 太虎堂 5.55/7.5
　　　　　細 クラシエ 6.4/7.5　コタロー 7/12
　　　　　　三和 5.3/9　ジュンコウ 4.9/7.5
　　　　　　東洋 4.8/7.5
　　　　　顆 オースギ 6.2/12　JPS 4.7/7.5
　　　　　　太虎堂 5.55/7.5　ツムラ 5/7.5
　　　　　　テイコク 3.57/7.5　本草 5/7.5

補中益気湯

出　典：内外傷弁惑論（巻一　飲食労倦論）
名称由来：中（脾胃）を補い、気を益する薬能より命名された。
方剤構成：黄耆4.0　人参4.0　白朮4.0　当帰3.0　陳皮2.0　大棗2.0　柴胡2.0　甘草1.5
　　　　　升麻1.0　生姜0.5　　合計24.0g　10品目
煎液味覚：少し甘い薄味だが、苦みもあるのでやや飲みにくい。

原典薬能：「夫脾胃虚者、因飲食労倦、心火亢甚、而乗其土位、其次肺気受邪、須用黄耆最多人参甘草次之、脾胃一虚、肺気先絶、故用黄耆以益皮毛、而閉腠理、不令自汗、損其元気、上喘気短、人参以補之、心火乗脾、須灸甘草之甘以瀉火熱而補脾胃中元気、脾胃急痛、并大極腹中急縮者、宜多用之、経云急者緩之、白朮苦甘温、除胃中熱、利腰臍間血、胃中清気在下、必加升麻柴胡、以引之、引黄耆甘草甘温之気味、上升能補衛気之散解、而実其表也、」

　　脾胃が虚したものは飲食後身体がだるい。これは脾胃が虚したため心火が脾土の機能を抑制し、さらに肺にも影響を及ぼし邪気を受ける。このような時には黄耆を最も多く用い、次に人参甘草を用いる。脾胃が虚するとまず肺気が弱くなる。このような理由で黄耆を用い、皮毛を丈夫にして、気が体表外に出ないように皮膚の穴を閉じて、自汗が出ないようにする。身体の元気を損なうと、喘があり呼吸促迫になる。人参でこれを補う。心火が脾に影響を及ぼしている時は炙甘草で火熱を瀉し、脾胃を補い元気にする。脾胃の急性の痛み並びに大いに腹中が急に縮小するようなものはこれを用いると大変良い。『神農本草経』でいうには急性の症状は緩める。白朮の苦寒温は胃中の熱を除き、腰と臍の間の血液の流れを良くする。胃中の清気が下れば、必ず升麻、柴胡を加え、これを引き上げる。黄耆甘草が甘温の気味を引き、上昇してよく衛気の散佚を補い、体表を丈夫にする。

方剤解説：本剤は気虚により脾胃の機能が衰えた場合に用いる。胃内停水の症状が強くないため四君子湯より茯苓が除かれ、気を補い皮膚を丈夫にする黄耆が含まれている。これらの作用により脾胃を補い、皮膚の弛緩を改善し止汗作用があり、補気作用がある。さらに大棗、陳皮、甘草、生姜により滋養健胃作用があり、気虚による血虚を補うため当帰のみが加えられている。さらに気虚が原因で体内の臓器に力がなくが下がった状態で身体が重く感じられるため、少量の升麻、柴胡によって身体下部に下がった気を上げる働きがある。

服薬指導：気虚による脾胃を補う薬剤であるため温服すべきである。

応　用：病後の体力低下、食欲不振、易疲労、胃下垂症、脱肛、痔疾、易感冒、四肢倦怠感、肝炎、腎炎など応用範囲が広い。

参　考：①白朮ではなく蒼朮を用いているエキス製剤もある。
　　　　②識別コードが三和12、東洋101である。
　　　　③別名を医王湯と呼ぶ。
　　　　④煎じ薬では本剤に五味子と麦門冬を加えたものが味麦益気湯、茯苓と芍薬を加えたものが調中益気湯として用いる。
　　　　⑤重金属30ppm以下、ヒ素3ppm以下。

副作用：①重大な副作用として間質性肺炎、偽アルドステロン症・ミオパシー、肝機能障害・黄疸。
　　　　②過敏症として発疹・蕁麻疹など。
　　　　③肝臓機能としてAST・ALT・Al-P・γ-GTP・ビリルビンの上昇など。
　　　　④消化器症状として食欲不振・胃部不快感・悪心・下痢など。

併用注意：甘草含有製剤、グリチルリチン酸及びその塩類を含有する製剤。

マ行

No.：27　麻黄湯（まおうとう）（淡黄褐色）

剤形分量：細 クラシエ 1.6/6　コタロー 1.9/6
　　　　　　　ジュンコウ 2.25/4.5
　　　　　顆 ツムラ 1.75/7.5　テイコク 1.81/7.5
　　　　　　　本草 1.92/7.5

出　　典：傷寒論（太陽病・陽明病・可発汗病）
名称由来：主薬の麻黄によって命名された。
方剤構成：麻黄5.0　杏仁5.0　桂皮4.0　甘草1.5
　　　　　　合計15.5g　4品目
煎液味覚：甘味はあるが、渋みが強くて飲みにくい。
原典薬能：「太陽病、頭痛発熱、身疼腰痛、骨節疼痛、悪風無汗而喘者、麻黄湯主之。」
　　　　　　太陽病で、頭痛発熱があり、身体が疼き腰も痛く、関節も疼痛がある。悪風がして汗が出なく、咳があるものは麻黄湯を用いる。
方剤解説：本剤は麻黄が主薬であり、麻黄の働きによって発汗とともに体表部の病的な熱と水を体外に追い払う作用がある。桂枝は気を巡らし麻黄の作用を助けるとともに、一方で麻黄の作用が強い場合の発汗過多による身体の冷えを桂枝の保温効果により防止する。杏仁は麻黄の鎮咳作用を増強する。甘草は身体の緊張を和らげるとともに他薬を調和し、杏仁とともに鎮咳作用としても働き、また麻黄の作用を緩和し、胃への負担を緩和する。
服薬指導：悪寒を伴う症状では体表部からの発汗を目的としているので温服すべきである。
応　　用：感冒、インフルエンザ、肺炎、麻疹、気管支炎、関節リウマチ、乳汁分泌不足など。
参　　考：①本剤を高齢者や虚弱者に用いる場合は副作用に注意する。
　　　　　　②別名を還魂湯とよぶ。
副 作 用：①重大な副作用として偽アルドステロン症・ミオパシー。
　　　　　　②過敏症として発疹・発赤・瘙痒など。
　　　　　　③自律神経症状として不眠・発汗過多・頻脈・動悸・全身脱力感・精神興奮など。
　　　　　　④消化器症状として食欲不振・胃部不快感・悪心・嘔吐など。
　　　　　　⑤泌尿器症状として排尿障害など。
併用注意：①麻黄含有製剤、エフェドリン類含有製剤、モノアミン酸化酵素（MAO）阻害剤、甲状腺製剤、カテコールアミン製剤（アドレナリン・イソプレナリン）、キサンチン系製剤（テオフィリン・ジプロフィリン）。
　　　　　　②甘草含有製剤、グリチルリチン酸及びその塩類を含有する製剤。
慎重投与：①病後の衰弱期・著しく胃腸虚弱、食欲不振・悪心・嘔吐の患者。
　　　　　　②発汗傾向の著しい患者。
　　　　　　③狭心症・心筋梗塞等の循環器系障害のある患者又はその既往歴のある患者。
　　　　　　④重症高血圧症、高度の腎障害、排尿障害、甲状腺機能亢進症の患者。

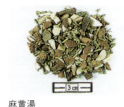

麻黄湯

No.：127　麻黄附子細辛湯（暗灰色）

剤形分量：細 三和 1.5/4.5
　　　　　　顆 ツムラ 1.5/7.5
　　　　　　力 コタロー 1.2/6
出　典：傷寒論（少陰病）
名称由来：本剤の構成生薬の名称によって命名された。
方剤構成：麻黄4.0　細辛3.0　附子1.0　　合計8.0g　3品目
煎液味覚：苦みがあり、後口が渋みとしびれ感が強くて飲みにくい。
原典薬能：「少陰病、始得之、反発熱、脉沈者、麻黄附子細辛湯主之。」
　　　　　　少陰病の罹り始めに却って発熱があり、沈んだ脉のものは麻黄附子細辛湯を用いる。
方剤解説：本剤は体内が冷え切っており、新陳代謝の低下により、体内にあるべき熱や水が体表部に存在している。附子と細辛によって体内を温め、麻黄は体表部の熱と水を取り除く。
服薬指導：冷えに用いる薬剤であるため温服すべきである。
応　用：虚弱者の感冒、全身倦怠感、冷え症、頭痛、関節痛、神経痛、花粉症、鼻炎など。
参　考：①本剤は麻黄を含む方剤ではあるが、細辛、附子を含むため高齢者に用いる機会が多い。
　　　　　　②識別コードが三和08である。
副作用：①肝機能障害・黄疸。
　　　　　　②過敏症として発疹・発赤など。
　　　　　　③自律神経症状として不眠・発汗過多・頻脈・動悸・全身脱力感・精神興奮など。
　　　　　　④肝機能としてAST・ALT・γ-GTPの上昇など。
　　　　　　⑤消化器症状として口渇、食欲不振・胃部不快感・悪心・嘔吐など。
　　　　　　⑥泌尿器症状として排尿障害など。
　　　　　　⑦その他のぼせ・舌のしびれなど。
併用注意：麻黄含有製剤、エフェドリン類含有製剤、モノアミン酸化酵素(MAO)阻害剤、甲状腺製剤、カテコールアミン製剤（アドレナリン・イソプレナリン）、キサンチン系製剤（テオフィリン・ジプロフィリン）。
慎重投与：①体力の充実している患者、暑がりでのぼせが強く赤ら顔の患者。
　　　　　　②著しく胃腸虚弱な患者、食欲不振・悪心・嘔吐の患者。
　　　　　　③発汗傾向の著しい患者。
　　　　　　④狭心症・心筋梗塞等の循環器系障害のある患者又はその既往歴のある患者。
　　　　　　⑤重症高血圧症、高度の腎障害、排尿障害、甲状腺機能亢進症の患者。
　　　　　　⑥妊婦又は妊娠している可能性のある患者には投与しないことが望ましい。
　　　　　　⑦小児には慎重に投与。

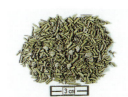

麻黄附子細辛湯

No.：55 麻杏甘石湯（淡黄褐色）

剤形分量：細コタロー 2.2/6　ジュンコウ 2.25/4.5
　　　　　　顆オースギ 1.5/4.5　ツムラ 1.75/7.5
　　　　　　　テイコク 1.22/7.5　本草 1.7/7.5
　　　　　　　マツウラ 1.9/4.5
出　典：傷寒論（太陽病）　金匱要略（水気病）
名称由来：構成生薬4種類の一字を取って命名された。
方剤構成：石膏10.0　麻黄4.0　杏仁4.0　甘草2.0
　　　　　　合計20.0g　4品目
煎液味覚：少し甘味もあるが、渋みが強くてやや飲みにくい。
原典薬能：「発汗後、不可更行桂枝湯、汗出而喘、無大熱者、可與麻黄杏仁甘草石膏湯。」
　　　　　　発汗した後、さらに桂枝湯を与えてはいけない。汗が出て喘息があり熱がないものには麻黄杏仁甘草石膏湯を与える。
方剤解説：本剤は麻黄湯の桂皮が石膏に変わったものである。麻黄と杏仁の働きによって鎮咳作用があり、麻黄と石膏の働きによって体内の熱を取り除き、止汗や利尿作用がある。甘草は身体の緊張を和らげ、他薬の相互作用を助け胃への負担を和らげる。
服薬指導：温服が好ましいが、服用困難であれば冷服でも良い。
応　用：気管支炎、気管支喘息、肺炎など。
参　考：①胸脇苦満が認められたり、免疫機能を高める場合は小柴胡湯などの柴胡剤と合方されることが多い。この際甘草の重複による副作用に注意する。
　　　　　②金匱要略では杏子湯と記載されている。
　　　　　③本剤に桑白皮を加えた方剤が五虎湯であり、さらに半夏・茯苓・陳皮を加えたものが五虎二陳湯である。
副作用：①重大な副作用として偽アルドステロン症・ミオパシー。
　　　　　②自律神経症状として不眠・発汗過多・頻脈・動悸・全身脱力感・精神興奮など。
　　　　　③消化器症状として食欲不振・胃部不快感・悪心・嘔吐・軟便・下痢など。
　　　　　④泌尿器症状として排尿障害など。
併用注意：①麻黄含有製剤、エフェドリン類含有製剤、モノアミン酸化酵素（MAO）阻害剤、甲状腺製剤、カテコールアミン製剤（アドレナリン・イソプレナリン）、キサンチン系製剤（テオフィリン・ジプロフィリン）。
　　　　　　②甘草含有製剤、グリチルリチン酸及びその塩類を含有する製剤。
慎重投与：①病後の衰弱期・著しく胃腸虚弱、食欲不振・悪心・嘔吐の患者。
　　　　　　②発汗傾向の著しい患者。
　　　　　　③狭心症・心筋梗塞等の循環器系障害のある患者又はその既往歴のある患者。
　　　　　　④重症高血圧症、高度の腎障害、排尿障害、甲状腺機能亢進症の患者。

麻杏甘石湯

No.：78　麻杏薏甘湯（まきょうよくかんとう）（淡灰褐色）

- **剤形分量**：細クラシエ 1.6/6　コタロー 4/6
  三和 2.6/4.5
  顆オースギ 1.3/4.5　JPS 2.4/7.5
  ツムラ 3/7.5
- **出　典**：金匱要略（痙湿暍病）
- **名称由来**：構成生薬4種類の一字を取って命名された。
- **方剤構成**：薏苡仁10.0　麻黄4.0　杏仁4.0　甘草2.0
  合計20.0g　4品目
- **煎液味覚**：甘味はあるが、芳香と渋みがあり飲みにくい。
- **原典薬能**：「病者一身盡疼、発熱、日晡所劇者、名風湿、此病傷於汗出当風、或久傷取冷所致也、可與麻黄杏仁薏苡甘草湯。」
  　病人が身体中疼くような痛みと発熱があり、日暮れ時になるとひどくなるものを風湿と名付ける。この病気は汗が出た後、風に当たり傷ついたり、長いこと冷たい所に居たことで傷ついたためである。麻黄杏仁薏苡甘草湯を与えるべきである。
- **方剤解説**：本剤は麻黄湯の桂皮が薏苡仁に入れ代わったものである。本症は桂皮の助けによる発汗は必要なく、麻黄・杏仁・甘草による鎮痛を目標としており、さらに冷えにより生じた患部の水を除くために薏苡仁が加えられている。
- **服薬指導**：身体に冷えがある場合に用いるので温服が望ましい。
- **応　用**：関節リウマチ、神経痛、手掌角皮症、水虫など。
- **参　考**：識別コードが三和36である。
- **副作用**：①重大な副作用として偽アルドステロン症・ミオパシー。
  ②自律神経症状として不眠・発汗過多・頻脈・動悸・全身脱力感・精神興奮など。
  ③消化器症状として食欲不振・胃部不快感・悪心・嘔吐・下痢など。
  ④泌尿器症状として排尿障害など。
- **併用注意**：①麻黄含有製剤、エフェドリン類含有製剤、モノアミン酸化酵素（MAO）阻害剤、甲状腺製剤、カテコールアミン製剤（アドレナリン・イソプレナリン）、キサンチン系製剤（テオフィリン・ジプロフィリン）。
  ②甘草含有製剤、グリチルリチン酸及びその塩類を含有する製剤。
- **慎重投与**：①病後の衰弱期・著しく胃腸虚弱、食欲不振・悪心・嘔吐の患者。
  ②発汗傾向の著しい患者。
  ③狭心症・心筋梗塞等の循環器系障害のある患者又はその既往歴のある患者。
  ④重症高血圧症、高度の腎障害、排尿障害、甲状腺機能亢進症の患者。

麻杏薏甘湯

No.：126　麻子仁丸（ましにんがん）（黄褐色）

- **剤形分量**：細コタロー 2.8/6
  顆オースギ 2.6/6　ツムラ 2.25/7.5
- **出　典**：傷寒論（陽明病）　金匱要略（五臓風寒積聚病）
- **名称由来**：主薬の麻子仁によって命名された。
- **方剤構成**：麻子仁5.0　枳実2.0　杏仁2.0　厚朴2.0　芍薬2.0
  大黄1.0　合計14.0g　6品目

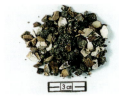

麻子仁丸

煎液味覚：スッキリした味だが、苦みが強くて飲みにくい。
原典薬能：「趺陽脉浮而濇、浮則胃気強、濇則小便数、浮濇相搏、大便則堅、其脾為約、麻子仁丸主之。」
　　　　　趺陽脉（足の甲の高い部分の脉）が浮いて濇（しょく）である。浮脉は胃気が強く、濇脉は小便が頻尿である。浮と濇の脉が互いに影響を及ぼすと、大便が堅くなり、脾が圧迫される。
方剤解説：本剤は小承気湯に麻子仁、杏仁、芍薬を加えたものである。小承気湯の目標であるが、腸内の乾燥が強いため、麻子仁が主薬となり杏仁と共に腸内を潤すことにより排便を促す作用がある。また芍薬により腹部の緊張を緩め鎮痛作用として働く。
服薬指導：①温服が望ましいが、苦みが強く服用困難な場合は冷服でも良い。
　　　　　②作用が強いと軟便になる場合もあるため、排便の状態に合わせて服用量を調節する。
応　　用：主に常習性便秘に用いる。
参　　考：①エキス製剤では大黄4gである。
　　　　　②潤腸湯は本剤より芍薬を去り、当帰、地黄、桃仁、黄芩、甘草を加えたものである。
　　　　　③一般薬では丸剤として用いることが多い。
副作用：消化器症状として食欲不振・腹痛・下痢など。
慎重投与：①下痢・軟便、著しく胃腸虚弱な患者。
　　　　　②妊娠又は妊娠している可能性のある患者には投与しないことが望ましい。授乳中の婦人には慎重投与。

No.：36　木防已湯（もくぼういとう）（淡灰白色）

剤形分量：細 コタロー 2.5/6　三和 1.7/4.5
　　　　　顆 ツムラ 1.5/7.5
出　　典：金匱要略（痰飲欬嗽病）
名称由来：主薬の木防已によって命名された。
方剤構成：石膏10.0　防已4.0　桂皮3.0　人参3.0
　　　　　合計20.0g　4品目

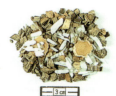

木防已湯

煎液味覚：甘味と苦みは強くなく、芳香と服用後ヒリヒリ感が少しあり、やや飲みにくい。
原典薬能：「膈間支飲、其人喘満、心下痞堅、面色黧黒、其脉沈緊、得之数十日、医吐下之不愈、木防已湯主之。」
　　　　　胸に水が溜まった人がゼーゼーと息苦しくなり、みぞおちが痞えて堅くなり、顔が薄黒い。沈んだ緊張した脉で、患って数十日になる。医者が吐かせたり下したが良くならない。木防已湯を用いる。
方剤解説：防已と石膏の働きによって胸水を取り除き、胸水による気の上衝を桂皮が下げ、胸水による心下の痞えを人参が取り除く。
服薬指導：温服が望ましいが、発作が強くて服用が困難な場合は少しずつ冷服で服用しても良い。
応　　用：心臓弁膜症、心不全、不整脈、気管支喘息、腎炎、脚気など。
参　　考：識別コードが三和28である。
副作用：①過敏症として発疹・発赤・瘙痒・蕁麻疹など。

②消化器症状として食欲不振・胃部不快感・軟便・下痢など。
慎重投与：胃腸虚弱な患者。

ヤ行

No.：52　薏苡仁湯（よくいにんとう）（淡褐色）

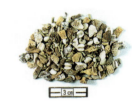
薏苡仁湯

剤形分量：細 クラシエ 4.6/6　ジュンコウ 4.55/6
　　　　　　　東洋 5/7.5
　　　　　　顆 オースギ 4.6/9　ツムラ 5/7.5　本草 4.1/7.5
　　　　　　　マツウラ 4.3/7.5
　　　　　　錠 クラシエ 3.6/18
出　典：明医指掌（巻7）
名称由来：主薬の薏苡仁により命名された。
方剤構成：薏苡仁8.0　麻黄4.0　当帰4.0　蒼朮4.0　桂皮3.0
　　　　　　芍薬3.0　甘草2.0　合計28.0g　7品目
煎液味覚：やや渋みと甘味があって、少しとろみのある味で飲みにくい。
原典薬能：「寒湿痺痛、薏苡仁湯。」
　　　　　　寒湿が原因の痺れるような痛みには薏苡仁湯を用いる。
方剤解説：薏苡仁と蒼朮の働きにより患部の湿を取り除き、麻黄と桂皮により寒を去り、当帰、芍薬は血を補い、甘草と共に痛みを鎮める。
服薬指導：薏苡仁よりも麻黄剤としての作用が強いため、麻黄による副作用に注意する。
応　用：変形性関節症、関節リウマチ、神経痛など。
参　考：①蒼朮ではなく白朮を用いているエキス製剤もある。
　　　　　②識別コードが東洋105である。
副作用：①重大な副作用として偽アルドステロン症・ミオパシー。
　　　　　②自律神経症状として不眠・発汗過多・頻脈・動悸・全身脱力感・精神興奮など。
　　　　　③消化器症状として食欲不振・胃部不快感・悪心・嘔吐・下痢など。
　　　　　④泌尿器症状として排尿障害など。
併用注意：①麻黄含有製剤、エフェドリン類含有製剤、モノアミン酸化酵素（MAO）阻害剤、甲状腺製剤、カテコールアミン製剤（アドレナリン・イソプレナリン）、キサンチン系製剤（テオフィリン・ジプロフィリン）。
　　　　　②甘草含有製剤、グリチルリチン酸及びその塩類を含有する製剤。
慎重投与：①病後の衰弱期・著しく胃腸虚弱、食欲不振・悪心・嘔吐の患者。
　　　　　②発汗傾向の著しい患者。
　　　　　③狭心症・心筋梗塞等の循環器系障害のある患者又はその既往歴のある患者。
　　　　　④重症高血圧症、高度の腎障害、排尿障害、甲状腺機能亢進症の患者。

No.：54 抑肝散（淡灰褐色）

剤形分量：顆オースギ 3.7/7.5　ツムラ 3.25/7.5
出　典：薛氏医案（保嬰撮要　巻1　肝症）
名称由来：肝の原因による興奮を抑制する薬能によって命名された。
方剤構成：蒼朮4.0　茯苓4.0　当帰3.0　釣藤鈎3.0　川芎3.0
　　　　　　柴胡2.0　甘草1.5　合計20.5g　7品目

抑肝散

煎液味覚：甘く薄味だが、やや芳香と苦みがあり少し飲みにくい。
原典薬能：「抑肝散、治肝経虚熱、発搐、或発熱咬牙、或驚悸寒熱、或木乗土、而嘔吐痰涎、腹脹少食、睡臥不安、子母同服、如蜜丸名抑青丸。」
　　　　　　抑肝散は肝経の虚熱により筋肉がひきつって痛み、あるいは発熱があり歯を食いしばるような症状、あるいは驚きやすく寒熱があり、あるいは肝（木）による脾（土）の抑制により、痰や涎を嘔吐し、腹が張って食欲が減少し、安心して眠れない症状を治す。子と母が同時に服用する。蜜で丸剤にしたものを抑青丸と名づける。
方剤解説：本剤は肝の機能亢進により見られる種々の症状に用いる。釣藤鈎、柴胡、甘草によって肝の機能亢進を抑制し腹部の痛みを取り除き、また当帰、川芎が肝臓内の血液を疎通し、肝の影響によって弱まった胃機能の衰えにより悪くなった水分代謝を蒼朮、茯苓が改善する。
服薬指導：温服が望ましいが、服用困難であれば冷服でも良い。
応　用：神経症、癲癇、ヒステリー、不眠症、夜啼症、夜尿症、癇癪持ち、チック病、歯ぎしりなど。
参　考：①原典では母子同服（母と子が同時に服用）の指示が記載されている。
　　　　　②オースギの製品は蒼朮ではなく白朮を用いている。
副作用：①重大な副作用として間質性肺炎、偽アルドステロン症・ミオパシー、肝機能障害・黄疸。
　　　　　②過敏症として発疹・蕁麻疹など。
　　　　　③消化器症状として食欲不振・胃部不快感・悪心・下痢など。
併用注意：甘草含有製剤、グリチルリチン酸及びその塩類を含有する製剤。
慎重投与：著しく胃腸虚弱、食欲不振・悪心・嘔吐のある患者。

No.：83 抑肝散加陳皮半夏（淡灰褐色）

剤形分量：細クラシエ 5/7.5　コタロー 6.1/9
　　　　　　顆ツムラ 4.5/7.5
出　典：浅井腹診録
名称由来：抑肝散に加味された生薬の陳皮と半夏の名称によって命名された。
方剤構成：蒼朮4.0　茯苓4.0　当帰3.0　釣藤鈎3.0　川芎3.0
　　　　　　陳皮3.0　半夏3.0　柴胡2.0　甘草1.5
　　　　　　合計26.5g　9品目

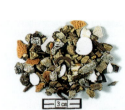

抑肝散加陳皮半夏

煎液味覚：薄味で甘味もあるが、芳香、苦み、渋みがあって飲みにくい。
原典薬能：「如此、臍の左の近辺より心下迄も動気の盛なるは、肝木之虚に痰火の甚だしき

證、北山人当に抑肝散に陳皮半夏を加ふべし。」
　　　このように臍の左辺りからみぞおちまでも動気が強いのは肝木が虚して痰と火が強い症状である。北山人（人名）はこの症状に抑肝散に陳皮と半夏を加えるべきとした。
- **方剤解説**：抑肝散の症状で胃内停水や悪心嘔吐などの胃部不快感を改善するために陳皮と半夏を加えている。
- **服薬指導**：陳皮が加わりやや苦みを感じるが、温服が望ましい。
- **応　　用**：抑肝散証に嘔吐感や胃部不快感を伴う症状に用いる。
- **参　　考**：エキス製剤は半夏が5gで、クラシエ、コタローは蒼朮ではなく白朮を用いている。
- **副作用**：①重大な副作用として偽アルドステロン症・ミオパシー。
　　　　　　②消化器症状として食欲不振・胃部不快感・悪心・下痢など。
- **併用注意**：甘草含有製剤、グリチルリチン酸及びその塩類を含有する製剤。
- **慎重投与**：著しく胃腸虚弱、食欲不振・悪心・嘔吐のある患者。

ラ行

No.：43　六君子湯（りっくんしとう）（淡灰褐色）

- **剤形分量**：細 クラシエ 4.1/6　コタロー 5.5/9
　　　　　　　三和 4.9/7.5　東洋 3.6/6
　　　　　　顆 オースギ 4.4/7.5　ツムラ 4/7.5
　　　　　　　テイコク 3.2/7.5　本草 3.6/7.5
　　　　　　　マツウラ 3.8/6

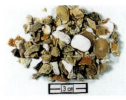
六君子湯

- **出　　典**：医学正伝（巻3）
- **名称由来**：構成生薬中基本方剤の四君子湯に主要生薬二味が加味されたことにより命名された。
- **方剤構成**：人参4.0　白朮4.0　茯苓4.0　半夏4.0　陳皮2.0　大棗2.0　甘草1.0　生姜0.5
　　　　　　合計21.5g　8品目
- **煎液味覚**：甘味があり薄味だが、わずかに苦みもあるので少し飲みにくい。
- **原典薬能**：「六君子湯、治痰挾気虚発飽。」
　　　　　　六君子湯は気虚による消化機能の低下により、胃内の水分（痰）が除かれず、常に満腹感があり空腹感を感じないものを治す。
- **方剤解説**：四君子湯に胃内の水分代謝を改善するために半夏、健胃作用の陳皮が加えられている。
- **服薬指導**：気虚による胃虚弱者に用いるため、温服が望ましい。
- **応　　用**：胃内停水を伴う慢性胃炎、胃下垂症、胃潰瘍、消化不良、食欲不振、悪心嘔吐など。
- **参　　考**：①本剤は四君子湯と二陳湯の合方である。
　　　　　　②識別コードが三和21、東洋107である。
　　　　　　③重金属30ppm以下、ヒ素3ppm以下。
- **副作用**：①重大な副作用として偽アルドステロン症・ミオパシー、肝機能障害・黄疸。
　　　　　　②過敏症として発疹・蕁麻疹など。
　　　　　　③消化器症状として悪心・腹部膨満感・下痢。

併用注意：甘草含有製剤、グリチルリチン酸及びその塩類を含有する製剤。

No.：110　立効散（りっこうさん）（淡灰褐色）

剤形分量：㊗ツムラ 1.5/7.5
出　典：衆方規矩（巻之下　牙歯門）
名称由来：本剤がたちどころに効果があるという意味より命名
　　　　　されたと思われる。
方剤構成：細辛2.0　升麻2.0　防風2.0　甘草1.5　竜胆1.0
　　　　　合計8.5g　5品目
煎液味覚：苦みがあり、服用後ヒリヒリ感が残り飲みにくい。
原典薬能：「牙歯痛んで忍びがたく、微寒飲を悪み、大いに熱飲
　　　　　を悪む、脉三部陰盛んに陽虚す、是五臓内に盛ん、六腑陽道の脉微小にして、
　　　　　小便滑数なるを治す、煎じ服す、頃く痛む處に含んで、痛み立ちどころに止む。」
　　　　　　歯がとても痛み我慢することができない。冷たいものを飲むと少し痛み、熱
　　　　　いものを飲むととても痛い。脉は陰の脉が強く陽の脉が弱い。これは五臓の機
　　　　　能は盛んで、六腑の陽の脉が弱いため、小便がしばしばあるような症状を治す。
　　　　　煎じ服用し、しばらく痛むところに含んでいると、痛みはたちまちなくなる。
方剤解説：細辛の弱い局麻作用による鎮痛作用があり、升麻、防風、竜胆は清熱による消
　　　　　炎鎮痛作用があり、甘草は消炎と緩和作用がある。
服薬指導：本剤は患部に刺激にならない程度の温度で少しずつ服用し、痛みの箇所を濯ぐ
　　　　　ように服用する。
応　用：歯痛、抜歯後の疼痛、口内炎、三叉神経痛など。
参　考：歯科領域で繁用される漢方薬である。
副作用：重大な副作用として偽アルドステロン症・ミオパシー。
併用注意：甘草含有製剤、グリチルリチン酸及びその塩類を含有する製剤。

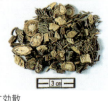

立効散

No.：76　竜胆瀉肝湯（りゅうたんしゃかんとう）（灰褐色）

剤形分量：㊗太虎堂 5 /7.5
　　　　　細コタロー 6/9　三和 5.8/9　ジュンコウ 5.6/9
　　　　　　太虎堂 5 /7.5　東洋 5.7/9
　　　　　㊗太虎堂 5 /7.5　ツムラ 5.5/7.5
出　典：薛氏医案（外科枢要）
名称由来：主薬の竜胆と本剤の薬能により命名された。
方剤構成：当帰5.0　地黄5.0　木通5.0　黄芩3.0　沢瀉3.0
　　　　　車前子3.0　竜胆1.5　山梔子1.5　甘草1.5
　　　　　合計28.5g　9品目
煎液味覚：服用後に清涼感があり、苦みがとても強く飲みにくい。
原典薬能：「下疳属肝経、湿熱下注、或陰虚火燥、若筋縮縦、或為痒痛、或出白津此筋疝也、
　　　　　用竜胆瀉肝湯。」
　　　　　　陰部の伝染性潰瘍（下疳）は肝経に属している。湿熱が下って注ぎ、あるい
　　　　　は陰が虚することによって熱が生じる。もし陰部の筋肉が引き連れたり、痒み
　　　　　と痛みがあったり、白い液が出てくるような病気は筋疝である。竜胆瀉肝湯を

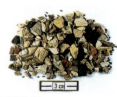

竜胆瀉肝湯

方剤解説：当帰と地黄は血液を補い血行を活発にして、下部の炎症を根本から改善する。また甘草とともに緩和による鎮痛作用がある。木通、沢瀉、車前子は利尿を促進して消炎排膿作用があり、黄芩、竜胆、山梔子は清熱による消炎解毒作用がある。
服薬指導：大変苦みが強いため、温服が困難であれば冷服でも良い。
応　　用：尿道炎、膀胱炎、前立腺炎、陰部瘙痒症、子宮内膜炎、膣炎、陰部湿疹など。
参　　考：①識別コードが三和14、東洋108である。
　　　　　②コタロー製剤は漢方一貫堂医学の竜胆瀉肝湯を用いており、方剤構成が異なる。
副作用：①重大な副作用として間質性肺炎、偽アルドステロン症・ミオパシー、肝機能障害・黄疸。
　　　　②消化器症状として食欲不振・胃部不快感・悪心・嘔吐・下痢など。
併用注意：甘草含有製剤、グリチルリチン酸及びその塩類を含有する製剤。
慎重投与：著しく胃腸虚弱、食欲不振・悪心・嘔吐のある患者。

No.：119　苓甘姜味辛夏仁湯（淡褐色）
（りょうかんきょうみしんげにんとう）

剤形分量：細 コタロー　4.5/7.5
　　　　　顆 ツムラ　4 /7.5
出　　典：金匱要略（痰飲咳嗽病）
名称由来：構成生薬7種類の一字を取り命名された。
方剤構成：茯苓4.0　半夏4.0　杏仁4.0　五味子3.0　甘草2.0
　　　　　細辛2.0　乾姜1.0　合計20.0g　7品目
煎液味覚：甘味もあるが、最初は酸味が強く後口にヒリヒリ感があり飲みにくい。

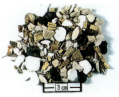
苓甘姜味辛夏仁湯

原典薬能：「水去嘔止、其人形腫者、加杏仁主之、其證応内麻黄、以其人遂痺、故不内之、若逆而内之者必厥、所以然者、以其人血虚、麻黄発其陽故也。」
　　　　　胃内の水がなくなり嘔気は止まったが、身体にむくみがある時は杏仁を用いる。その證が麻黄を入れるような症状であるが、麻黄を用いると痺の状態になるので用いない。もし逆らって麻黄を入れると必ず厥になる。その理由は患者は血虚の状態で、麻黄は体内の陽気を発散させてしまうからである。
方剤解説：本剤は小青竜湯より麻黄、桂皮、芍薬が除かれ、茯苓、杏仁が加えられている。小青竜湯と同じように水毒症状が見られるが、麻黄剤の対象となる発熱症状は見られなく、虚弱で体内に冷えがあり、浮腫と咳嗽が見られるため、茯苓と杏仁が加えられている。
服薬指導：①本剤は体内の冷えを除く目的で用いるため温服すべきである。
　　　　　②酸味があり、服用後ヒリヒリ感が見られる。
応　　用：麻黄剤を適応としない慢性気管支炎、気管支喘息、アレルギー性鼻炎、腎炎、花粉症、浮腫など。
参　　考：①エキス製剤は乾姜2ｇである。
　　　　　②原典では苓甘五味加姜辛半夏杏仁湯と記載されている。
副作用：重大な副作用として偽アルドステロン症・ミオパシー。
併用注意：甘草含有製剤、グリチルリチン酸及びその塩類を含有する製剤。

No.：118　苓姜朮甘湯（りょうきょうじゅつかんとう）（淡灰褐色）

- **剤形分量**：細 コタロー 2.3/6　三和 1.7/4.5
  顆 ツムラ 1.75/7.5　本草 1.7/7.5
- **出　典**：金匱要略（五臓風寒積聚病）
- **名称由来**：構成生薬4種類の一字を取り命名された。
- **方剤構成**：茯苓6.0　乾姜3.0　白朮3.0　甘草2.0
  合計14.0g　4品目

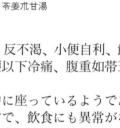

苓姜朮甘湯

- **煎液味覚**：甘味はあるが、辛味とヒリヒリ感があり少し飲みにくい。
- **原典薬能**：「腎着之病、其人身体重、腰中冷、如坐水中、形如水状、反不渇、小便自利、飲食如故、病属下焦、身労汗出、衣裏冷湿、久久得之、腰以下冷痛、腹重如帯五千銭、甘姜苓朮湯主之。」
  　腎着の病気は身体が重くて、腰が冷え、まるで水の中に座っているようである。身体にはむくみがあるのに渇きがない。小便も通常で、飲食にも異常がない。病気は下焦にあって、身体が疲れると汗が多く出て、衣服の裏は冷たく湿っている。長くこのような状態が続くと、腰から下が冷えて痛み、腰に五千銭のお金をぶら下げているように重い。甘姜苓朮湯を用いる。
- **方剤解説**：甘草と乾姜により下部の冷えと冷えによる痛みを除き、茯苓と白朮の利尿作用により浮腫を取り除く。
- **服薬指導**：①冷えを改善する目的で用いるため温服すべきである。
  ②服用後ヒリヒリ感が見られる。
- **応　用**：腰痛、腰部冷感、坐骨神経痛、夜尿症、遺尿症など。
- **参　考**：識別コードが三和20である。
- **副作用**：重大な副作用として偽アルドステロン症・ミオパシー。
- **併用注意**：甘草含有製剤、グリチルリチン酸及びその塩類を含有する製剤。

No.：39　苓桂朮甘湯（りょうけいじゅつかんとう）（淡褐色）

- **剤形分量**：細 クラシエ 1.6/6　コタロー 1.7/6
  三和 1.7/4.5　ジュンコウ 2.25/4.5
  東洋 3/6
  顆 オースギ 1.6/4.5　JPS 1.8/7.5
  太虎堂 2.56/6　ツムラ 1.5/7.5
  本草 1.6/7.5　マツウラ 2/4.5

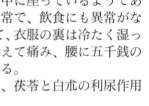

苓桂朮甘湯

- **出　典**：傷寒論（太陽病・発汗吐下後病）
  金匱要略（痰飲欬嗽病）
- **名称由来**：構成生薬4種類の一字を取り命名された。
- **方剤構成**：茯苓6.0　桂皮4.0　白朮3.0　甘草2.0　合計15.0g　4品目
- **煎液味覚**：少し苦みとヒリヒリ感があるが、薄味で甘味もありやや飲みやすい。
- **原典薬能**：「傷寒、若吐若下後、心下逆満、気上衝胸、起則頭眩、脉沈緊、発汗則動經、身為振振揺者、茯苓桂枝白朮甘草湯主之。」
  　傷寒の病で吐いたり下した後に、心下部が逆満して、気が胸に突き上げる感じがする。立ち上がるとめまいがする。脉は沈緊で発汗すると身体のバランスが崩れ、身体がフラフラ揺れる。茯苓桂枝白朮甘草湯を用いる。

方剤解説：茯苓と白朮は体内水分の変調を調え、身体を安定させる。桂皮は気の上衝を下げ、甘草とともに気の巡りを改善し、身体の緊張を和らげる。
服薬指導：①本剤は虚弱者に用いるため、温服が望ましい。
　　　　　②服用後桂皮によるヒリヒリ感が口中に見られることもある。
応　　用：自律神経失調症、めまい、起立性眩暈、身体動揺感、メニエール症候群、胃下垂症など。
参　　考：①識別コードが三和16、東洋110である。
　　　　　②本剤と四物湯の合方を連珠飲と呼び、貧血症状が見られる時に用いる。
　　　　　③白朮ではなく蒼朮を用いているエキス製剤もある。
　　　　　④重金属30ppm以下、ヒ素3ppm以下。
副作用：①重大な副作用として偽アルドステロン症・ミオパシー。
　　　　　②過敏症として発疹・発赤・瘙痒など。
併用注意：甘草含有製剤、グリチルリチン酸及びその塩類を含有する製剤。

No.：87　六味丸（六味地黄丸）（灰褐色）

剤形分量：細 クラシエ 4.2/6　ジュンコウ 3.65/6
　　　　　東洋 4/6
　　　　　顆 ツムラ 3.75/7.5
出　　典：小児薬証直訣（巻5）
名称由来：構成生薬の薬味が6種であることより命名された。
方剤構成：地黄6.0　沢瀉3.0　茯苓3.0　山薬3.0　山茱萸3.0
　　　　　牡丹皮3.0　　合計21.0g　6品目

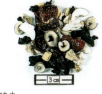

六味丸

煎液味覚：酸味、渋み、どろっとした甘味の混ざったまずい味で飲みにくい。
原典薬能：「地黄圓補肝腎虚、治肝疳白膜遮晴、瀉血失音、身痩瘡疥、又治胃怯不言解頤、小児長大不能行者、専服取効。」
　　　　　地黄圓は肝と腎の虚を補う。肝疳によって眼に白膜が生じて視力が落ち、出血によって声が出なくなったり、身体がやせて皮膚の湿疹やできものを治す。また胃が弱くて驚きやすいため、顎がはずれてものが言えない場合を治す。小児の発育不良に服用すると効果がある。
方剤解説：八味地黄丸に準じるが、冷えや極度な新陳代謝機能低下が見られないため、八味地黄丸より桂皮、附子が除かれている。
服薬指導：酸味のある薬であることを説明する。
応　　用：小児発育不良、夜尿症、糖尿病、高血圧、腎炎、膀胱炎、腰痛など。
参　　考：①識別コードが東洋111である。
　　　　　②煎じ薬では六味丸の加減法として、杞菊地黄丸、知柏地黄丸、味麦地黄丸などが用いられる。
副作用：消化器症状として食欲不振・胃部不快感・悪心・嘔吐・下痢など。
慎重投与：①著しく胃腸虚弱、食欲不振・悪心・嘔吐のある患者。
　　　　　②妊娠又は妊娠している可能性のある患者には投与しないことが望ましい。

主要参考文献

1）大塚敬節：漢方医学、創元社、1994
2）大塚敬節：傷寒論解説、創元社、1978
3）大塚敬節：金匱要略講話、創元社、1975
4）矢数道明：漢方略史年表、春陽堂書店、1979
5）森　立之：神農本草経、昭文堂、1984
6）小曽戸丈夫他：意釈黄帝内経素問、築地書館、1978
7）小曽戸丈夫他：意釈神農本草経、築地書店、1976
8）小曽戸洋：中国医学古典と日本、塙書房、1996
9）小曽戸洋：日本漢方典籍辞典、大修館書店、1999
10）小曽戸洋：漢方の歴史、大修館書店、1999
11）小曽戸洋他編集：和刻漢籍医書集成、エンタプライズ、1990
12）寺澤捷年：漢方製剤の再評価、和漢薬、528（1997）
13）矢数道明編：漢方Q&A、日本医事新報社、1991
14）大塚恭男：漢方と薬の話、思文閣出版、1994
15）大塚恭男：東洋医学、岩波書店、1996
16）矢数　格：漢方一貫堂医学、医道の日本社、1977
17）岡西為人：本草概説、創元社、1977
18）長濱善夫：東洋医学概説、創元社、1977
19）藤平健他：漢方概論、創元社、1982
20）山田光胤他：図説東洋医学、学習研究社、1989
21）丁　宗鐵：漢方実用全書、池田書店、1994
22）花輪壽彦：漢方診療のレッスン、金原書店、2013
23）小曽戸洋他：漢方診療「処方名のいわれ」、臨床情報センター
24）川井正久編訳：中国医学の歴史、東洋学術出版社、1997
25）『明・趙開美本　傷寒論』、『鄧陳本　金匱要略』、日本東洋医学会、2009
26）大塚敬節：漢方診療の実際、南山堂、1975
27）大塚敬節：漢方の特質、創元社、1970
28）矢数道明：漢方処方解説、創元社、1988
29）大塚敬節他監修：経験漢方処方分量集　第8版、医道の日本社、1988
30）難波恒雄：和漢薬百科図鑑（Ⅰ）（Ⅱ）、保育社、1993
31）渡辺　武：平成薬証論、メディカルユーコン、1995
32）高木敬次郎他：和漢薬物学、南山堂、1983
33）清水籐太郎：薬局の漢方、南山堂、1977
34）木村雄四朗：和漢薬の世界、創元社、1975
35）木村雄四朗：和漢薬の選品と薬効、たにぐち書店、1993
36）山田光胤他、：生薬ハンドブック、ツムラ、1996
37）神戸中医学院研究会：漢薬の臨床応用、医歯薬出版株式会社、2007
38）水野端夫：日本薬草全書、新日本法規、1995
39）滝野行亮他：漢方212方の使い方、薬業時報社、1998
40）鈴木　洋：漢方のくすり辞典、医歯薬出版株式会社、2007
41）長谷川弥人他：臨床医の漢方治療指針、メジカルビュー社、1999

42）西山英雄：漢方医語辞典、創元社、1975
43）創医会学術部：漢方用語大事典、燎原書店、1984
44）第十七改正日本薬局方、厚生労働省、2016
45）東京生薬協会：新常用和漢薬集、南江堂、1978
46）厚生省薬務局審査課：日本薬局法外生薬規格集、薬事日報社、1975
47）厚生省薬務局監視指導課：漢方GMP解説、薬事日報社、1993
48）日本医薬情報センター：漢方医薬品集、じほう、2014
49）吉富兵衞：訓註和剤局方、緑書房、1992
50）松田邦夫：万病回春解説、創元社、1989
51）高久史麿他：治療薬マニュアル、医学書院、2018
52）大塚恭男監修：漢方処方集、北里研究所東洋医学総合研究所薬剤部編、1995
53）金　成俊他：漢方煎出液の味覚に関する検討、日本東洋医学雑誌、**46**、1、21-37（1995）
54）渡辺賢治他：乳児皮疹に対する経母乳的漢方治療、日本東洋医学雑誌、**49**、5、851-857（1999）
55）坂田幸治他：市販ミネラルウオーターが漢方薬の煎出に及ぼす影響、日本東洋医学雑誌、**51**、2、275-282（2000）
56）金　成俊他：漢方薬の服薬指導2 漢方診療における病院薬剤師のかかわり方、P&M KANPO、光原社、**3**、**4**、15-21（1998）
57）金　成俊：病院薬剤師の基礎漢方、薬事新報、1962-2108（1997）
58）北里大学東洋医学総合研究所薬剤部資料
59）金　成俊、村主明彦、早崎知幸、花輪壽彦：漢方医学の診断、薬学生のための漢方医薬学(山田陽城、花輪壽彦、金　成俊編)、南江堂、2007
60）歴代名医圖姓氏、臨床本草薬理学選集2、オリエント出版社、1995
61）藤波剛一：医家先哲肖像集、国書刊行会、1998
62）医心方：国宝半井家本医心方5、オリエント出版社、1991
63）医療用医薬品集2018、日本医療情報センター、2017
64）一般用医薬品集2019、日本医療情報センター、2018

索　引

太字：生薬・方剤の解説ページ

あ行

＜あ＞

噫気　35
アカネ科　160,178
アカヤジオウ　162
アガリクス　129
阿膠　68,101,138
阿膠附子湯　99
アケビ　196
アケビ科　196
アサ　195
浅井腹診録　312
朝比奈泰彦　8
アドレナリン　195
アミガサユリ　185
アミノ酸　138
安中散　121,210

＜い＞

医界之鉄椎　8
医学正伝　313
医学六要　272
医師免許規則　8
医心方　5
一般用漢方処方　70
一般用漢方製剤　70,74
イトヒメハギ　143
胃内停水　37,67
イネ　154,155
イネ科　155,167,175,176,185,198
異病同治　37
異法方宜論　12
医薬師　5
医療用漢方製剤　70,71
威霊仙　138
胃苓湯　60,121,210
陰　26,27
咽乾　15
陰証　27,28
茵蔯蒿　48,139
茵蔯蒿湯　20,121,211
茵蔯五苓散　20,121,212
陰病期　27,28
陰脈　27,28
陰陽　26,27,31,32,33
陰・陽　33
陰陽五行説　3
陰陽説　10,26
陰陽毒　21

＜う＞

茴香　139
ウイキョウ　139

ウコギ科　176,182,183
鬱金　139
ウコン　139
烏頭　140
ウスバサイシン　159
ウド　182
ウマ科　138
ウマノスズクサ科　159
烏薬　140
ウリ科　146,180
温経湯　121,212
温清飲　68,121,213
温病論　4

＜え＞

エキス剤　97
エキス製剤　108
越婢加朮湯　65,121,214
越婢湯　65
延胡索　140

＜お＞

黄耆　62,67,68,141
黄耆建中湯　62,121,215
黄芩　24,141
黄芩湯　121,216
黄疸　19
黄疸病　20
嘔吐噦下利病　20
黄柏　68,142
桜皮　142
黄連　143
オウレン　143
黄連解毒湯　121,216
黄連湯　121,217
大塚敬節経験方　256
大塚・矢数経験漢方処方分量集　98
大塚敬節　8
オオツヅラフジ　191
オオバコ　165
オオバコ科　165
オオバナオケラ　188
オオムギ　185
オクトリカブト　190
瘀血　33,38,61
オケラ　188
オタネニンジン　183,184
乙字湯　121,218
オニノヤガラ　179
オニユリ　188
オモダカ科　175
遠志　143
温薬　42

か行

＜か＞

火　28,29
外邪　14,24,33
咳嗽　60
艾葉　68,144
香川修庵　5
カキ　194
カキ科　194
カギカズラ　178
霍乱病　22
瓜子　180
何首烏　144
華佗　3
藿香　145
葛根　24,62,64,145
葛根加朮附湯　121,219
葛根湯　60,64,121,220
葛根湯加川芎辛夷　62,64,121,221
滑石　54,145
加味帰脾湯　121,222
加味逍遙散　121,223
カヤツリグサ科　155
カラスビシャク　187
カリン　196
栝楼根　146
栝楼仁　146
カワラヨモギ　139
甘菊花　149
乾姜　64,147
乾地黄　162
寒邪　15
鑑真　5
含水硫酸カルシウム　169
寒疝　21
甘草　24,62,64,65,67,68,147
甘草湯　121,224
寒熱　33
甘麦大棗湯　121,224
漢方一貫堂医学　9,228,247
漢方処方集　98
甘味　42
鹹味　42
緩脈　36
寒薬　42
寒涼派　3

＜き＞

気　28,33
気鬱　33,38
気逆　33
気虚　33,38
桔梗　148

キキョウ 148
キキョウ科 148
桔梗石膏 121,225
桔梗湯 99,121,225
キク 149
キク科 139,144,149,154,157,171,
　188,196
菊花 149
気血 27
気血水 32
気・血・水 33
気血水理論 7
枳殻 149
刻み生薬 53
生地黄 162
枳実 65,149
気滞 33
キチン質 170
橘皮 150
キハダ 142
帰脾湯 121,226
基本方剤 63
芎帰膠艾湯 68,122,226
芎帰調血飲 122,227
芎藭 169
嗅診 35
姜黄 140
羌活 150
胸脇苦満 15,37
杏仁 64,150
去加 100
虚実 32,33
魚腥草 166
祛風寒湿剤 60
金 28,29
金匱要略 2,3,5,13,19,62,91,92,
　211,212,214,215,220,224,225,
　226,229,233,234,235,237,242,
　244,246,247,250,251,257,262,
　264,265,276,277,278,279,285,
　288,289,293,295,296,297,298,
　300,303,308,309,310,315,316
金銀花 151,184
金元医学 3,5
金元四大家 3
キンポウゲ科 138,143,167,190
緊脈 35

＜く＞

駆瘀血剤 61,132
クコ 151,163
枸杞子 151
枸杞皮 163
クサスギカズラ 180
苦参 55,152
クズ 145
クスノキ科 140,152
薬の七情 58

クチナシ 160
クヌギ 193
クマツヅラ科 195
苦味 42
九味檳榔湯 122,228
クララ 152
クロウメモドキ科 161,174
クワ科 171,195
君臣佐使 58
君薬 58

＜け＞

荊芥 152
ケイガイ 152
荊芥連翹湯 68,99,122,228
桂枝加黄耆湯 62,122,229
桂枝加葛根湯 62,122,230
桂枝加厚朴杏仁湯 62,122,230
桂枝加芍薬大黄湯 122,231
桂枝加芍薬湯 16,62,122,231
桂枝加朮附湯 62,122,232
桂枝加竜骨牡蛎湯 62,122,233
桂枝加苓朮附湯 62,66,122,233
桂枝芍薬知母湯 122
桂枝湯 16,18,33,60,62,122,234
桂枝人参湯 122,235
桂枝茯苓丸 33,38,122,132,235
桂枝茯苓丸加薏苡仁 122,236
桂芍知母湯 237
桂皮 25,62,64,65,152
啓脾湯 122,238
桂麻各半湯 122,238
外科正宗 266
ケシ科 140
外台秘要方 216
血 28,33
血虚 33,37,38,57
血滞 33
厥陰 15
厥陰病 16,22,27
決明子 153
厥冷 16
解毒剤 61
解表剤 60
下品 23,24,25
下薬 24
下痢 16,127
玄胡索 141
玄参 154
建中剤 61
玄武湯 28
玄米 156

＜こ＞

膠飴 62,154
紅花 154
口苦 15
攻下派 3

紅参 155
香蘇散 122,239
黄帝 10,12
黄帝内経 2,3,10
黄帝内経素問 4
香附子 155
粳米 155
合方 100,109
厚朴 156
コウホネ 170
コガネバナ 141
五官 53
五行 28
五行説 10,26
五行の母子関係 30
國老 147
五虎湯 65,122,240
古今医鑑 210
牛膝 156
五積散 122,241
牛車腎気丸 67,122,242
呉茱萸 157
呉茱萸湯 122,242
後世方派 7
五臓 30,32
五臓六腑 31
誤治 25
後藤艮山 5
五腑 30
ゴボウ 157
牛蒡子 157
古方派 7
胡麻 158
ゴマ 158
ゴマ科 158
ゴマノハグサ科 154,162
五味 42
五味子 64,158
コムギ 167
五淋散 122,243
五苓散 33,37,38,60,122,244
狐惑病 21
金波鎮漢紀武 5

さ行

＜さ＞

サイアザイド 148
臍下不仁 37
柴陥湯 122,244
柴胡 65,67,159
柴胡加竜骨牡蛎湯 65,122,245
柴胡桂枝乾姜湯 65,122,246
柴胡桂枝湯 65,122,247
柴胡桂枝湯証 65
柴胡剤 61,65
柴胡清肝湯 68,122,247

柴胡疎肝湯　99
細辛　55, 64, 159
済生方　242, 287
細茶　177
柴朴湯　123, 248
柴苓湯　123, 249
サキシマボタンヅル　138
数脈　36
ササクサ　176
サジオモダカ　175
佐使薬　58
サトイモ科　179, 187
サネブトナツメ　161
サラシナショウマ　167
サルノコシカケ科　178, 190
三黄瀉心湯　123, 250
散剤　126
山査子　160
サンザシ　160
山梔子　160
山茱萸　161
サンシュユ　161
山椒　161
サンショウ　161
酸棗仁　161
酸棗仁湯　123, 250
三品分類　23
酸味　42
三物黄芩湯　123, 251
山薬　162

＜し＞

滋陰降火湯　123, 251
滋陰至宝湯　123, 252
紫雲膏　123, 253
地黄　68, 162
地黄剤　61, 67
四気　42
四気調神大論篇　4
四逆散　65, 123, 254
四君子湯　33, 38, 67, 123, 254
四君子湯証　67
地骨皮　151, 163
紫根　163
梔子柏皮湯　123, 255
四診　34
シソ　164, 172
紫草　163
シソ科　141, 145, 152, 164, 172, 186, 197
紫蘇子　164
紫蘇葉　172
七物降下湯　68, 123, 256
蒺藜子　164
シナモン　152
シナレンギョウ　200
指標成分　92
渋味　42

嗜眠　16
四物湯　33, 37, 38, 67, 68, 123, 256
炙甘草　147
炙甘草湯　123, 257
芍薬　48, 57, 62, 64, 65, 66, 68, 100, 164
シャクヤク　164
芍薬甘草湯　123, 258
芍薬甘草附子湯　66, 123, 259
瀉下剤　60
瀉心剤　61
車前子　165
ジャノヒゲ　185
茺蔚　197
十全大補湯　37, 67, 123, 259
修治　19, 43
衆方規矩　314
十味敗毒湯　123, 260
十薬　166
熟地黄　162
縮砂　166
宿食　21
朱震亨　4
寿世保元　281
朱丹渓　4
周礼　1
順気剤　61
潤腸湯　60, 123, 261
春林軒膏方便覧　253
証　20, 37
少陰　15
少陰病　16, 22, 27
ショウガ　147, 166
ショウガ科　139, 147, 166, 197, 199
消渇　21
傷寒　17
傷寒論　2, 3, 5, 13, 14, 16, 19, 20, 25, 27, 59, 62, 91, 92, 99, 211, 216, 217, 220, 224, 225, 230, 231, 234, 235, 238, 242, 244, 245, 246, 247, 254, 255, 257, 258, 259, 262, 264, 270, 278, 279, 283, 285, 286, 288, 293, 298, 300, 306, 307, 308, 309, 316
承気剤　61
生姜　62, 64, 66, 166
将軍　173
小建中湯　62, 123, 262
上古天真論　10
小柴胡湯　15, 19, 65, 123, 262
小柴胡湯加桔梗石膏　123, 264
小柴胡湯証　65
小青竜湯　64, 123, 264
正倉院　5
升提　168
消導剤　61
小児薬証直訣　317
小児量　101
小麦　167

小半夏加茯苓湯　123, 265
消風散　123, 266
小腹急結　37
小便利　21
上品　23, 25
升麻　67, 167
升麻葛根湯　123, 267
上薬　24
生薬　39, 52
生薬の味　55
生薬名　48
少陽　14
少陽病　15, 19, 27
蜀椒　161
薯蕷　162
四苓湯　123, 267
辛夷　62, 168
辛夷清肺湯　123, 268
心下痞硬　36, 61
神麴　168
参耆剤　61
仁斉直指方　301
参蘇飲　123, 268
神農本草経　2, 3, 4, 23, 25, 39
神秘湯　123, 269
真武湯　66, 123, 270
辛味　42
臣薬　58

＜す＞

水　28, 29, 33
スイカズラ　151, 184
スイカズラ科　151, 184
水逆　33
水梔子　160
随証治療　20
随証治療　37
水滞　33
水毒　33, 37, 38, 57
スイレン科　170, 200
朱雀湯　28
スジアカクマゼミ　170
スッポン　183
スッポン科　183

＜せ＞

清上防風湯　123, 128, 271
清暑益気湯　123, 272
成人量　101
清心蓮子飲　92, 123, 272
世医得効方　249
清熱解毒　68
清熱剤　60
清肺湯　124, 273
青竜湯　28
赤箭　179
石膏　169
薛氏医案　92, 222, 223, 226, 312, 314

舌診 34
切診 35
折衷派 7,9
セミ科 170
セリ科 48,139,150,159,169,170,
　181,187,188,192
蟬殻 170
川芎 62,68,169
センキュウ 169
川芎茶調散 124,274
千金要方 284,290
前胡 170
川骨 170
煎じ方 101
煎じ薬 97,103
蟬蛻 170
蟬退 170
宣明論方 303

<そ>

臓 27
草決明 153
相剋関係 28
桑枝 171
蒼朮 65,66,171
桑椹子 171
相生関係 28
桑白皮 65,171
臓腑 31
瘡癰 21
桑葉 171
疎経活血湯 124,275
蘇子 164
蘇方木 172
蘇木 172
素問 10
蘇葉 54,172

た行

<た>

太陰 15
太陰病 16,22,27
大黄 24,25,55,127,173
大黄甘草湯 60,124,276
大黄牡丹皮湯 124,276
大建中湯 124,277
大柴胡湯 65,124,278
大柴胡湯去大黄 124,279
大柴胡湯証 65
大承気湯 124,279
大棗 62,64,67,100,174
ダイダイ 149
大同類聚方 5
大腹子 190
大腹皮 174,190
太平恵民和剤局方 92,239,241,
　254,256,259,268,272,274,280,
　292,294,302
大防風湯 67,124,280
太陽 14
太陽病 14,15,16,22,27
沢瀉 175
托裏消毒飲 99
田代三喜 5
タチバナ 150
タデ科 144,173
タムシバ 168
痰飲 21
丹渓心法 267
淡竹葉 176
丹波康頼 5
淡味 42

<ち>

竹筎 175
竹筎温胆湯 124,281
竹節人参 176,183
竹葉 176
竹瀝 175
治頭瘡一方 124,281
治打撲一方 124,282
遅脈 36
知母 176
茶葉 177
中風 16,17
中品 23,24,25
中薬 24
調胃承気湯 124,283
丁香 177
丁子 177
チョウジ 177
張子和 3
張従正 3
張仲景 13
釣藤鈎 68,178
釣藤散 124,283
腸癰 21
腸癰湯 124,284
猪苓 178
猪苓湯 124,285
猪苓湯合四物湯 124,285
チョレイマイタケ 178
鎮咳剤 60
陳皮 54,67,178
沈脈 35

<つ>

通導散 124,286
ツヅラフジ科 191
ツバキ科 177
ツルドクダミ 144

<て>

天花粉 146
テンダイウヤク 140
天南星 179
天麻 179
天門冬 180
典薬寮 5

<と>

土 28,29
導引按摩治療 13
桃核承気湯 124,286
冬瓜子 180
トウガン 180
当帰 67,68,181
トウキ 181
当帰飲子 124,287
当帰建中湯 124,288
当帰四逆加呉茱萸生姜湯 124,288
当帰芍薬散 20,57,124,289
当帰芍薬散加附子湯 124,290
当帰湯 124,290
冬虫夏草 129
唐独活 182
桃仁 181
同病異治 37
東洋医学 59
トウリンドウ 199
ドクダミ 166
ドクダミ科 166
土骨皮 193
トチバニンジン 176
杜仲 54,182
トチュウ 182
トチュウ科 182
独活 182
土鼈甲 183
トリクロルメチアジド 148

な行

<な>

内外傷弁惑論 304
内外典 5
長井長義 8
名古屋玄医 5
ナス科 151,163
ナツメ 174
南星 179

<に>

二朮湯 124,291
二陳湯 124,292
二冬 180
日本東洋医学会 9
二味 42
女神散 124,292
人参 24,67,183
妊娠 131

人参剤 61
人参湯 67,124,293
人参養栄湯 125,294
忍冬 151,184

<ね>
熱薬 42

は行

<は>
肺痿肺癰 21
排膿散及湯 125,295
貝母 185
ハカタユリ 188
麦芽 185
白陶土 146
麦門冬 185
麦門冬湯 125,295
ハス 200
ハチク 175,176
八味丸 20,296
八味地黄丸 67,125,296
蜂蜜 186
薄荷 54,186
ハッカ 186
発汗剤 60
八綱弁証 33
ハトムギ 198
ハナスゲ 176
ハナトリカブト 190
ハマゴウ 195
ハマスゲ 155
ハマビシ 164
ハマビシ科 164
浜防風 187
ハマボウフウ 187
バラ科 142,150,160,181,189,196
鍼治療 12
半夏 24,64,67,187
半夏厚朴湯 33,38,125,297
半夏瀉心湯 36,125,298
半夏白朮天麻湯 125,299

<ひ>
脾胃論 299
冷え 15,16
ヒナタイノコズチ 156
ヒメハギ科 143
百合 188
百合病 21
白芷 188
白朮 67,188
白虎加人参湯 125,300
白虎湯 28
ヒユ科 156
病邪 60

標治 95
表裏 33
ビワ 189
枇杷葉 189
ビンロウ 174,189
檳榔子 174,189

<ふ>
臍 27
風寒湿 60
腹診 35,36
腹痛 16
腹皮拘急 37
腹満 16,21
茯苓 24,66,67,190
茯苓飲 125,300
茯苓飲合半夏厚朴湯 125,301
普済本事方 283
附子 24,25,48,66,190
附子剤 61
附子人参湯 125,301
附子理中湯 66,301
勿誤薬室方函 92,210,218,228,
 240,244,268,269,281,282,292,
 295
フトモモ科 177
ブナ科 193
浮脈 35
聞診 35

<へ>
平胃散 125,302
平薬 42
へそくり 187
ベニバナ 154
扁鵲 1
砭石 12
便秘 127

<ほ>
防已 191
防已黄耆湯 125,302
方機 232,233
炮姜 147
方剤名 59
芒硝 127,192
方証相対 37
望診 34
防風 192
防風通聖散 3,125,303
ホオノキ 156
補気剤 61
北沙参 187
朴硝 192
樸樕 193
補血剤 61
補腎剤 61
ホソバオケラ 171

ボタン 193
ボタン科 164,193
牡丹皮 193
補中益気湯 4,67,125,304
ホッカイトウキ 181
補土派 4
牡蛎 194
品 23
ホンアンズ 150
本草 39
本草綱目 4
本治 95
本朝経験方 92,219,221,236,248,
 264,285,301
奔豚湯 99

ま行

<ま>
マイヅルテンナンショウ 179
麻黄 24,55,62,64,194
マオウ科 194
麻黄剤 61
麻黄湯 15,64,65,125,306
麻黄附子細辛湯 16,125,307
麻杏甘桂湯 64
麻杏甘石湯 65,125,308
麻杏薏甘湯 65,125,309
マグワ 171
麻子仁 127,195
麻子仁丸 125,309
マダケ 175
マツブサ科 158
マツホド 190
曲直瀬道三 5
マメ科 141,145,147,152,153,172
蔓荊子 195
万病回春 99,213,227,238,243,
 251,252,261,267,271,273,275,
 286,291

<み>
ミカン科 142,149,150,157,161
ミシマサイコ 159
ミズキ科 161
ミツバチ科 186
ミツバハマゴウ 195
未病医学 4
脈診 35
脈浮 15
民間薬 56

<む>
ムクロジ科 198
ムラサキ 163
ムラサキ科 163

＜め＞

明医指掌　311
名医別録　39
明堂図　5
メハジキ　197

＜も＞

木　28,29
目眩　15
モクセイ科　200
木通　196
木防已湯　125,310
モクレン科　156,168
木瓜　196
木香　196
モモ　181
問診　35

や行

＜や＞

益智　197
薬徴　7
益母草　197
ヤシ科　174,189
薬価収載　69
薬局製剤　91
ヤマザクラ　142
ヤマノイモ　162
ヤマノイモ科　162

＜ゆ＞

湯本求真　8
ユリ科　176,180,185,188

＜よ＞

陽　26,27

養陰派　4
瘍科方筌　260
陽証　27,28
陽病期　14,27,28
陽脈　27,28
陽明　14
陽明病　15,22,27
薏苡仁　48,65,198
薏苡仁湯　99,125,311
抑肝散　125,312
抑肝散加陳皮半夏　125,312
吉益東洞　5
吉益南涯　7
ヨモギ　144
ヨロイグサ　188
ヨーロッパミツバチ　186

ら行

＜ら・り＞

ラン科　179
六陳八新　43
李杲　4
李時珍　4,39
李朱医学　4
利水剤　60
六君子湯　67,125,313
立効散　126,314
李東垣　4
劉河間　3
リュウガン　198
劉完素　3
竜眼肉　198
竜骨　198
竜胆　199
竜胆瀉肝湯　68,99,126,314
料　100
苓甘姜味辛夏仁湯　126,315

良姜　199
苓姜朮甘湯　126,316
苓桂朮甘湯　126,316
涼薬　42
淋　21
林億　3
リンドウ科　199

＜る＞

類聚方広義　290
ループ系利尿剤　148

＜れ＞

霊枢　10
霊蘭秘典論　11
歴節　21
連翹　200
レンギョウ　200
蓮子　200
蓮実　200
蓮肉　200

＜ろ＞

六神麴　168
六臓六腑　31
六病位　14,15
六味丸　126,317
六味地黄丸　67,317
六腑　32
ロバ　138

わ行

＜わ＞

和解剤　15,61
和田啓十郎　8

欧字索引

α-cyperone 155
α-pinene 150
α-tetrahydropalmatine 141
α-thujone 144
α-zingiberene 166
β-eudesmol 156,171
β-pinene 197
β-sitosterol 161,180,185
ρ-cymene 197

<A>

Achyranthes Root 156
ACHYRANTHIS RADIX 156
ACONITI TUBER 140
aconitine 191
adenine 149,180
Akebia Stem 196
AKEBIAE CAULIS 196
akeboside 196
Alisma Rhizome 175
Alismataceae 175
ALISMATIS RHIZOMA 175
alismol 175
alisol 175
Alpinia Officinarum Rhizome 199
ALPINIAE FRUCTUS 197
ALPINIAE OFFICINARI RHIZOMA 199
Aluminum Silicate Hydrate with Silicon Dioxide 145
Amaranthaceae 156
AMOMI SEMEN 166
Amomum Seed 166
AMYDAE TESTUDO 183
amygdalin 151,181
anagyrine 152
Anemarrhena Rhizome 176
ANEMARRHENAE RHIZOMA 176
anemonine 138
anethole 139
Angelica Dahurica Root 188
ANGELICAE DAHURICAE RADIX 188
ANGELICAE RADIX 181
Apidae 186
Apricot kernel 150
Araceae 179,187
Aralia Rhizoma 182
Araliaceae 176,182,183
ARALIAE CORDATAE RHIZOMA 182
arctigenin 157,200
ARCTII FRUCTUS 157

arctiin 157,200
Areca 189
ARECAE PERICARPIUM 174
ARECAE SEMEN 189
arecaidine 189
arecoline 174,189
arginine 150,158,187
ARISAEMATIS TUBER 179
Aristolochiaceae 159
ARMENIACAE SEMEN 150
Artemisia Capillaris Flower 139
ARTEMISIAE CAPILLARIS FLOS 139
ARTEMISIAE FOLIUM 144
arundoin 175,176
ASIASARI RADIX 159
Asiasarum Root 159
ASINI CORII COLLAS 138
ASPARAGI TUBER 180
Asparagus Tuber 180
ASTRAGALI RADIX 141
Astragalus Root 141
atractan 189
Atractylodes Lancea Rhizome 171
Atractylodes Rhizome 188
atractylodin 171
ATRACTYLODIS LANCEAE RHIZOMA 171
ATRACTYLODIS RHIZOMA 188
atractylon 189
aucubin 165
AURANTII FRUCUTUS IMMATURUS 149

<B>

baicalein 141
baicalin 141
BAMBUSAE CAULIS 175
Benincasa Seed 180
BENINCASAE SEMEN 180
benzoic acid 197
berberine 142,143
betaine 151,163
Bitter Cardamon 197
bolneol 149
Boraginaceae 163
borneol 166
brasilin 172
brazilin 172
Brown Rice 155
BUPLEURI RADIX 159
Bupleurum Root 159
Burdock Fruit 157
byak-angelicin 188
byak-angelicol 188

<C>

cadinene 199
caffeine 177
Campanulaceae 148
camphene 195
CANNABIS FRUCTUS 195
capillarisin 139
capillin 139
Caprifoliaceae 151,184
CARTHAMI FLOS 154
carthamin 154
caryophyllen 177
CARYOPHYLLI FLOS 177
Cassia Seed 153
CASSIAE SEMEN 153
catalpol 162
CHAENOMELIS FRUCTUS 196
chikusetsusaponin 176
cholesterol 162
choline 149,175,195
chondrin 138
CHRYSANTHEMI FLOS 149
Chrysanthemum Flower 149
chrysophanol 144
CICADAE PERIOSTRACUM 170
Cicadidae 170
Cimicifuga Rhizome 167
CIMICIFUGAE RHIZOMA 167
cineol 144,168,199
cinnamic aldehyde 145
CINNAMOMI CORTEX 152
CITRI UNSHIU PERICARPIUM 178
citronellal 161
Citrus Unshiu Peel 178
CLEMATIDIS RADIX 138
Clematis Root 138
Clove 177
CNIDII RHIZOMA 169
cnidilide 169
Cnidium Rhizome 169
COICIS SEMEN 198
Coix Seed 198
collagen 138
Compositae 139,144,149,157,171,188,196
compositae 154
COPTIDIS RHIZOMA 143
Coptis Rhizome 143
coptisine 143
Cornaceae 161
CORNI FRUCTUS 161
Cornus Fruit 161
CORYDALIS TUBER 140
Corydalis Tuber 140

costuslactone 196
CRATAEGI FRUCTUS 160
crataegolic acid 160
Crataegus Fruit 160
crocin 160
Cucurbitaceae 146,180
CURCUMAE RHIZOMA 139
curcumin 139
cyclic AMP 174
cyclic GMP 157
cylindrin 176
Cyperaceae 155
CYPERI RHIZOMA 155
cyperolone 155
cyperolundone 155
Cyperus Rhizome 155

<D>

d-camphol 166
d-coclaurine 168
d-fenchone 139
d-limonene 149,152,179
d-menthone 152
d-pseudoephedrine 194
d-reticuline 168
daidzein 145
daidzin 145
decanoyl acetaldehyde 166
dehydrocorydaline 141
deltoin 192
dextrin 154,156,167
dimetyl ether 139
Dioscorea Rhizome 162
Dioscoreaceae 162
DIOSCOREAE RHIZOMA 162

<E>

eburioic acid 190
emodin 144,173
emulsin 181,195
Ephedra Herb 194
Ephedraceae 194
EPHEDRAE HERBA 194
Equidae 138
ergosterol 162,178,190
ERIOBOTRYAE FOLIUM 189
esculetin 139
estragole 139
Eucommia Bark 182
Eucommiaceae 182
EUCOMMIAE CORTEX 182
eugenol 145,177
Evodia Fruit 157
EVODIAE FRUCTUS 157
evodiamine 157

<F>

Fagaceae 193

falcarindiol 192
Fennel 139
ferulic acid 169
FOENICULI FRUCTUS 139
Forsythia Fruit 200
FORSYTHIAE FRUCTUS 200
FOSSILIA OSSIS MASTODI 198
friedelin 175
Fritillaria Bulb 185
FRITILLARIAE BULBUS 185
FRUCTUS HORDEI GARMINATUS 185

<G>

galangin 199
galangol 199
Gardenia Fruit 160
GARDENIAE FRUCTUS 160
Gastrodia Tuber 179
GASTRODIAE TUBER 179
geniposide 160,182
geniposidic acid 160
Gentianaceae 199
GENTIANAE SCABRAE RADIX 199
gentiopicroside 199
Ginger 166
gingerol 166
GINSENG RADIX 183
GINSENG RADIX RUBRA 155
Ginseng 183
ginsenoside 183
Glehnia Root and Rhizoma 187
GLEHNIAE RADIX CUM RHIZOMA 187
glutin 138
Glycyrrhiza 147
GLYCYRRHIZAE RADIX 147
glycyrrhizin 147
gomisin 158
Gramineae 155,167,175,176, 185,198
gutta-percha 182
guvacine 189
GYPSUM FIBROSUM 169
Gypsum 169

<H>

hamaudol 192
harmine 164
harpagoside 154
Hemp Fruit 195
hesperidin 149,150,179
higenamine 157,191
hinesol 171
hirsutine 178
homogentisic acid 187

Honey 186
honokiol 156
Houttuynia Herb 166
HOUTTUYNIAE HERBA 166

<I>

Immature Orange 149
imperatorin 188
inokosterone 156
inositol 151

<J>

Japanese Angelica Root 181
Japanese Gentian 199
Jujube 174
Jujube Seed 161
jujuboside 161

<K>

kampferol 164
KASSEKI 145
kuwanone 171

<L>

l-asaricin 159
l-borneol 140
l-canavanine 141
l-corydaline 141
l-ephedrine 187,194
l-limonene 164,172,186
l-menthone 186
l-pulegone 152
Labiatae 141,145,152,164,172, 186,197
lappaol A~F 157
Lardizabalaceae 196
Lauraceae 140,152
laurolistine 140
lecithin 175
Leguminosae 141,145,147,152, 172
LEONURI HERBA 197
leonurine 197
Leonurus Herb 197
ligustilide 169
Liliaceae 176,180,185,188
Lilium Bulb 188
LILLI BULBUS 188
limonene 139,150,157,161
linalool 166
Lindera Root 140
LINDERAE RADIX 140
linderane 140
linoleic acid 180
linolein 195
linolic acid 146,163
liquiritin 147
LITHOSPERMI RADIX 163

lithospermoside 163
Lithospermum Root 163
loganin 161,184
LONGAN ARILLUS 198
Longan Aril 198
Longgu 198
Lonicera Leaf and Stem 184
LONICERAE FLOS 151
LONICERAE FOLIUM CUM CAULIS 184
Loquat Leaf 189
lotusine 200
luteolin 151
LYCII CORTEX 163
LYCII FRUCTUS 151
Lycium Bark 163
Lycium Fruit 151

<M>

MAGNESIUM SULFATE HYDRATE 192
magnoflorine 142,191
Magnolia Bark 156
Magnolia Flower 168
Magnoliaceae 156,168
MAGNOLIAE CORTEX 156
MAGNOLIAE FLOS 168
magnolol 156
maltose 154
mangiferin 176
mannitol 162,170
MASSA MEDICATA FERMENTAT 168
matrine 152
MEL 186
Menispermaceae 191
Mentha Herb 186
MENTHAE HERBA 186
menthol 186
mesaconitine 191
methyleugenol 159
Moraceae 171,195
MORI CORTEX 171
morroniside 161
morusin 171
MOUTAN CORTEX 193
Moutan Bark 193
Mulberry Bark 171
Myrtaceae 177

<N>

naringin 149
NELUMBIS SEMEN 200
Nelumbo Seed 200
nicotinic acid 176
nodakenin 163
nootkatone 197
NOTOPTERYGII RHIZOMA 150
Notopterygium 150
Nuphar Rhizome 170
nupharamine 170
nupharidine 170
NUPHARIS RHIZOMA 170
Nymphaeaceae 170,200

<O>

obakunone 142
Oleaceae 200
oleanolic acid 138,200
oleic acid 146,180
olein 195
onjisaponin 143
Ophiopgon Tuber 185
OPHIOPGONIS TUBER 185
ophiopogonin 185
Orchidaceae 179
ORYZAE FRUCTUS 155
osthenol-7-o-β-gentiobioside 187
OSTREAE TESTA 194
Ostreidae 194
Oyster Shell 194

<P>

pachyman 190
Paeoniaceae 164
PAEONIAE RADIX 164
paeoniflorigenone 164
paeoniflorin 164,193
paeonilactones 164
paeonol 193
paeonolide 193
paeonoside 193
Paeony Root 164
Palmae 174,189
palmatine 142,143
palmitic acid 161
PANACIS JAPONICI RHIZOMA 176
Panacus Japonicus Rhizome 176
panaxynol 183
Papaveraceae 140
patchoulialcohol 145
Peach Kernel 181
Pedaliaceae 158
peimine 185
peiminoside 185
Perilla Herb 172
PERILLAE HERBA 172
PERILLAE SEMEN 164
perillaldehyde 164,172
PERSICAE SEMEN 181
PEUCEDANI RADIX 170
Peucedanum Root 170
PHELLODENDRI CORTEX 142
Phellodendron Bark 142
PHYLLOSTACHYSIS FOLIUM 176
physalien 151
physcion 144
phytosterol 154
Pinellia Tuber 187
PINELLIAE TUBER 187
pinene 172,195
piperitone 186
Plantaginaceae 165
PLANTAGINIS SEMEN 165
Plantago Seed 165
plantasan 165
PLATYCODI RADIX 148
platycodin D・A・C 148
Platycodon Root 148
POGOSTEMOMI HERBA 145
Pogostemon Herb 145
Polygala Root 143
Polygalaceae 143
POLYGALAE RADIX 143
Polygonaceae 144,173
POLYGONI MULTIFLORI RADIX 144
Polygonum Root 144
Polyporaceae 178,190
POLYPORUS 178
Polyporus Sclerotium 178
polyporusterone 178
PORIA 190
Poria Sclerotium 190
praeruptorin 170
Processed Aconite Root 190
Processed Ginger 147
PROCESSI ACONITII RADIX 190
protopine 141
PRUNI JAMASAKURA CORTEX 142
Pueraria Root 145
PUERARIAE RADIX 145
puerarin 145

<Q>

quercetin 160
quercitrin 166,193
QUERCUS CORTEX 193
Quercus Bark 193

<R>

Ranunculaceae 138,143,167,190
Red Ginseng 155
Rehmannia Root 162
REHMANNIAE RADIX 162
Rhamnaceae 161,174

rhatannin 173
RHEI RHIZOMA 173
rhein 173
Rhubarb 173
rhynchophylline 178
Rosaceae 142,150,160,181,189, 196
Rubiaceae 160,178
Rutaceae 142,149,157,161
rutaecarpine 157
rutin 197

<S>

Safflower 154
saflor yellow 154
safrole 159
saikosaponin 159
sanshool 161
Sapindaceae 198
Saposhnikovia Root and Rhizoma 192
SAPOSHNIKOVIAE RADIX 192
SAPPAN LIGNUM 172
Sappan Wood 172
Saururaceae 166
Saussurea Root 196
SAUSSUREAE RADIX 196
saussurine 196
Schisandra Fruit 158
Schisandraceae 158
SCHISANDRAE FRUCTUS 158
schizandrin 158
Schizonepeta Spike 152
SCHIZONEPETAE SPICA 152
Scrophulariaceae 154,162
SCROPHULARIAE RADIX 154

Scutellaria Root 141
SCUTELLARIAE RADIX 141
senkyunolide 169
sennoside 173
Sesame 158
SESAMI SEMEN 158
shikonin 163
shogaol 147,166
sinactine 191
SINOMENI CAULIS ET RHIZOMA 191
sinomenine 191
Sinomenium Stem and Rhizoma 191
sitosterol 163
Solanaceae 151,163
Sophora Root 152
SOPHORAE RADIX 152
sophoranol 152
stachydrine 197
stachyose 162
sweroside 161
synephrine 179

<T>

TACHIBANA PERICARPIUM 150
Theaceae 177
THEAE FOLIUM 177
timosaponin 176
transnerolidol 189
TRIBULI FRUCTUS 164
Tribulus Fruit 164
trichosanic acid 146
Trichosanthes Root 146
TRICHOSANTHIS RADIX 146
TRICHOSANTHIS SEMEN 146

trigonelline 180
Trionychidae 183
TRITICI SEMEN 167
Turmeric 139
turmerone 139

<U>

Umbelliferae 139,150,159,169, 170,181,187,188,192
Uncaria Hook 178
UNCARIAE UNCIS CUM RAMULUS 178
ursolic acid 160,189

<V>

vanillin 179
Verbenaceae 195
verticine 185
vitamin B_1 156
VITICIS FRUCTUS 195

<W>

wagonin 141

<Z>

ZANTHOXYLI FRUCTUS 161
Zanthoxylum Fruit 161
zeaxanthin 151
zingerone 147
Zingiberaceae 139,147,166,197, 199
zingiberene 139,147
ZINGIBERIS PROCESSUM RHIZOMA 147
ZINGIBERIS RHIZOMA 166
ZIZYPHI FRUCTUS 174
ZIZYPHI SEMEN 161
Zygophyllaceae 164

| 著者略歴 |

金　成俊（きむ　そんじゅん）

1955年（昭和30年）　兵庫県生まれ
1983年　韓国慶熙大学韓医学部卒業
1986年　韓国慶熙大学薬学部卒業
1987年　北里研究所東洋医学総合研究所薬剤部入所
2004年　同薬剤部部長
2009年　横浜薬科大学教授

韓医師・薬師・薬剤師・薬学博士

| 基礎からの漢方薬　第4版 |
| －医療用漢方製剤・構成生薬解説－ |

2019年4月25日　第1刷発行

著　者　金　成俊
発　行　株式会社　薬事日報社（http://www.yakuji.co.jp/）
　　　　本社　〒101-8648　東京都千代田区神田和泉町1番地
　　　　　　　電話　03（3862）2141（代表）
　　　　支社　〒541-0045　大阪市中央区道修町2-1-10
　　　　　　　電話　06（6203）4191（代表）
表紙デザイン　㈱ファントムグラフィックス
印刷　昭和情報プロセス㈱

ISBN978-4-8408-1490-4
Ⓒ Sung-Joon Kim 2019, Printed in Japan